神经内科
疾病诊断与治疗精要

主编 安雅臣 王荣菊 石磊 王洪海 由玮 蒋尚融

SHENJING NEIKE
JIBING ZHENDUAN YU
ZHILIAO JINGYAO

黑龙江科学技术出版社

图书在版编目（CIP）数据

神经内科疾病诊断与治疗精要 / 安雅臣等主编. --
哈尔滨：黑龙江科学技术出版社, 2018.2
ISBN 978-7-5388-9647-3

Ⅰ.①神… Ⅱ.①安… Ⅲ.①神经系统疾病—诊疗
Ⅳ.①R741

中国版本图书馆CIP数据核字(2018)第061311号

神经内科疾病诊断与治疗精要
SHENJING NEIKE JIBING ZHENDUAN YU ZHILIAO JINGYAO

主　　编	安雅臣　王荣菊　石　磊　王洪海　由　玮　蒋尚融
副 主 编	姜　霞　桑秋凌　李瑞红　刘莹莹
责任编辑	李欣育
装帧设计	雅卓图书
出　　版	黑龙江科学技术出版社
	地址：哈尔滨市南岗区公安街70-2号　邮编：150001
	电话：（0451）53642106　传真：（0451）53642143
	网址：www.lkcbs.cn　www.lkpub.cn
发　　行	全国新华书店
印　　刷	济南大地图文快印有限公司
开　　本	880 mm×1 230 mm　1/16
印　　张	12
字　　数	372 千字
版　　次	2018年2月第1版
印　　次	2018年2月第1次印刷
书　　号	ISBN 978-7-5388-9647-3
定　　价	88.00元

前　言

　　神经内科学是从内科学中派生的学科，是研究中枢神经系统及周围神经系统等疾病的病因、发病机制、病理、临床表现、诊断、治疗及预防的一门临床医学学科。该学科与神经解剖、神经组织胚胎学、神经生理学、神经生物化学、神经免疫学、神经遗传学、神经流行病学和神经药理学等学科息息相关。20 世纪末生命科学的进展引人注目，神经内科学的发展更是日新月异，神经病学在发展过程中已经形成许多分支学科，因此神经病学的研究领域非常广阔，发展前途一片光明。

　　本书主要论述了神经内科常见病诊断方法、神经系统特殊检查方法、神经系统疾病的治疗新技术、神经内科常见症状与体征以及神经内科常见病、多发病的诊疗，针对神经内科疾病的护理也做了相关介绍。本书内容丰富，资料新颖，系统全面，科学实用，适于各级医院神经内科主治医师、进修医师及相关科室医护同仁参考使用。

　　本书编委均是高学历、高年资、精干的专业医务工作者，对各位同道的辛勤笔耕和认真校对深表感谢！由于写作时间和理论水平有限，难免有纰漏和不足之处，恳请广大读者予以批评、指正，以便再版时修正。

编　者

2018 年 2 月

目　录

第一章

神经内科常见病的诊断方法

第一节 采集病史

一、意义和要求

（一）意义

诊断疾病的基础是准确而完整的采集病史。起病情况、首发症状、病程经过和目前患者的临床状况等全面、完整的病情资料配合神经系统检查，基本上能初步判定病变性质和部位。进一步结合相关的辅助检查，运用学习的神经内科学知识能做出正确的诊断，并制订出有效的治疗方案。

（二）要求

遵循实事求是的原则，医生不能主观臆断，妄自揣度，要耐心和蔼，避免暗示，注重启发。医生善于描述某些症状，分析其真正含义，如疼痛是否有麻木等，患者如有精神症状、意识障碍等不能叙述病史，需知情者客观地提供患者详尽的病史。

二、现病史及重点询问内容

现病史是病史中最重要的部分，是对疾病进行临床分析和诊断的最重要途径。

（一）现病史

1. 发病情况 如发病时间、起病急缓、病前明显致病因素和诱发因素。

2. 疾病过程 即疾病进展和演变情况，如各种症状自出现到加重、恶化、复发或缓解甚至消失的经过。症状加重或缓解的原因，症状出现的时间顺序、方式、性质，既往的诊治经过及疗效。

3. 起病急缓 为病因诊断提供基本的信息，是定性诊断的重要线索，如急骤起病常提示血液循环障碍、急性中毒、急性炎症和外伤等；缓慢起病多为慢性炎症变性、肿瘤和发育异常性疾病等。

4. 疾病首发症状 常提示病变的主要部位，为定位诊断提供了依据。

5. 疾病进展和演变情况 提供正确治疗依据和判断预后。

（二）重点加以询问

1. 头痛 头痛是指额部、顶部、颞部和枕部的疼痛，询问病史应注意。

（1）部位：全头痛或局部头痛。

（2）性质：如胀痛、隐痛、刺痛、跳痛、紧箍痛和割裂痛等。

（3）规律：发作性或持续性。

（4）持续时间及发作频率。

（5）发作诱因及缓解因素：与季节、气候、头位、体位、情绪、饮食、睡眠、疲劳及脑脊液压力暂时性增高（咳嗽、喷嚏、用力、排便、屏气）等的关系。

（6）有无先兆：恶心、呕吐等。

（7）有无伴发症状：如头晕、恶心、呕吐、面色潮红、苍白、视物不清、闪光、复视、畏光、耳鸣、失语、嗜睡、瘫痪、晕厥和昏迷等。

2. 疼痛　问询与头痛类似内容，注意疼痛与神经系统定位的关系，如放射性疼痛（如根痛）、局部性疼痛，或扩散性疼痛（如牵涉痛）等。

3. 抽搐　问询患者的全部病程或询问了解抽搐发作全过程的目睹发作者。

（1）先兆或首发症状：发作前是否有如感觉异常、躯体麻木、视物模糊、闪光幻觉、耳鸣和怪味等，目击者是否确证患者有失神、瞪视、无意识言语或动作等。

（2）发作过程：局部性或全身性，阵挛性、强直性或不规则性，意识有无丧失、舌咬伤、口吐白沫及尿失禁等。

（3）发作后症状：有无睡眠、头痛、情感变化、精神异常、全身酸痛和肢体瘫痪等，发作经过能否回忆。

（4）病程经过：如发病年龄，有无颅脑损伤、脑炎、脑膜炎、高热惊厥和寄生虫等病史；发作频率如何，发作前有无明显诱因，与饮食、情绪、疲劳、睡眠和月经等的关系；既往治疗经过及疗效等。

4. 瘫痪　如下所述。

（1）发生的急缓。

（2）瘫痪部位（单瘫、偏瘫、截瘫、四肢瘫或某些肌群）。

（3）性质（痉挛性或弛缓性）。

（4）进展情况（是否进展、速度及过程）。

（5）伴发症状（发热、疼痛、失语、感觉障碍、肌萎缩、抽搐或不自主运动）等。

5. 感觉障碍　如下所述。

（1）性质：痛觉、温度觉、触觉或深感觉缺失，完全性或分离性感觉缺失，感觉过敏，感觉过度等。

（2）范围：末梢性、后根性、脊髓横贯性、脊髓半离断性。

（3）发作过程。

（4）感觉异常：麻木、痒感、沉重感、针刺感、冷或热感、蚁走感、肿胀感、电击感和束带感等，其范围具有定位诊断价值。

6. 视力障碍　如下所述。

（1）视力减退程度或失明。

（2）视物不清是否有视野缺损、复视或眼球震颤；应询问复视的方向、实像与虚像的位置关系和距离。

7. 语言障碍　如发音障碍，言语表达、听理解、阅读和书写能力降低或丧失等。

8. 睡眠障碍　如嗜睡、失眠（入睡困难、早醒、睡眠不实）和梦游等。

9. 脑神经障碍　如口眼歪斜、耳鸣、耳聋、眼震、眩晕、饮水呛咳、构音障碍等。

10. 精神障碍　如焦虑、抑郁、惊恐、紧张等神经症，偏执及其他精神异常等。

三、既往史

既往史指患者既往的健康状况和曾患过的疾病、外伤、手术、预防接种及过敏史等，神经系统疾病着重询问如下内容。

（一）感染

是否患过流行病、地方病或传染病，如脑膜炎、脑脓肿、脑炎、寄生虫病和上呼吸道感染、麻疹、腮腺炎或水痘等。

（二）外伤及手术

头部或脊柱有无外伤、手术史，有无骨折、抽搐、昏迷或瘫痪、有无后遗症状等。

（三）过敏及中毒

有无食物、药物过敏及中毒史，金属或化学毒物如汞、苯、砷、锰、有机磷等接触和中毒史，有无放射性物质、工业粉尘接触和中毒史。

（四）内科疾病

有无高血压、糖尿病、动脉硬化、血液病、癌症、心脏病、心肌梗死、心律不齐、大动脉炎和周围血管栓塞等病史。

四、个人史

详细了解患者的社会经历、职业及工作性质，个人的生长发育、母亲妊娠时健康状况，生活习惯与嗜好（烟酒嗜好及用量，毒麻药的滥用情况等）、婚姻史及治疗史，饮食、睡眠的规律和质量，右利、左利或双利手等；妇女需询问月经史和生育史。

五、家族史

询问家族成员中有无患同样疾病，如进行性肌营养不良症、癫痫、橄榄核脑桥小脑萎缩、遗传性共济失调症、周期性瘫痪、肿瘤、偏头痛等。

（王洪海）

第二节　神经系统检查

神经系统检查所获得的体征是诊断疾病的重要临床依据。

一、一般检查

检查和评估患者的一般状况如意识、精神状态、脑膜刺激征、头部、颈部、躯干和四肢等。

（一）意识状态

通常将意识障碍的清醒程度分为 5 级。

1. 嗜睡　如下所述。

（1）意识障碍：早期表现，较轻。

（2）临床特征：精神萎靡，表情淡漠，动作减少，持续地处于睡眠状态；能被大声唤醒、能正确回答简单问题及配合身体检查，但刺激停止后又进入睡眠。

2. 昏睡　如下所述。

（1）意识障碍：较嗜睡严重。

（2）临床特征：需较强烈疼痛刺激或高声喊叫方能唤醒，醒后表情茫然，虽能简单含混地回答问话，但不能配合身体检查，刺激一旦停止，旋即进入熟睡。

3. 浅昏迷　如下所述。

（1）意识障碍：抑制水平达到皮质，较昏睡严重。

（2）临床特征：患者意识丧失，对强烈疼痛刺激如压眶可有反应，但高声喊叫不能唤醒；无意识的自发动作较少；腹壁反射消失，但角膜反射、光反射、咳嗽反射、吞咽反射、腱反射存在，生命体征无明显改变。

4. 中度昏迷　如下所述。

（1）意识障碍：抑制达到皮质下，较浅昏迷严重。

（2）临床特征：对强烈疼痛刺激无反应，四肢完全瘫痪，病理反射阳性，腱反射减弱；角膜反射、光反射、咳嗽反射和吞咽反射减弱，呼吸和循环功能尚稳定。

5. 深昏迷　如下所述。

（1）意识障碍：抑制达到脑干，意识障碍程度最严重。

（2）临床特征：四肢弛缓性瘫痪；腱反射、病理反射均消失；眼球固定，瞳孔散大，角膜反射、光反射、咳嗽反射和吞咽反射均消失；呼吸、循环和体温调节功能障碍。

（二）特殊意识障碍

（1）谵妄状态。

（2）模糊状态。

（三）精神状态

检查认知、意识、情感、行为等方面，如错觉、幻觉、妄想、情感淡漠和情绪不稳等；通过检查理解力、定向力、记忆力、判断力、计算力等，判定是否有智能障碍。

（四）脑膜刺激征

检查颈强、克匿格（Kernig）征、布鲁津斯基（Brudzinski）征等，脑膜刺激征常见于脑膜炎、脑炎、蛛网膜下隙出血、脑水肿及颅内压增高等情况，深昏迷时脑膜刺激征可消失。

检查方法包括以下几种。

1. 屈颈试验　不同程度的颈强表现、被动屈颈受限，应排除颈椎疾病方可确认为脑膜刺激征。

2. 克匿格（Kernig）征　仰卧位，检查者先将大腿与膝关节屈曲成直角，然后检查者由膝关节处试行伸直其小腿，若出现疼痛而伸直受限，大、小腿间夹角 <135°，称为 Kernig 征阳性。

颈强 - Kernig 征分离，即颈强阳性而 Kernig 征阴性，见于后颅窝占位性病变如小脑扁桃体疝。

3. 布鲁津斯基（Brudzinski）试验　仰卧位，屈颈时出现双侧髋、膝部屈曲（颈部征）；叩击耻骨联合时双侧下肢屈曲和内收（耻骨联合征）；一侧下肢膝关节屈曲，检查者使该侧下肢向腹部屈曲，对侧下肢亦发生屈曲（下肢征），皆为 Brudzinski 征阳性。

（五）头部

1. 头颅部　如下所述。

（1）视诊：观察头颅大头、小头畸形；外形是否对称，有无尖头、舟状头畸形，有无凹陷、肿块、手术切口、瘢痕等；透光试验对儿童脑积水常有诊断价值。

（2）触诊：头部有无压痛、触痛、隆起、凹陷，婴儿囟门是否饱满，颅缝有无分离等。

（3）叩诊：有无叩击痛，脑积水患儿弹击颅骨可有空瓮音（Macewen 征）。

（4）听诊：颅内血管畸形、血管瘤、大动脉部分阻塞时，在病灶上方闻及血管杂音。

2. 面部　面部有无畸形、面肌萎缩或抽动、色素脱失或沉着，脑 - 面血管瘤病的面部可见血管色素斑痣，结节硬化症的面部可见皮脂腺瘤。

3. 五官　眼部眼睑有无下垂，眼球外凸或内陷，角膜有无溃疡，角膜缘有无黄绿色或棕黄色的色素沉积环（见于肝豆状核变性）等；口部有无唇裂、疱疹等，鼻部畸形、鼻窦区压痛。

（六）颈部

颈部双侧是否对称，有无颈强、疼痛、活动受限、姿态异常（如强迫头位、痉挛性斜颈）等；后颅窝肿瘤、颈椎病变可见强迫头位及颈部活动受限；颈项粗短，后发际低。颈部活动受限可见颅底凹陷症和颈椎融合症；双侧颈动脉搏动是否对称。

（七）躯干和四肢

检查脊柱、骨骼、四肢有无叩痛、压痛、畸形、强直等；肌肉有无萎缩、疼痛、握痛等；肌营养不良见于肌肉萎缩、翼状肩胛及腰椎前凸等；脊髓型共济失调和脊髓空洞症可见脊柱侧凸。

二、脑神经检查

（一）嗅神经（Ⅰ）

1. 有无主观嗅觉障碍　如嗅幻觉等。

2. 检查嗅觉障碍　患者闭目，闭塞一侧鼻孔，用牙膏或香烟等置于受检者的鼻孔，令其说出是何气味。醋酸、酒精和甲醛等刺激三叉神经末梢，不能用于嗅觉检查；鼻腔如有炎症或阻塞时不做此检查。

3. 嗅觉减退或消失　嗅神经和鼻本身病变时出现。幻嗅见于嗅中枢病变。

（二）视神经（Ⅱ）

主要检查视力、视野和眼底。

1. 视力　分远视力和近视力，分别用国际远视力表或近视力表（读字片）进行检查。视力极其严重减退时，可用电筒检查光感，光感消失则为完全失明。

2. 视野　眼睛正视前方并固定不动时看到的空间范围称为视野。

检查时分别测试双眼，正常人均可看到向内约60°，向外90°～100°，向上50°～60°，向下60°～75°，外下方视野最大。

视野检查法：常用的手动法和较为精确的视野计法。临床上常粗略地用手动法（对向法）加以测试，患者背光于检查者对面而坐，相距60～100cm。测试左眼时，患者以右手遮其右眼，以左眼注视检查者的右眼，检查者以示指或其他试标在两人中间位置分别从上内、下内、上外和下外的周围向中央移动，直至患者看见为止，并与检查者本人的正常视野比较。

3. 眼底检查　无须散瞳，否则将影响瞳孔反射的观察。患者背光而坐，眼球正视前方。正常眼底的视神经盘呈圆形或椭圆形、边缘清楚、颜色淡红。生理凹陷清晰；动脉色鲜红，静脉色暗红，动静脉管径比例正常为2：3。注意视盘的形态、大小、色泽、边缘等，视网膜血管有无动脉硬化、充血、狭窄、出血等，视网膜有无出血、渗出、色素沉着和剥离等。

（三）动眼、滑车和外展神经（Ⅱ、Ⅳ、Ⅵ）

由于共同支配眼球运动，故可同时检查。

1. 外观　上眼睑是否下垂，睑裂是否对称，眼球是否前突或内陷、斜视、同向偏斜，以及有无眼球震颤。

2. 眼球运动　手动检查是最简便的复视检查法，患者头面部不动，眼球随检查者的手指向各个方向移动；检查集合动作，注意眼球运动是否受限及受限的方向和程度，观察是否存在复视和眼球震颤。

3. 瞳孔　注意瞳孔的大小、形状、位置及是否对称，正常人瞳孔呈圆形、边缘整齐、位置居中，直径3～4mm，直径<2mm为瞳孔缩小，>5mm为瞳孔扩大。

4. 瞳孔反射　如下所述。

（1）瞳孔光反射光线刺激瞳孔引起瞳孔收缩。直接光反射是指光线刺激一侧瞳孔引起该侧瞳孔收缩；间接光反射是指光线刺激一侧瞳孔引起该侧瞳孔收缩的同时，对侧瞳孔亦收缩。如受检侧视神经损害，则直接及间接光反射均迟钝或消失。

（2）调节反射：两眼注视远处物体时，突然注视近处物体引起两眼会聚、瞳孔缩小的反射。

（四）三叉神经（Ⅴ）

三叉神经属于混合神经。

1. 感觉功能　分别采用圆头针（痛觉）、棉签（触觉）及盛有冷热水（温觉）的试管检测面部三叉神经分布区域的皮肤，进行内外侧和左右两侧对比。若面部呈葱皮样分离性感觉障碍为中枢性（节段性）病变；若病变区各种感觉均缺失为周围性感觉障碍。

2. 运动功能　患者用力做咀嚼动作时，检查者以双手压紧颞肌，咬肌，感知其紧张程度，观察是否肌无力、萎缩及是否对称等。然后嘱患者张口，以上下门齿中缝为标准判定其有无偏斜，如一侧翼肌瘫痪时，下颌则偏向病侧。

3. 反射　如下所述。

（1）角膜反射：将棉絮捻成细束，轻触角膜外缘，正常表现为双侧的瞬目动作。直接角膜反射是指受试侧的瞬目动作发生；间接角膜反射为受试对侧发生瞬目动作。

（2）角膜反射径路：角膜－三叉神经眼支－三叉神经感觉主核－双侧面神经核－面神经－眼轮匝肌；如受试侧三叉神经麻痹，则双侧角膜反射消失，健侧受试仍可引起双侧角膜反射。

（3）下颌反射：患者略张口，叩诊锤轻轻叩击放在其下颌中央的检查者的拇指，引起下颌上提现象，脑干的上运动神经元病变时呈增强表现。

（五）面神经（Ⅶ）

面神经属于混合神经，主要支配面部表情肌的运动和舌前2/3的味觉。

1. 运动功能 注意额纹、眼裂、鼻唇沟和口角是否对称及有无瘫痪，嘱患者做皱额、皱眉、瞬目、示齿、鼓腮和吹哨等动作。一侧中枢性面神经瘫痪时引起对侧下半面部表情肌瘫痪；一侧周围性面神经麻痹则引起同侧面部的所有表情肌瘫痪。

2. 味觉检查 以棉签蘸取少量食盐、食糖等溶液，嘱患者伸舌，涂于舌前部的一侧，识别后用手指出事先写在纸上的甜、咸等字之一，其间不能讲话、不能缩舌、不能吞咽。每次试过一种溶液后，需用温水漱口，并分别检查舌的两侧以对照。

（六）位听神经（Ⅷ）

位听神经包括蜗神经和前庭神经。

1. 蜗神经 是传导听觉的神经，损害时出现耳鸣和耳聋。使用表声或音叉进行检查，声音由远及近，测量患者单耳时（另侧塞住），辨别能够听到声音的距离。再同另一侧耳相比较，并和检查者比较。如使用电测听计进行检测可获得准确的资料。

传导性耳聋：主要是低频音的气导被损害；感音性耳聋：主要是高频音的气导和骨导均下降；通过音叉测试 Rinne 试验和 Weber 试验鉴别传导性耳聋和感音性耳聋。

（1）Rinne 试验（骨导气导比较试验）：将震动音叉（128Hz）置于患者一侧后乳突上，当骨导（BC）不能听到声音后，将音叉置于该侧耳旁，直至患者的气导（AC）听不到声音为止，再测另一侧；正常时气导约为骨导2倍；Rinne 试验阳性即感音性耳聋时，气导长于骨导；Rinne 试验阴性即传导性耳聋时，骨导长于气导。

（2）Weber 试验（双侧骨导比较试验）：放置震动的音叉于患者的颅顶正中，正常时感觉音位于正中。Weber 试验阳性即传导性耳聋时声响偏于病侧；Weber 试验阴性即感音性耳聋时声响偏于健侧。传导性耳聋与感音性耳聋的鉴别见表1-1。

表1-1 传导性耳聋与感音性耳聋的音叉试验结果

音叉试验	正常耳	传导性耳聋	感音性耳聋
Rinne	AC > BC	BC > AC	AC > BC（两者均缩短或消失）
Weber	居中	偏患侧	偏健侧

2. 前庭神经 损害时眩晕、眼震、平衡障碍、呕吐等出现。

注意观察有无自发性症状，前庭功能还可通过诱发实验观察诱发的眼震加以判定，常用的诱发实验有。

（1）温度刺激试验：用热水或冷水灌注外耳道，引起两侧前庭神经核接受冲动的不平衡即产生眼震。测试时患者仰卧，头部抬起30°，灌注冷水时快相向对侧，热水时眼震的快相向同侧；正常时眼震持续1.5~2.0s，前庭受损时该反应减弱或消失。

（2）转椅试验（加速刺激试验）：患者坐在旋转椅上，闭目，头前屈80°，快速向一侧旋转后突然停止，然后让患者睁眼注视远处。正常时快相与旋转方向一致的眼震，持续大约30s，＜15s时提示有前庭功能障碍。

（七）舌咽神经、迷走神经（Ⅸ、Ⅹ）

二者的解剖和功能关系密切，常同时受累，故常同时检查。

1. 运动功能检查 观察说话有无鼻音，或声音嘶哑，或失声，询问有无吞咽困难、饮水发呛等，观察悬雍垂是否居中，双侧腭咽弓是否对称；嘱患者发"啊"音，观察双侧软腭抬举是否一致，悬雍垂是否偏斜等。

一侧麻痹时，病侧腭咽弓低垂，软腭不能上提，悬雍垂偏向健侧；双侧麻痹时，悬雍垂仍居中，但双侧软腭抬举受限甚至完全不能。

2. 感觉功能检查　用压舌板或棉签轻触两侧软腭或咽后壁，观察感觉情况。

3. 味觉检查　舌后1/3味觉由舌咽神经支配，检查方法同面神经味觉。

4. 反射检查　如下所述。

（1）咽反射：张口，用压舌板分别轻触两侧咽后壁，正常时咽部肌肉收缩和舌后缩出现，伴有恶心等反应。

（2）眼心反射：该反射由三叉神经眼支传入，迷走神经心神经支传出，迷走神经功能亢进者此反射加强（脉搏减少12次以上），迷走神经麻痹者此反射减退或缺失，交感神经亢进者脉搏不减慢甚至加快（称倒错反应）。检查方法：检查者使用示指和中指对双侧眼球逐渐施加压力，20～30s，正常人脉搏减少10～12次/min。

（3）颈动脉窦反射：一侧颈总动脉分叉处被检查者以示指和中指按压可使心率减慢，此反射由舌咽神经传入，由迷走神经传出；按压部分患者如颈动脉窦过敏者时引起心率过缓、血压降低、晕厥甚至昏迷，须谨慎行之。

（八）副神经（XI）

检查方法：检查者加以阻力让患者向两侧分别做转颈动作，比较两侧胸锁乳突肌收缩时的坚实程度和轮廓。斜方肌的功能是将枕部向同侧倾斜，抬肩和旋肩并协助臂部的上抬，双侧收缩时导致头部后仰。检查时在耸肩或头部向一侧后仰时加以阻力。

损害一侧副神经时同侧胸锁乳突肌及斜方肌萎缩、垂肩和斜颈，无力或不能耸肩（病侧）及转颈（向对侧）。

（九）舌下神经（XII）

嘱伸舌，观察舌在口腔内的位置及形态，有无歪斜、舌肌萎缩和舌肌颤动。

一侧舌下神经麻痹时，伸舌向病侧偏斜；核下性损害时，病侧舌肌萎缩，核性损害见明显的肌束颤动，核上性损害则伸舌向病灶对侧偏斜；双侧舌下神经麻痹时，伸舌受限或不能。

三、运动系统检查

运动系统检查包括肌营养、肌力、肌张力、不自主运动、共济运动、姿势及步态等。

（一）肌营养

观察和比较双侧对称部位的肌肉外形及体积，及时发现肌萎缩及假性肥大。下运动神经元损害及肌肉疾病时发生肌萎缩，进行性肌营养不良症的假肥大型时，腓肠肌和三角肌多见假性肥大即肌肉外观肥大，触之坚硬，力量减弱。

（二）肌张力

1. 肌张力　在肌肉松弛状态下，做被动运动时检查者所遇到的阻力。

静止肌张力指患者静止状态下的肌肉力量。用手握其肌肉观察其紧张程度，肌肉柔软弛缓为肌张力低，肌肉较硬为肌张力高。用叩诊锤轻敲受检肌肉听其声音，声调低沉则肌张力低，声调高而脆则肌张力高。手持患者的肢体做被动屈伸运动并感受其阻力，阻力减低或消失、关节活动范围较大为肌张力降低；阻力增加、关节活动范围缩小则为肌张力增高。

轻微的肌张力改变可用辅助方法如头部下坠试验、肢体下坠试验和下肢摆动试验等。

2. 肌张力减低　见于下运动神经元病变、小脑病变及肌原性病变。

3. 肌张力增高　见于锥体束病变和锥体外系病变。

锥体束病变表现为痉挛性肌张力增高，即上肢屈肌及下肢的伸肌肌张力增高明显，开始做被动运动时阻力较大，然后迅速减小，称折刀样肌张力增高。锥体外系病变表现为强直性肌张力增高，即伸肌和屈肌的肌张力均增高，做被动运动时向各个方向的阻力呈均匀一致，称铅管样肌张力增高（不伴震颤），如伴有震颤则出现规律而断续的停顿，称齿轮样肌张力增高。

（三）肌力

肌力指肢体随意运动时肌肉收缩的力量。

1. 上运动神经元病变及多发性周围神经损害　瘫痪呈肌群性分布，可对肌群进行检查，以关节为中心检查肌群的屈、伸、外展、内收、旋前、旋后等。

2. 周围神经损害和脊髓前角病变　瘫痪呈节段性分布，分别检查单块肌肉。检查者施予阻力，肌肉做相应的收缩运动，患者用力维持某一姿势，检查者用力使其改变，以判断肌力。

3. 肌力分级　神经内科学采用 0～5 级的 6 级记录法。

0 级：完全瘫痪。

1 级：肢体肌肉可收缩，但不能产生动作。

2 级：肢体能在床面上移动，但不能抬起，即不能抵抗自身重力。

3 级：肢体能离开床面，能抵抗重力。但不能抵抗阻力。

4 级：肢体能做抗阻力的动作，但未达到正常。

5 级：正常肌力。

4. 检查肌群的肌力　指关节、腕关节、肘关节、膝关节的屈、伸功能；肩关节的内收、外展功能；髋关节的屈、伸、内收、外展功能；趾关节、踝关节的背屈、距屈功能；颈部的后仰、前屈功能；检查躯干的肌肉可嘱患者仰卧位抬头并抵抗检查者的阻力，查其腹肌收缩力；或俯卧位抬头查其脊旁肌收缩力。

5. 主要肌肉的肌力检查　方法见表 1-2。

表 1-2　主要肌肉的肌力检查方法

肌肉	节段	神经	功能	检查方法
三角肌	$C_{5\sim6}$	腋	上臂外展	上臂水平外展位，检查者将肘部向下压
肱二头肌	$C_{5\sim6}$	肌皮	前臂屈曲、旋后	屈肘并使旋后，检查者加阻力
肱桡肌	$C_{5\sim6}$	桡	前臂屈曲、旋前	前臂旋前，之后屈肘，检查者加阻力
肱三头肌	$C_{7\sim8}$	桡	前臂伸直	肘部作伸直动作，检查者加阻力
腕伸肌	$C_{6\sim8}$	桡	腕背屈、外展、内收	检查者自手背桡侧或尺侧加阻力
腕屈肌	$C_7\sim T_1$	正中、尺	屈腕、外展、内收	检查者自掌部桡侧或尺侧加阻力
指总伸肌	$C_{6\sim8}$	桡	2～5 指掌指关节伸直	屈曲末指节和中指节后，检查者在近端指节处加压
拇伸肌	$C_{7\sim8}$	桡	拇指关节伸直	伸拇指，检查者加阻力
拇屈肌	$C_7\sim T_1$	正中、尺	拇指关节屈曲	屈拇指，检查者加阻力
指屈肌	$C_7\sim T_1$	正中、尺	指关节伸直	屈指，检查者于指节处上抬
桡侧腕屈肌	$C_{6\sim7}$	正中	腕骨屈曲和外展	指部松弛，腕部屈曲，检查者在手掌桡侧加压
尺侧腕屈肌	$C_7\sim T_1$	尺	腕骨屈曲和内收	指部松弛，腕部屈曲，检查者在手掌尺侧加压
髂腰肌	$L_{2\sim4}$	腰丛、股	髋关节屈曲	屈髋屈膝，检查者加阻力
股四头肌	$L_{2\sim4}$	股	膝部伸直	伸膝，检查者加阻力
股收肌	$L_{2\sim5}$	闭孔、坐骨	股部内收	仰卧、下肢伸直，两膝并拢，检查者分开之
股展肌	$L_4\sim S_1$	臀上	股部外展并内旋	仰卧、下肢伸直，两膝外展，检查者加阻力
股二头肌	$L_4\sim S_2$	坐骨	膝部屈曲	俯卧，维持膝部屈曲，检查者加阻力
臀大肌	$L_5\sim S_2$	臀下	髋部伸直并外旋	仰卧，膝部屈曲 90°，将膝部抬起，检查者加阻力
胫前肌	$L_{4\sim5}$	腓深	足部背屈	足部背屈，检查者加阻力
腓肠肌	$L_5\sim S_2$	胫	足部距屈	膝部伸直，距屈足部，检查者加阻力
踇伸肌	$L_4\sim S_1$	腓深	踇趾伸直和足部背屈	踇趾背屈，检查者加阻力
踇屈肌	$L_5\sim S_2$	胫	踇趾距屈	踇趾距屈，检查者加阻力

肌肉	节段	神经	功能	检查方法
趾伸肌	$L_4 \sim S_1$	腓深	足2~5趾背屈	伸直足趾，检查者加阻力
趾屈肌	$L_5 \sim S_2$	胫	足趾跖屈	跖屈足趾，检查者加阻力

6. 常用的轻瘫检查法 如下所述。

（1）上肢平伸试验：患者手心向下，平伸上肢，数分钟后轻瘫侧上肢逐渐下垂而低于健侧，同时轻瘫侧自然旋前，掌心向外，故亦称手旋前试验。

（2）Barre 分指试验：患者两手相对，伸直五指并分开，数秒钟后轻瘫侧手指逐渐并拢和屈曲。

（3）轻偏瘫侧小指征：手心向下，双上肢平举，轻瘫侧小指轻度外展。

（4）Jackson 征：患者仰卧，两腿伸直，轻瘫侧下肢呈外展外旋位。

（5）下肢轻瘫试验：患者仰卧，将两下肢膝、髋关节均屈曲成直角，数秒钟后轻瘫侧下肢逐渐下落。

（四）不自主运动

是否存在不自主的异常动作，如震颤（静止性、姿势性、动作性）、舞蹈样动作、肌束颤动、肌阵挛、颤搐、手足徐动等，注意出现的部位、范围、规律、程度，其与情绪、动作、饮酒、寒冷等的关系，注意询问家族史和遗传史。

（五）共济运动

观察日常活动，如吃饭、取物、书写、穿衣、系扣、讲话、站立及步态等，因瘫痪、不自主动作和肌张力增高也可导致随意动作障碍，故应先予排除然后检查。

1. 指鼻试验 患者上肢伸直，用示指指尖以不同速度和方向反复触及自己的鼻尖，比较睁眼闭眼，比较左右两侧，共济运动障碍时，动作笨拙，越接近目标时，动作越迟缓及/或手指出现动作性震颤（意向性震颤），指鼻不准，常超过目标或未及目标即停止（辨距不良）。感觉性共济失调者睁眼做此试验时正常或仅有轻微障碍，闭眼时则明显异常。

2. 对指试验 患者上肢向前伸直，用示指指尖指向检查者伸出的示指，进行睁眼、闭眼对比，左右两侧对比。正常人睁眼、闭眼相差不超过2cm，小脑性共济失调者病侧上肢常向病侧偏斜；感觉性共济失调者睁眼时尚可，闭眼时偏斜较大，但无固定的偏斜方向；前庭性共济失调者两侧上肢均向病侧偏斜。

3. 快复轮替试验 嘱患者反复做快速的重复性动作，如前臂的内旋和外旋，或足趾反复叩击地面，或一侧手掌、手背快速交替连续拍打对侧手掌等。共济失调者动作不协调、笨拙、快慢不一，称快复轮替运动不能。

4. 跟-膝-胫试验 分3个步骤完成该试验：仰卧，伸直抬起一侧下肢；然后将足跟置于对侧下肢的膝盖下方；接着足跟沿胫骨前缘直线下移。小脑性共济失调者抬腿触膝时出现辨距不良（意向性震颤），向下移时常摇晃不稳；感觉性共济失调者闭眼时常难以寻到膝盖。

5. 反跳试验 患者用力屈肘，检查者用力握其腕部使其伸直，然后突然松手。小脑性共济失调者因不能正常控制拮抗肌和主动肌的收缩时限和幅度，使拮抗肌的拮抗作用减弱，在突然松手时，屈曲的前臂可反击到自己的身体，称反跳试验阳性。

6. 闭目难立（Romberg）征 平衡性共济失调的检查方法，患者双足并拢站立，双手向前平伸，然后闭目。共济失调者摇摆不稳或倾斜。有临床意义。

（1）后索病变：睁眼站立较稳，闭眼时不稳，即通常的 Romberg 征阳性。

（2）小脑病变：睁眼闭眼均不稳，闭眼更明显，蚓部病变时易向后倾倒，小脑半球病变向病侧倾倒。

（3）前庭迷路病变：闭眼后身体不立即摇晃或倾倒，经过一段时间后出现身体摇晃，身体多两侧倾倒，摇晃的程度逐渐加强。

7. 无撑坐起试验　仰卧，不用手臂支撑而试行坐起时，正常人躯干屈曲同时下肢下压；小脑性共济失调者髋部和躯干同时屈曲，双下肢抬离床面，坐起困难，称联合屈曲征。

（六）姿势及步态

1. 痉挛性偏瘫步态　如下所述。

（1）特征：病侧上肢旋前、内收，肘、腕、指关节屈曲，下肢伸直、外旋，足尖着地，行走时病侧上肢的协同摆动动作消失，病侧骨盆抬高，呈向外的划圈样步态。

（2）常见疾病：急性脑血管病后遗症。

2. 痉挛性截瘫步态　如下所述。

（1）特征：肌张力增高，引起双下肢强直内收，行走时呈交叉到对侧的剪刀样步态。

（2）常见疾病：双侧锥体束损害和脑性瘫痪等。

3. 慌张步态　如下所述。

（1）特征：行走时起步及止步困难，步伐细小，双足擦地而行，碎步前冲，躯干僵硬前倾，双上肢协同摆动动作消失。

（2）常见疾病：帕金森综合征或帕金森病。

4. 醉酒步态　如下所述。

（1）特征：步态蹒跚、前后倾斜、摇晃，似乎随时失去平衡而跌倒。

（2）常见疾病：酒精中毒或巴比妥类中毒。醉酒步态与小脑性步态的区别：醉酒严重者行走时向许多不同方向摇晃，极少或根本不能通过视觉来纠正其蹒跚步态，小脑性或感觉性共济失调者可通过视觉来纠正其步态。醉酒者可在短距离的狭窄基底平面上行走并保持平衡。

5. 小脑性步态　如下所述。

（1）特征：行走时双腿分开较宽，走直线困难，左右摇晃，常向病侧方倾斜，状如醉汉，易与醉酒步态混淆，但绝非醉酒步态。

（2）常见疾病：小脑性共济失调如多发性硬化、小脑肿瘤（如成神经管细胞瘤累及蚓部的病变）、脑卒中及遗传性小脑性共济失调、橄榄－脑桥－小脑萎缩、迟发性小脑皮质萎缩症等。

6. 感觉性共济失调步态　如下所述。

（1）特征：表现为踮步即下肢动作粗大沉重，高抬足而后突然抛出，足踵坚实地打在地面上，可听到踏地声，长短高低不规则的步伐，闭目时或黑夜里行走更明显，甚至依靠拐杖支撑着体重。

（2）常见疾病：见于累及脊髓后索的疾病，如脊髓亚急性联合变性、脊髓结核、多发性硬化、Friedreich 共济失调、脊髓压迫症（如脑脊膜瘤和强直性椎关节炎等）。

7. 跨阈步态　如下所述。

（1）特征：足下垂，行走时高抬患肢，如跨越门槛样，患者平衡不失调，但常被脚下的小物体绊倒。

（2）常见疾病：腓总神经麻痹、腓骨肌萎缩症、慢性获得性轴索神经病、进行性脊肌萎缩症和脊髓灰质炎等。

8. 肌病步态　如下所述。

（1）特征：行走时臀部左右摇摆，故称摇摆步态或鸭步。

（2）常见疾病：进行性肌营养不良因盆带肌无力而致脊柱前凸。

9. 癔症步态　如下所述。

（1）特征：奇形怪状的步态，下肢肌力正常，但步态蹒跚，或摇摆步态，似欲跌倒而罕有跌倒自伤者。

（2）常见疾病：心因性疾病如癔症等。

四、感觉系统检查

（一）浅感觉检查

1. 痛觉　使用叩诊锤的针尖或大头针轻刺皮肤，询问有无疼痛感觉。

2. 温度觉　使用玻璃试管分别装热水（40～50℃）和冷水（0～10℃），交替接触患者皮肤，让其辨出冷、热感觉。

3. 触觉　使用软纸片或棉签轻触皮肤，询问有无感觉。

（二）深感觉检查

1. 运动觉　嘱患者闭目，检查者的手指夹住患者手指或足趾两侧，上下活动，让患者辨别出移动的方向。

2. 位置觉　嘱患者闭目，检查者将其肢体摆成某一姿势，请患者描述该姿势或用对侧肢体模仿。

3. 振动觉　将振动的128Hz音叉柄置于骨隆起处如手指、尺骨茎突、鹰嘴、锁骨、脊椎棘突、髂前上棘、内外踝、胫骨等处，询问并两侧对比有无振动感和持续时间。

（三）复合感觉（皮质感觉）检查

1. 定位觉　患者闭目，用手指或棉签轻触患者皮肤后，请患者指出受触的部位，正常误差手部<3.5mm，躯干部<1cm。

2. 两点辨别觉　患者闭目，使用分开一定距离的叩诊锤的两尖端或钝角双角规接触其皮肤，如感觉为两点，则缩小其间距，直至感觉为一点为止、两点须用力相等，同时刺激；正常时指尖为2～8mm，手背为2～3cm，躯干为6～7cm。

3. 图形觉　患者闭目，用钝针在患者皮肤上画出圆形或三角形，或写出1，2，3等数字，请患者辨出，亦应双侧对照进行。

4. 实体觉　患者闭目，令其用单手触摸常用物品如钥匙、钢笔、纽扣、硬币等，说出物品形状和名称，亦需两手比较。

五、反射检查

反射检查包括深反射、浅反射、阵挛和病理反射等。

（一）深反射

1. 肱二头肌反射　如下所述。

神经支配：反射中心为$C_{5\sim6}$，经肌皮神经传导。

检查方法：患者肘部屈曲约成直角，检查者右手持叩诊锤叩击置于肘部肱二头肌腱上的左拇指甲或左中指指甲，出现因肱二头肌收缩引起的屈肘动作。

2. 肱三头肌反射　如下所述。

（1）神经支配：反射中心为$C_{6\sim7}$，经桡神经传导。

（2）检查方法：患者上臂外展，肘部半屈，检查者用左手托持患者前臂，右手持叩诊锤叩击鹰嘴上方的肱三头肌腱，反射为肱三头肌收缩而致前臂伸直。

3. 桡反射　如下所述。

（1）神经支配：反射中心为$C_{5\sim6}$，经桡神经传导。

（2）检查方法：患者肘部半屈，前臂半旋前，检查者持叩诊锤叩击其桡骨下端，反射为肱桡肌收缩引起肘部屈曲、前臂旋前。

4. 膝反射　如下所述。

（1）神经支配：反射中心为$L_{2\sim4}$，经股神经传导。

（2）检查方法：患者坐位，小腿自然放松下垂与大腿呈90°；卧位检查时，检查者左手托起两膝关节使小腿与大腿呈120°，用叩诊锤叩击髌骨上的股四头肌腱，表现为股四头肌收缩引起膝关节伸直、小腿突然前伸。

5. 踝反射　如下所述。

（1）神经支配：反射中心为 $S_{1\sim2}$，经胫神经传导。

（2）检查方法：患者仰卧位或俯卧位时，膝部屈曲约90°，检查者用左手使其足部背屈约90°，叩击跟健；或让患者跪于床边，使足悬于床外，叩击跟健，反射为腓肠肌和比目鱼肌收缩而致足跖屈。

6. 阵挛　腱反射极度亢进时出现。

（1）髌阵挛：检查方法：仰卧，下肢伸直，检查者用手指捏住患者髌骨上缘，突然和持续向下推动，引起髌骨连续交替性上下颤动。

（2）踝阵挛：检查方法：检查者用左手托住患者腘窝，以右手握其足前部，突然使足背屈并维持此状态，引起足跟腱发生节律性收缩，足部呈现交替性屈伸动作。

7. 霍夫曼征　如下所述。

（1）神经支配：反射中心为 $C_7\sim T_1$，经正中神经传导。

（2）检查方法：患者手指微屈，检查者左手握患者腕部，右手示指和中指夹住其中指，以拇指快速地向下拨动其中指甲，阳性反应为蹈指屈曲内收，其他指屈曲。

该征与 Rossolimo 征过去认为是病理反射，目前亦可认为是牵张反射，是腱反射亢进的表现，腱反射活跃的正常人可出现。

8. 罗索利莫征　如下所述。

（1）神经支配：反射中心为 $C_7\sim T_1$，经正中神经传导。

（2）检查方法：患者手指微屈，检查者左手握患者腕部，用右手指快速向上弹拨其中间3个手指的指尖，阳性反应同 Hoffmann 征。

（二）浅反射

浅反射为刺激黏膜、皮肤、角膜引起肌肉快速收缩反应。咽反射、软腭反射和角膜反射参见脑神经检查。

1. 腹壁反射　如下所述。

（1）神经支配：反射中心为 $T_{7\sim12}$。传导神经是肋间神经。

（2）检查方法：患者仰卧，屈曲双下肢使腹肌松弛，使用竹签、钝针或叩诊锤尖端分别由外向内轻划两侧腹壁皮肤，引起一侧腹肌收缩，脐孔向该侧偏移，上腹壁反射（$T_{11\sim12}$）沿肋弓下缘、中腹壁反射（$T_{9\sim10}$）是沿脐孔水平、下腹壁反射（$T_{11\sim12}$）沿腹股沟上的平行方向轻划。肥胖患者或经产妇可引不出。

2. 提睾反射　如下所述。

（1）神经支配：反射中心为 $L_{1\sim2}$，传导神经是生殖股神经。

（2）检查方法：使用钝针自上向下轻划大腿内侧皮肤，正常时该侧提睾肌收缩，睾丸上提。年老或体衰者可消失。

3. 跖反射　如下所述。

（1）神经支配：反射中心为 $S_{1\sim2}$，传导神经是胫神经。

（2）检查方法：患者下肢伸直，检查者用钝器轻划足底外侧，由足跟向前至小趾根部足掌时转向内侧，此时各足跖屈。

4. 肛门反射　如下所述。

（1）神经支配：反射中心为 $S_{4\sim5}$，传导神经是肛尾神经。

（2）检查方法：用钝器轻划肛门附近皮肤，引起肛门外括约肌收缩。

（三）病理反射

1. 巴彬斯基（Babinski）征　如下所述。

（1）检查方法：同跖反射，阳性反应为蹈趾背屈，有时可见其他足趾呈扇形展开。它是最经典的病理反射。

（2）临床意义：锥体束损害。

2. Babinski 等位征　阳性反应均为踇趾背屈，包括以下几种。

（1）Haddock 征：由外踝下方向前划至足背外侧。

（2）Oppenheim 征：用拇指和示指自上而下用力沿胫骨前缘下滑。

（3）Gordon 征：用手挤压腓肠肌。

（4）Schaeffer 征：用手挤压跟腱。

（5）Gonda 征：向下紧压第4、第5足趾，数分钟后突然放松。

（6）Pussep 征：轻划足背外侧缘。

3. 强握反射　如下所述。

（1）检查方法：检查者用手指触摸患者手掌时，患者立即强直性地握住检查者的手指。

（2）临床意义：新生儿为正常反射，成人为对侧额叶运动前区病变。

4. 脊髓自主反射　包括三短反射、总体反射。

（1）三短反射：当脊髓横贯性病变时，针刺病变平面以下的皮肤导致单侧或双侧髋、膝、踝部屈曲称三短反射。

（2）总体反射：脊髓横贯性病变时，针刺病变平面以下的皮肤引起双侧下肢屈曲并伴有腹肌收缩，膀胱和直肠排空，以及病变以下竖毛、出汗、皮肤发红等称为总体反射。

六、自主神经功能检查

（一）一般观察

1. 皮肤黏膜　色泽如潮红、苍白、发绀、有无色素沉着、红斑等，质地如脱屑、光滑、变硬、变薄、增厚、潮湿、干燥等，温度如发凉、发热，有无溃疡、水肿和压疮等。

2. 毛发和指甲　少毛、多毛、局部脱毛、指或趾甲变形松脆等。

3. 出汗　局部或全身出汗过少、过多和无汗等。

（二）内脏及括约肌功能

注意有无胃下垂，胃肠功能如便秘、腹胀等；排尿、排便障碍及其性质如排尿困难、尿急、尿频、尿失禁、尿潴留等，下腹部膀胱区膨胀程度。

（三）自主神经反射

（1）竖毛试验：搔划或寒冷刺激皮肤，引起交感神经支配的竖毛肌收缩，局部出现毛囊处隆起，状如鸡皮的竖毛反应，并向周围逐渐扩散，至脊髓横贯性损害平面处停止，刺激后7~10s反射最明显，以后逐渐消失。

（2）皮肤划纹试验：在胸腹壁两侧皮肤上使用竹签适度加压划一条线，数秒钟后出现白线条，稍后变为红条纹，为正常反应；交感神经兴奋性增高则划线后白线条持续较久；副交感神经兴奋性增高或交感神经麻痹则红条纹持续较久且明显增宽，甚至隆起。

（3）卧立位实验：分别数直立位和平卧位的1min脉搏，如平卧至直立位每分钟脉率加快超过10次，或直立变为卧位每分钟脉率减少超过10次，提示自主神经兴奋性增高。

（4）发汗试验（碘淀粉法）：少用。

（王洪海）

第三节　常用辅助检查方法

一、脑脊液检查

脑脊液（CSF）是无色透明液体，存在于脑室和蛛网膜下隙内，主要由侧脑室脉络丛分泌，经室间孔进入第三脑室、中脑导水管、第四脑室，最后经第四脑室的中间孔和两个侧孔，流到脑和脊髓表面的蛛网膜下隙和脑池。大部分 CSF 经脑穹隆面的蛛网膜颗粒吸收至上矢状窦，小部分经脊神经根间隙吸收。

成人 CSF 总量为 110～200mL，平均 130mL，生成速度为 0.35mL/min，每天约生成 500mL。即人体的 CSF 每天可更新 3～4 次。在急性或慢性炎症、脑水肿和脉络丛乳头瘤时，CSF 分泌明显增多，可达到 5 000～6 000mL/d。正常情况下血液中的各种化学成分有选择性地进入 CSF 中，此功能称为血 - 脑屏障（BBB）。在病理情况下，BBB 破坏和其通透性增高可使 CSF 成分发生改变。通常经腰椎穿刺取 CSF 了解病变情况；特殊情况下也可行小脑延髓池穿刺或侧脑室穿刺；诊断性穿刺还可注入显影剂和空气等进行造影，以观察脊髓蛛网膜下隙、脑蛛网膜下隙和脑室系统的结构情况；治疗性穿刺主要是注入药物等。在神经系统疾病诊断、鉴别诊断及治疗中具有重要意义。

（一）腰椎穿刺

1. 适应证　如下所述。

（1）中枢神经系统炎症：①脑膜炎、脑炎、脱髓鞘疾病、脑膜癌、中枢神经系统血管炎及颅内转移瘤的诊断和鉴别诊断。②脑血管疾病：如脑出血、脑栓塞、蛛网膜下隙出血，特别是怀疑蛛网膜下隙出血而头颅 CT 尚不能证实时，以观察 CSF 鉴别病变为出血性或缺血性。③颅脑损伤：经腰穿做脊髓液动力学检查了解颅压，便于对脊髓病变和多发性神经根病变做出诊断及鉴别诊断。④了解蛛网膜下隙有无阻塞。

（2）还用于脊髓造影或气脑造影、腰椎麻醉或鞘内注射药物及减压引流治疗等。

2. 禁忌证　如下所述。

（1）颅内压升高并有明显的视神经盘水肿者。

（2）怀疑后颅窝有占位性病变者（如肿瘤），有脑干症状或已有早期脑疝迹象者，腰椎穿刺易促使或加重脑疝形成，引起呼吸骤停甚至死亡。

（3）穿刺部位有化脓性感染或脊椎结核者，穿刺易将感染带入中枢神经系统。

（4）脊髓压迫症的脊髓功能已处于即将丧失的临界状态者，病情危重、衰竭或处于休克、濒于休克期者，开放性颅脑损伤或有 CSF 漏者。

（5）血液系统疾病出血倾向者、使用肝素等药物导致的出血倾向者，以及血小板少于 5×10^4 个/mm^3 者。

3. 操作方法　如下所述。

（1）腰椎穿刺除做气脑或脊髓空气造影时采取坐位外，一般均采用侧卧位。

（2）患者侧卧在平坦的硬板床上或检查台上，背部与床板垂直，头向前胸屈曲，两手抱膝，使其紧贴腹部或由助手在术者对面一手挽住患者的头部；另一手挽住两下肢腘窝处并抱紧使脊柱尽量后突以增宽脊柱间隙，便于进针。

（3）确定穿刺点，两髂后上棘的连线与后正中线的交会处为最适宜（为第 3～4 腰椎棘突间隙，有时还可以在上一或下一腰椎间隙进行）。

（4）用 3% 碘酊或 75% 酒精常规消毒局部皮肤，戴手套、铺消毒洞巾，用 1%～2% 普鲁卡因自皮下到椎间韧带做局部麻醉；待麻醉生效后，用左手固定穿刺点皮肤，右手持穿刺针，于穿刺点刺入皮下，使针体垂直于脊柱或略向头端倾斜，慢慢刺入（进针深度成年人为 4～5cm，儿童为 2～3cm），当针头穿过韧带与硬脑膜时感到阻力突然降低或消失（落空感），转动针尾缓慢抽出针芯，可见 CSF 流出。若无 CSF 流出可缓慢将针退出少许，略加调节深度即可见 CSF 流出。个别患者因压力过低需用针筒轻轻抽吸一下才有 CSF 流出。

（5）穿刺成功后，要求患者双下肢半屈曲，头略伸、全身放松、平静呼吸，抽出针芯，接上测压玻璃管即可看到液面慢慢上升，到一定平面后液面不再上升且随呼吸，脉搏有微小波动，此时玻璃刻度读数即为 CSF 压力数。正常侧卧位 CSF 压力为 0.79～1.77kPa（80～180mmH₂O）或每分钟为 40～50 滴。测压后如压力不高可移去测压管慢慢放出并收集 CSF 标本 2～5mL 分别装入两试管中送检。如需做培养时应用无菌操作法留标本，若要了解蛛网膜下隙有无阻塞，可做动力试验。

（6）术毕将针芯插入，拔出穿刺针。局部用拇指稍加按压防止出血，覆盖消毒纱布并用胶布固定。

（7）术后要求患者去枕平卧4~6h以免引起术后头痛。

4. 注意事项 如下所述。

（1）针头刺入皮下组织后进针要缓慢，以免用力过猛时刺伤马尾神经或血管，以致产生下肢疼痛或使CSF混入血液影响结果的判断。如是外伤出血，须待5~7d后才能重复检查（过早CSF中仍可有陈旧性血液成分）。

（2）穿刺时如患者出现呼吸、脉搏、面色异常等症状应立即停止手术，并做相应处理。

（3）鞘内给药时，应先放出同量CSF，然后再注入药物。做气脑检查时先缓慢放液10mL，并注入滤过空气10mL，如此反复进行达所需要量时再行摄片。

5. 并发症 最常见为腰穿后低颅压头痛，可持续2~8d。头痛以额、枕部为著，可伴有颈部、后背及腰部痛，咳嗽、喷嚏或站立时症状加重，严重者还可伴有恶心、呕吐和耳鸣，平卧位可使头痛减轻，应大量饮水，必要时可静脉输入生理盐水。

（二）常规检查

1. 压力 如下所述。

（1）常规压力测定：通常用测压管进行检查。侧卧位的正常压力为0.79~1.77kPa（80~180mmH$_2$O），坐位为3.43~4.41kPa（350~450mmH$_2$O）。每次放出CSF 0.5~1.0mL，压力降低约0.98kPa（10mmH$_2$O）。侧卧位>1.96kPa（200mmH$_2$O）提示颅内压增高［极度肥胖者压力>2.16kPa（220mmH$_2$O）为增高］。CSF压力测定应包括初压（取CSF之前）和终压（取CSF之后）。

（2）压颈试验：试验前应先做压腹试验，用手掌深压腹部，CSF压力迅速上升，解除压迫后，压力迅速下降，说明穿刺针头确实在椎管内。压颈试验可分指压法和压力计法，指压法是用手指压迫颈静脉然后迅速放松，观察其压力的变化。压力汁法是将血压计气带轻缚于患者的颈部，测定初压后，可迅速充气至2.7kPa（20mmHg），5.3kPa（40mmHg）和8.0kPa（60mmHg），记录CSF压力变化直至压力不再上升为止，然后迅速放气，记录CSF压力至不再下降为止。正常情况下，在测定初压后，助手压迫一侧颈静脉约10s GSF压力即可迅速上升1倍左右（0.98~1.96kPa）。解除压颈后10~20s压力迅速下降至初压水平。如在穿刺部位以上有椎管梗阻，压颈时压力不上升（完全梗阻）或上升、下降缓慢（部分梗阻）称为履颈试验阳性。如压迫一侧颈静脉，CSF压力不上升，但压迫对侧上升正常，表示压迫试验阴性，常提示该梗阻侧的横窦闭塞。如横窦内血栓形成或脑出血，有颅内压升高或怀疑后颅窝肿瘤者，禁止行压颈试验，也不应再放CSF，以免发生脑疝。

（3）临床意义：压力高可见于脑水肿、颅内占位性病变、感染、急性脑卒中、静脉窦血栓形成、良性颅内压增高，也可见于心力衰竭、肺功能不全及肝性脑病等。压力低主要见于低颅压、脱水、脊髓蛛网膜下隙梗阻、CSF漏等。

2. 性状 正常CSF是无色透明的液体，如CSF为血性或粉红色，可用三管试验法鉴别，用三管连续接取CSF，前后各管为均匀一致的血色为新鲜出血，可见于蛛网膜下隙出血、脑室及其附近出血、肿瘤出血、外伤等。前后各管的颜色依次变淡可能为穿刺损伤出血；血性CSF离心后颜色变为无色，可能为新鲜出血或副损伤；如液体为黄色提示为陈旧性出血 CSF 如云雾状，通常是由于细菌感染引起细胞数增多所致，见于各种化脓性脑膜炎，严重可如米汤样；CSF放置后有纤维蛋白膜形成，见于结核性脑膜炎，此现象称为蛛网膜样凝固。CSF呈黄色，离体后不久自动凝固如胶样称为弗洛因综合征：CSF同时具有黄变症、胶样凝固及蛋白细胞分离现象3种特征时称为Froin-Nome综合征，是因CSF蛋白质过多所致，常见于椎管梗阻、脊髓肿瘤等。

3. 显微镜检查 正常CSF白细胞数为0~5个/mm^3，多为单核细胞。白细胞增多见于脑脊髓膜和脑实质的炎性病生，结核性、真菌性及病毒性脑膜炎等以单核细胞增加为上，化脓性脑膜炎则以多核细胞增多为主，中枢神经系寄生虫病以嗜酸细胞为主。涂片检查如发现致病的细菌、真菌及脱落的瘤细胞等，有助于病原的诊断。

4. Pandy 试验 CSF 定性试验方法：利用 CSF 中球蛋白能与饱和苯酚结合形成不溶性蛋白盐的原理，球蛋白含量越高、阳性反应越明显，通常作为蛋白定性的参考试验，正常情况下（Pandy）蛋白定性试验阴性，偶可出现假阳性反应。

（三）生化检查

1. 蛋白质 正常人 CSF 蛋白质含量为 $0.15 \sim 0.45 g/L$（$15 \sim 45 mg/dl$），脑池液为 $0.10 \sim 0.25 g/L$（$10 \sim 25 mg/dl$），脑室液为 $0.05 \sim 0.15 g/L$（$5 \sim 15 mg/dl$）。蛋白质包含清蛋白及球蛋白，蛋白质增高见于中枢神经系统感染、脑肿瘤、脑出血、脊髓压迫症、吉兰-巴雷综合征、听神经瘤、糖尿病性神经根神经病、黏液性水肿和全身性感染等。蛋白质降低（$< 0.15 g/L$）见于腰穿或硬膜损伤引起 CSF 丢失，身体极度虚弱和营养不良者。

2. 糖 CSF 糖含量取决于血糖的水平、血-脑屏障的渗透性和 CSF 中糖的酵解程度。正常价为 $2.5 \sim 4.4 mmol/L$（$50 \sim 75 mg/dl$），为血糖的 $50\% \sim 70\%$。糖增高可见于糖尿病、糖尿病昏迷、脊髓前角灰质炎、癫痫时也有增高。通常 CSF 中糖 $< 2.25 mmol/L$（$45 mg/dl$）为异常。糖明显减少见于化脓性脑膜炎，轻至中度减少见于结核性脑膜炎、真菌性脑膜炎（特别是隐球菌性脑膜炎）、脑膜癌病。

3. 氯化物 CSF 中氯化物的含量取决于血氯浓度、血液酸碱度和 pH 值；正常 CSF 含氯化物 $120 \sim 130 mmol/L$（$700 \sim 750 mg/dl$），较血氯水平高。细菌性和真菌性脑膜炎均可使氯化物含量减低，尤以结核性脑膜炎最为明显。还可见于全身性疾病引起的电解质紊乱、低氯血症、肾上腺皮质功能不足等。氯化物增高见于病毒性脑炎、脑脊髓炎、高氯血症和尿毒症。

（四）特殊检查

1. 细胞学检查 通常采用玻片离心法。取 $1 \sim 2 mL$ 的 CSF，经细胞离心沉淀仪使细胞沉淀在带滤纸孔的玻片上，干燥后以 Wright-Giemsa（瑞-姬）染色镜检。该法克服了 CSF 细胞数少和易破坏等困难，可进行细胞分类和发现肿瘤细胞、细菌和真菌等。CNS 化脓性感染可见中性粒细胞增多；病毒性感染可见淋巴细胞增多；结核性脑膜炎呈混合性细胞反应。蛛网膜下隙出血、无菌性炎性反应和红细胞引起的单核吞噬细胞反应，$4 \sim 5 d$ 后出现含含铁血黄素的巨噬细胞，后者在出血后数周甚至数月仍可能查到，可推算出血时间和有无内出血。

2. 蛋白电泳 CSF 蛋白电泳的正常值（滤纸法）：前清蛋白 $2\% \sim 6\%$，清蛋白 $44\% \sim 62\%$，球蛋白 48%（α_1 球蛋白 $4\% \sim 8\%$，α_2 球蛋白 $5\% \sim 11\%$，β 球蛋白 $8\% \sim 13\%$，γ 球蛋白 $7\% \sim 18\%$），电泳带的质和量分析对神经系统疾病的诊断有一定帮助。前清蛋白在神经系统炎症时降低，在脑萎缩及中枢神经变性性疾病时升高。清蛋白减少多见于 γ 球蛋白增高，α 球蛋白升高主要见于中枢神经系统感染早期及急性炎症。α_1 与 α_2 球蛋白的比例倒置对严重的动脉硬化有诊断意义，也可见于脑干及颈髓部的胶质瘤。β 球蛋白增高见于肌萎缩侧索硬化和退行性病变，β 球蛋白降低见于脑与脊髓脑膜瘤等；γ 球蛋白增高见于脱髓鞘疾病和中枢神经系统感染、多发性硬化、麻痹性痴呆、白质脑炎等。

3. 免疫球蛋白（Ig） 正常 CSF-Ig 含量极少，来源于血中通过血-脑屏障透过和神经本身合成。IgG 为 $10 \sim 40 mg/L$，IgA 为 $1 \sim 6 mg/L$，IgM 含量极微。CSF-IgG 增高见于中枢神经系统炎性反应（细菌、病毒，螺旋体及真菌等感染），对多发性硬化、其他原因所致的脱髓鞘病变和中枢神经系统血管炎等诊断有所帮助；结核性脑膜炎和化脓性脑膜炎时 IgG 和 IgA 均上升，前者更明显，结核性脑膜炎时 IgM 也升高。乙型脑炎急性期 IgG 基本正常，恢复期 IgG、IgA、IgM 均轻度增高。CSF-IgG 指数及中枢神经细胞 24h 合成率的测定（正常值 $3 \sim 9 mg/24h$）以及 CSF 寡克隆 IgG 带（OB）检测，作为中枢神经系统内自身合成的免疫球蛋白标志，在多发性硬化患者中 IgG 合成率增高，是多发性硬化重要的辅助诊断指标。

4. 酶 正常 CSF 中谷草转氨酶（GOT）、谷丙转氨酶（GPT）、乳酸脱氢酶（LDH）和肌酸磷酸激酶（CPK）明显低于血清中含量。谷草转氨酶（GOT）的正常值为 $0 \sim 9 IU$，乳酸脱氢酶（LDH）含量为 $8 \sim 32 IU$。在中枢神经系统疾病中，急性颅脑损伤、脑梗死、癫痫大发作、颅内肿瘤等 CSF 酶含量可升高，其活力相应增大。但酶的检查尚缺乏诊断的特异性，有待进一步研究。

二、神经影像学检查

（一）头颅平片和脊柱平片

1. 头颅平片　检查简便安全，患者无痛苦和任何不适。头颅平片包括正位和侧位、颅底、内听道、视神经孔、舌下神经孔及蝶鞍像等。头颅平片主要观察颅骨的厚度、密度及各部位结构，颅底的裂和孔，蝶鞍及颅内钙化斑等。目前很多适应头颅平片的检查已被 CT 和 MRI 等检查手段取代。

2. 脊柱平片　包括前后位、侧位和斜位。可观察脊柱的生理弯曲度，椎体结构有无发育异常，骨质有无破坏，骨折、脱位、变形和骨质增生等，以及椎弓根的形态、椎间孔和椎间隙的改变，椎板和脊突有无破坏或脊柱裂，椎旁有无软组织阴影和钙化等。

（二）脊髓造影和脊髓血管造影

1. 脊髓造影　将造影利碘苯酯或甲泛葡胺经腰穿注入蛛网膜下隙后，改变体位在 X 射线下观察其流动有无受阻，以及受阻的部位和形态，然后在病变部位摄片。脊髓碘水造影后也可行 CT 扫描，有助于诊断。

脊髓造影的适应证为脊髓压迫症，如脊髓肿瘤、椎间盘脱出、椎管狭窄、慢性粘连性蛛网膜炎等。但有炎症、出血者应延迟手术，椎管无阻塞者应慎重。

2. 脊髓血管造影　是将含碘的水溶性造影剂注入脊髓的动脉系统，显示脑血管形态、分布、位置的情况，了解颅内病变的位置、性质称为动脉造影，有助于诊断脊髓血管畸形、动脉瘤、血管闭塞和脊髓动静脉瘘等。

（三）数字减影血管造影

脑血管造影是应用含碘显影剂如泛影葡胺注入颈动脉或椎动脉内，然后在动脉期、毛细血管期和静脉期分别摄片。使其血管系统显影，借以了解血管本身及血管位置改变的情况作为颅内占位性病变的定位。目前脑血管造影已被数字减影血管造影（DSA）所取代，该技术是应用电子计算机程序将组织图像转变成数字信号输入并储存，然后经动脉或静脉注入造影剂，将所获得的第 2 次图像也输入计算机，然后进行减影处理，使充盈造影剂的血管图像保留下来，而骨骼、脑组织等影像均被减影除去，保留下的血管图像经过洱处理后转送到监视器上，得到清晰的血管影像。优点为简便快捷，血管影像清晰，并可做选择性拍片。

脑血管造影的方法通常采用股动脉或肱动脉插管法，可做全脑血管造影，观察脑血管的走行、有无移位、闭塞和血管畸形等。主要适应证是头颈部血管病变，如动脉瘤和血管畸形、闭塞，脑供血不足等，而且是其他检查方法所不能取代的。

（四）电子计算机体层扫描

1. CT 扫描及临床应用　电子计算机体层扫描（CT）是由英国设计成功，首先用于颅脑疾病的诊断，使神经影像学诊断进入了一个崭新的时期。CT 诊断的原理是利用各种组织对 X 射线的不同吸收系数，通过电子计算机处理，可显示不同平面的脑实质、脑室和脑池的形态及位置等图像；对 X 射线吸收高于脑实质则表现为增白的高密度阴影，如钙化和脑出血等；对 X 射线吸收低于脑实质则表现为灰黑色的低密度阴影，如坏死、水肿、囊肿及脓肿等。由于 CT 无创伤、无痛苦，简便迅速、分辨率高、图像清晰、解剖关系清楚、定位准确、敏感性较常规 X 射线检查提高 100 倍以上，可较确切地显示病变，已被广泛地用于各种神经疾病的诊断。

目前常规 CT 主要用于颅内血肿、脑外伤、脑出血、蛛网膜下隙出血、脑梗死、脑肿瘤、脑积水、脑萎缩、脑炎症性疾病及脑寄生虫病（如脑囊虫）等的诊断，还可以用于脊髓和脊柱的检查，了解脊髓和脊柱的病变。有些病变可通过静脉注射造影剂（甲泛葡胺或泛影葡胺）增强组织的密度，提高诊断的阳性率。

造影前应注意下列情况：

（1）造影前必须做碘过敏试验。

（2）造影后30min密切观察患者的反应，随时做好抢救。

（3）对有过敏史、肝肾损害、甲状腺病、急性胰腺炎、急性血栓性静脉炎、多发性骨质瘤、恶病质等病应注意。

（4）对高血压、动脉硬化、过敏体质者应慎重。

2. CT血管造影　CT血管造影（CTA）指静脉注射含碘造影剂后，利用螺旋CT或电子束CT，在造影剂充盈受检血管的高峰期进行连续薄层体积扫描，然后经计算机对图像进行处理后，重建血管的立体影像。CTA可清楚显示Willis动脉环，以及大脑前、中、后动脉及其主要分支，对闭塞性血管病变可提供重要的诊断依据。

（五）磁共振成像

磁共振成像（MRI）是临床的一项新的影像学检查技术，是诊断颅内和脊髓病变最重要的检查手段。

1. MRI的基本原理　MRI是利用人体内H质子在主磁场和射频场中被激发产生的共振信号经计算机放大、图像处理和重建后得到MRI。MRI检查时，患者被置于磁场中，接受一序列的脉冲后，打乱组织内的质子运动。脉冲停止后，质子的能级和相位恢复到激发前状态，这个过程称为弛豫、弛豫分为纵向弛豫（简称T_1）和横向弛豫（简称T_2）。CT影像的黑白对比度足以人体组织密度对X射线的衰减系数为基础，而MRI的黑白对比度则来源于体内各种组织MR信号的差异。以T_1参数成像时，T_1短的组织（如脂肪）产生强信号呈白色，而T_1长的组织（如体液）为低信号呈黑色；反之，T_2参数成像时，T_1长的组织（如体液）信号强呈白色，而T_2短的组织（脑白质）信号较弱呈灰黑色。空气和骨皮质无论在T_1或T_2加权图像上均为黑色。T_1图像可清晰显示解剖细节，T_2图像有利于显示病变。液体、肿瘤、梗死病灶和炎症在T_1加权像上呈低信号，在T_2加权像上则为极易识别的高信号；而心腔和大血管由于血流极快，使发出脉冲至接收信号时，被激发的血液已从原部位流走，信号不复存在，因此，心腔及大血管在T_1和T_2加权图像上均呈黑色，此现象称流空效应。

2. MRI的优势及临床应用　如下所述。

（1）与CT比较，MRI能提供多方位和多层面的解剖学信息，图像清晰度高，对人体无放射性损害；且不出现颅骨的伪影，可清楚地显示脑干及后颅窝病变。MRI通过显示冠状、矢状和横轴三位像，可清晰地观察病变的形态、位置、大小及其与周围组织结构的关系；尤其在神经系统更为突出。对脑灰质与脑白质可以产生更明显的对比度，因此常用于诊断脱髓鞘疾病、脑变性疾病和脑白质病变等；通过波谱分析还可提供病变组织的代谢功能及生化方面的信息。

（2）在神经系统疾病的诊断方面，MRI主要应用于脑血管疾病，脱髓鞘疾病、脑白质病变、脑肿瘤、脑萎缩、颅脑先天发育畸形、颅脑外伤、各种原因所致的颅内感染及脑变性病等；MRI显示脊髓病变更为优越，对脊髓病变的诊断的诊断具有明显优势，如用于脊髓肿瘤、脊髓空洞症、椎间盘脱出、脊椎转移瘤和脓肿等的诊断。

（3）顺磁性造影剂钆（DTPA）通过改变氢质子的磁性作用，改变其弛豫时间而获得高MR信号，产生有效的对比作用，以此增加对肿瘤和炎症诊断的敏感性，为肿瘤的于术和放射治疗范围的确定提供重要信息；DTPA剂量一般为0.1mmol/kg，静脉注射后即刻至1h内可见明显的增强效果。

（4）必须注意，体内有金属置入物如义齿、脑动脉瘤手术放置银夹以及安装心脏起搏器的患者均不能使用MRI检查。对于急性颅脑损伤、颅骨骨折、钙化病灶、出血性病变急性期等MRI检查不如CT。

3. 磁共振成像血管造影　磁共振成像血管造影（MRA）是利用血液中运动质子为内在流动的标志物，使血管与周围组织形成对比，经计算机处理后显示血管形态及血流特征的一种磁共振成像技术。

MRA优点：不需插管、方便省时、无放射损伤及无创性，可显示成像范围内所有血管，也可显示侧支血管。

MRA缺点：其分辨率不适宜大范围检查，信号变化复杂，易产生伪影。临床主要用于颅内动脉瘤、脑血管畸形、大血管闭塞性疾病和静脉窦闭塞等。

三、神经电生理检查

（一）脑电图

脑电图（EEG）是脑生物电活动的检查技术，所记录的节律性脑电活动是大脑皮质锥体细胞及其顶树突突触后电位同步综合而成，并且由丘脑中线部位的非特异性核（中央内侧核、中央中核等）起调节起前作用。通过测定自发的有节律的生物电活动以了解脑功能状态。

1. 检测方法　电极安放采用国际 10～20 系统，参考电极通常置于双耳垂；电极可采用单极和双极的连接方法。开颅手术时电极可直接置于暴露的大脑皮质表面，也可将电极插入颞叶内侧的海马及杏仁核等较深部位。进行脑电图检查时，还可以通过一些特殊的手段诱发不明显的异常电活动，最常用的方法如睁闭眼、过度换气、闪光刺激，睡眠诱发等，还有戊四氮或贝美格静脉注射等。

2. 正常脑电图　如下所述。

（1）正常成人脑电图：正常人大脑发放的基本节律为 α 波及 β 波，其波幅、波形及频率两侧均对称，频率恒定不变。在清醒、安静和闭眼放松状态下，脑电的 α 节律为 8～12Hz，波幅 20～100μV，主要分布在枕部和顶部；β 节律为 13～25Hz，波幅为 5～20μV，主要分布在额叶和颞叶；部分正常人在两半球前部可见少量 4～7Hz 的 θ 波；频率 4Hz 以下为 δ 波，清醒状态下几乎没有，但入睡可出现，而且由浅入深逐渐增多、时间延长、两侧对称；8Hz 以下的波均为慢波。

正常成人脑电图可分为以下 4 型：①α 型脑电图：除两半球前部外，脑电活动以节律为主，频率两侧对称。②β 型脑电图：以 β 波为主，两半球后部有 β 节律，睁眼时变为不明显，闭眼后又恢复出现时为快 α 节律。③低电压脑电图：脑电活动的波幅偏低似乎呈低平的曲线：在睁闭眼后或深呼吸时可出现短程的 α 节律。④不规则脑电图：脑电活动的 α 波频率不规则，调幅不明显，前部可有 θ 波。

（2）儿童脑电图：与成人不同，儿童的脑电图以慢波为主，随着年龄增加，慢波逐渐减少，而 θ 波逐渐增多，但节律仍然很不稳定。14～18 岁时枕部 α 节律的波幅变得低，而调幅更好，额部的 θ 波变低，且有 β 波出现。

（3）睡眠脑电图：根据眼球运动可分为：①非快速眼动相或慢波相：第 1 期困倦期，α 节律消失，被低波幅慢波取代；在顶部可出现短暂的高波幅、双侧对称的负相波称为"V"波。往往不规则地反复出现，但很少超过 2Hz。第 2 期浅睡期，出现睡眠纺锤波（12～14Hz），两半球同步出现，中央区最明显，极相也相同，时程较长。第 3 至 4 期深睡期，广泛分布的高波幅 75μV 以上；慢波 2Hz 以下。②快速眼动相：出现低电压、去同步、快波型脑电，快速眼球活动、肌电活动减少及混合频率的电活动。

3. 常见的异常脑电图　如下所述。

（1）弥漫性慢波：背景活动为弥漫性慢波，是最常见的异常表现，无特异性。可见于各种原因所致的弥漫性脑病、缺氧性脑病、中枢神经系统变性病及脱髓鞘性脑病等。

（2）局灶性慢波：是局灶性脑实质功能障碍所致。见于局灶性癫痫、脑脓肿，局灶性硬膜下或硬膜外血肿等。

（3）三相波：一般为中至高波幅、频率为 1.3～2.6Hz 的负－正－负波或正－负－正波。主要见于肝性脑病和其他中毒代谢性脑病。

（4）癫痫样放电：包括棘波、尖波、棘－慢波综合、多棘波、尖－慢波综合及多棘－慢波综合等。棘波指从开始到结束的时程或波宽为 20～70ms 的一种放电，可单、双或三相，以双相为多，主要为负相。尖波是指时程为 70～200ms 可达 300ms，电位相以双相负相，上升相较陡、下降相较缓慢。50% 以上患者发作间期也可见到有异常的电活动统称癫痫样放电，特点是基本电活动的背景上突然发生的高波幅的电活动或突然发生的易于与基本电活动相区别的高幅放电。放电的不同类型通常提示不同的癫痫综合征，如多棘波和多棘慢波综合通常伴有肌阵挛，见于全身性癫痫和光敏感性癫痫等。高波幅双侧同步对称，每秒 3 次重复出现的棘慢波综合提示失神小发作。

（5）弥漫性、周期性尖波：通常指在弥漫性慢活动的基础上出现周期性尖波，可见于脑缺氧和 Cretzfeldt – Jakob 病。

4. 脑电图的临床应用　脑电图检查对区别脑部器质性或功能性病变、弥漫性或局限性损害，对于癫痫的诊断及病灶定位、脑炎的诊断、中毒性和代谢性等各种原因引起脑病等的诊断均有辅助诊断价值，特别癫痫的诊断意义更大。

5. 脑电地形图（BEAM）　是脑电图输入电子计算机进行处理后，将脑电信号转换成一种能够定位和定量分析，并用不同颜色的图像进行显示的一项较新的检查技术。包括自发和诱发，其优点是能将脑的功能变化与形态定位结合起来，图像直观、形象、定位较准确，但不能反映脑电波形及各种波形出现的方式等，因此不能将脑电图取而代之，两者结合更有意义。BEAM最主要的临床应用价值在于脑血管病的早期诊断、疗效及预后评价，也可用于癫痫、痴呆、偏头痛、脑肿瘤等。

（二）脑诱发电位

脑诱发电位（EPs）是中枢神经系统在感受体内外各种特异性刺激所产生的生物电活动，该项检查也是脑的电活动测定技术，用以了解脑的功能状态。

1. 躯体感觉诱发电位（SEPs）　指刺激肢体末端粗大感觉纤维，在躯体感觉上行通路不同部位记录的电位，主要反映周围神经、脊髓后束和有关神经核、脑干、丘脑、丘脑放射及皮质感觉区的功能。

（1）检测方法：表面电极置于周围神经干，刺激部位是正中神经、尺神经、胫后神经或腓总神经等。上肢记录部位是锁骨上Erb点，即N_9是臂丛感觉神经动作电位，C_7棘突及头部相应的感觉区；下肢记录部位通常是臀点、胸$_{12}$、颈部棘突及头部相应的感觉区。

（2）波形的命名：极性＋潜伏期（波峰向下为P，向上为N）。正中神经刺激对侧顶点记录（头参考）的主要电位是$P_{14}N_2O$、P_{25}和N_{36}；周围电位是Erb点（N_9）和C_7（N_{11}，N_{13}）。胫后神经刺激顶点（Cz）记录的主要电位是N_{31}，P_{40}，N_{50}和P_{50}；周围电位是臀点（N_{16}）和T_{12}（N_{24}）。异常的判断标准是潜伏期延长和波形消失等。

（3）SEP各波的起源：N_9为臂丛电位，N_{11}可能来源于颈髓后索，N_{13}。可能为颈髓后角突触后电位，N_{14}/P_{14}可能来自高颈髓或延髓，N_{20}来自顶叶后中央回（S）等，P_{40}可能来自同侧头皮中央后回，Nso可能来自顶叶S_1后方，P_{60}可能来自顶叶偏后凸面。

（4）SEP的临床应用：用于检测周围神经、神经根、脊髓、脑下、丘脑及大脑的功能状态。主要应用于吉兰－巴雷综合征（GBS）、颈椎病、腰骶神经根病变、脊髓空洞症、肿瘤、后侧索硬化综合征、多发性硬化（MS）及脑血管病等。还可用于外伤后脊髓损伤程度、范围及预后，脑死亡的判断和脊髓手术的监护等。

2. 视觉诱发电位（VEP）　是视觉冲动经外侧膝状体投射到枕叶距状裂与枕后极头皮记录的枕叶皮层对视觉刺激产生的电活动。

（1）检测方法：通常在光线较暗的条件下进行，检测前应粗测视力并行矫正。临床上最常用黑C棋盘格翻转刺激VEP（PRVEP），其优点是波形简单易于分析、阳性率高和重复性好。记录电极置于枕骨粗隆上（左01、中0、右02），参考电极通常置于前额Fz。

（2）波形命名及正常值：PRVEP是一个由NPN组成的三相复合波，分别按各自的平均潜伏期命名为N75、P100、N145。正常情况下P100潜伏期最稳定而且波幅高，是很可靠的成分。异常的判断标准是潜伏期延长、波幅降低或消失。

（3）VEP的临床应用：视通路病变，脱髓鞘病变、肿瘤、视神经炎，特别对MS患者可提供早期视神经损害的客观依据。

3. 脑干听觉诱发电位（BAEP）　指经耳机传出的声音刺激外周听觉器经听神经传到通路，脑干、中央核团区在头顶记录的电位。检测时通常不需要患者的合作，婴幼儿和昏迷患者均可进行测定。

（1）检测方法：多采用短声刺激，刺激强度50～80dB，刺激频率10～15Hz，持续时间10～20ms，叠加1 000～2 000次。记录电极通常置于Cz，参考电极置于耳垂或乳突，接地电极置于FPZ。

（2）波形命名：正常BAEP通常由5个波组成，依次以罗马数字命名为Ⅰ、Ⅱ、Ⅲ、Ⅳ和Ⅴ。特别是Ⅰ、Ⅲ和Ⅴ波更有价值。

（3）BAEP各波的起源：Ⅰ波起于听神经；Ⅱ波耳蜗核，部分为听神经颅内段；Ⅲ波上橄榄核；Ⅳ

波外侧丘系及其核团（脑桥中、上部分）；Ⅴ波中脑、下丘的中央核团区。

BAEP 异常的主要表现为：①各波潜伏期延长；②波间期延长；③波形消失；④波幅Ⅰ/Ⅴ值 >200%。

（4）BAEP 的临床应用：可客观评价听觉检查不合作者、婴幼儿和歇斯底里患者有无听觉功能障碍；有助于多发性硬化的诊断，特别是发现临床下病灶或脑干隐匿病灶；动态观察脑干血管病时脑干受累的情况，帮助判断疗效和预后；桥小脑角肿瘤手术的术中监护；监测耳毒性药物对听力的影响；脑死亡诊断和意识障碍患者转归的判断等。

4. 运动诱发电位（MEP） 指电流或磁场经颅或椎骨磁刺激人大脑皮质运动细胞、脊髓及周围神经运动通路，在相应的肌肉上记录的复合肌肉动作电位。该技术是 Barker 等建立的，克服了以往电刺激所致剧痛等缺点，近年来被广泛应用于临床。为运动通路中枢传导时间的测定提供了客观依据。上肢磁刺激的部位通常是大脑皮质相应运动区、C_7 棘突和 Erb 点等，记录部位是上肢肌肉；下肢刺激部位为大脑皮质运动区、胸$_{12}$和 L_1 及腘窝等，记录部位多为屈跗短肌和胫前肌等。磁刺激 MEP 的主要检测指标为各段潜伏期和中枢运动传导时间均延长，可见 MEP 波幅降低及波形离散或消失。临床应用于运动通路病变，如多发性硬化、运动神经元病、脑血管病等疾病的诊断。

5. 事件相关电位（ERP） 也称内源性事件相关电位，是人对外界或环境刺激的心理反应，潜伏期在 100ms 以上，因此为长潜伏期电位，目前对其起源和确切的解剖定位尚不完全清楚。ERP 主要研究认知过程中大脑的神经电生理改变，亦即探讨大脑思维的轨迹。ERP 包括 P1、N1 和 P2（外源性成分）及 N2 和 P3（内源性成分）。ERP 中应用最广泛的是 P3（P300）电位。ERP 可通过听觉、视觉、体感刺激，从头皮上记录到一组神经元所发出的电活动，但与 SEP、BAEP 及 VEP 有着本质的不同。要求受试者对刺激进行主动反应，受心理状态的影响明显，主要反应大脑皮质认知功能状况，用于各种大脑疾病引起的认知功能障碍的评价，目前还有学者将 P300 电位用于测谎等研究。

（三）肌电图

狭义肌电图（EMG）指同心圆针电极插入肌肉后，记录的肌肉安静状态下和不同程度收缩状态下的电活动。广义 EMG 指记录肌肉在安静状态、随意收缩及周围神经受刺激时判定神经和肌肉功能状态的各种电生理特性的技术，包括神经传导速度，重复神经电刺激、单纤维肌电图及巨肌电图等。

常规 EMG 检查的适应证：①脊髓前角细胞及其以下病变部位的定位诊断和鉴别诊断；②确定病变性质、损伤程度、范围及再生恢复情况；③选择神经再植、端－端吻合和神经松解术；④了解神经传导速度。

1. EMG 检测步骤及正常所见 如下所述。

（1）肌肉静息状态：包括插入电位和自发电位。插入电位指针电极插入时引起的电活动，正常人变异较大，时程为 1~25ms，持续约 1s 后消失。自发电位指终板噪声和终板电位，后者波幅较高，时程为 0.5~2.0ms，振幅≤100μV 的高频负相电位，通常伴有疼痛，动针后疼痛消失。

（2）肌肉小力自主收缩状态：测定运动单位动作电位的时限、波幅、波形及多相波百分比，不同肌肉有其不同的正常值范围。一般以大于或小于正常值20%为异常，时限增宽为神经源性损害，缩短为肌源性损害。波幅大于或小于40%为异常，神经源性增高，肌源性降低。

（3）肌肉大力收缩状态：观察募集现象，指肌肉在大力收缩时运动单位的多少及其发放频率的快慢。肌肉在轻收缩时只有阈值较低的Ⅰ型纤维运动单位发放，其频率为 5~15Hz；在大力收缩时，原来已经发放的运动单位频率加快，同时阈值高的Ⅱ型纤维参与发放，肌电图上呈密集的相互重叠的难以分辨基线的许多运动单位电位，即为干扰相。

2. 异常 EMG 所见及其意义 如下所述。

（1）插入电位的改变：插入电位减少或消失见于严重的肌肉萎缩、肌肉纤维化和脂肪组织浸润以及肌纤维兴奋性降低等；插入电位增多或延长见于神经源性和肌源性损害。

（2）异常自发电位：①纤颤电位：是由于失神经支配肌纤维运动终板对血中乙酰胆碱的敏感性升高引起的去极化，或失神经支配的肌纤维静息电位降低所致的自动去极化产生的动作电位；波形多为双相或三相，起始为正相，随之为负相，波幅较低，时限 1~5ms，波幅一般为 20~200μV，但不规则，失神经病变愈重，纤颤电位振幅愈小，频率愈大，见于神经源性损害和肌源性损害。②正锐波：其产生机制及临床意义同纤颤电位；但出现较纤颤电位早。波形特点为双相，起始为正相，时限较宽、波幅较低的负向波，形状似"V"字形，时限为 10～100ms。③束颤电位：指一个或部分运动单位支配的肌纤维自发放电，在肌松弛状态下出现的束颤电位有 2 种：a. 单纯束颤电位，呈单、双或三相，时限 2～10ms、振幅 100～200μV 见于低钙血症、甲状腺功能亢进等神经肌肉兴奋性增高状态；b. 复合束颤电位，呈多相波，时限 5～20ms、振幅 100～500μv，见于神经源性损害。

（3）肌强直放电：肌肉自主收缩或受机械刺激后出现的节律性放电。有较大的棘波和正相波，波幅通常为 10μV～1mV，频率为 25～100Hz。特点：波幅忽大忽小、频率忽快忽慢。放电过程中波幅和频率反复发生、逐渐衰减，扩音器可传出类似"飞机俯冲或摩托车减速"的声音，见于萎缩性肌强直、先天性肌强直，副肌强直及高钾型周期性瘫痪等。

（4）异常运动单位动作电位：①神经源性损害：表现为动作电位时限增宽，波幅增高及多相波百分比增高，见于脊髓前角细胞病变、神经根病变和周围神经病等。②肌源性损害：表现为 MUAPs 时限缩短，波幅降低及多相波百分比增高，见于进行性肌营养不良，炎性肌病和其他原因所致的肌病。

（5）大力收缩募集电位的异常改变：①单纯相和混合相：前者指肌肉大力收缩时，参加发放的运动单位数量明显减少，肌电图上表现为单个独立的电位；后者是运动单位数量部分减少，表现为单个独立的电位和部分难以分辨的电位同时存在，见于神经源性损害。②病理干扰相：肌纤维变性坏死使运动单位变小，在大力收缩时参与的募集运动单位数虽明显增加，表现为低波幅干扰相，又被称为病理干扰相。

3. EMG 测定的临床意义　主要是诊断及鉴别诊断神经源性损害、肌源性损害和神经肌肉接头病变；发现临床下病灶或容易被忽略的病灶，如早期运动神经元病，深部肌肉萎缩、肥胖儿童的肌肉萎缩，以及对病变节段进行定位诊断。

（四）神经传导速度和重复神经电刺激

1. 神经传导速度（NCV）　神经纤维具有高度的兴奋性和传导性，外刺激产生兴奋，神经冲动从一个部位传播到整个神经发生反应，效应器兴奋收缩。NCV 测定是用于评定周围运动神经和感觉神经传导功能的一项诊断技术。通常包括运动神经传导速度（MCV）、感觉神经传导速度（SCV）和 F 波的测定。

（1）测定方法：①MCV 测定。电极放置：阴极置于神经远端，阳极置于神经近端，两者相隔 2～3cm；记录电极置于肌腹，参考电极置于肌腱，地线置于刺激电极和记录电极之间。测定方法及 MCV 的计算超强刺激神经干远端和近端，在该神经支配的肌肉上记录复合肌肉动作电位（CMAPs），测定其不同的潜伏期，用刺激电极远端和记录电极近端之间的距离除以两点间潜伏期差，即为神经的传导速度。计算公式为：神经传导速度（m/s）＝两点间距离（cm）×10/两点间潜伏期差（ms），波幅的测定通常取峰–峰值。②SCV 测定。电极放置：刺激电极置于表面或套在手指或脚趾末端，阴极在阳极的近端；记录电极置于神经干的远端（靠近刺激端），参考电极置于神经干的近端（远离刺激部位），地线固定于刺激电极和记录电极之间。测定方法及计算：顺行测定法是将刺激电极置于感觉神经远端，记录电极置于神经干的近端，然后测定其潜伏期和记录感觉神经动作电位（SNAPs）；刺激电极与记录电极之间的距离除以潜伏期为 SCV。③F 波测定。原理：F 波是超强电刺激神经干在 M 波后的一个晚成分，由运动神经回返放电引起，因首先在足部小肌肉上记录而得名，F 波的特点是其波幅不随刺激量变化而改变，重复刺激时 F 波的波形和潜伏期变异较大；电极放置：同 MCV 测定，不同的是阴极放在近端；潜伏期的测定：通常连续测定 10～20 个 F 波，然后计算其平均值，F 波的出现率为 80%～100%。

（2）异常 NCV 及临床意义：MCV 和 SCV 的主要异常所见是传导速度减慢和波幅降低，前者主要反映髓鞘损害，后者为轴索损害，严重的髓鞘脱失也可继发轴索损害。NCV 的测定主要用于周围神经病的诊断，结合 EMC 可鉴别前角细胞、神经根、周围神经及肌源性疾病等。F 波的异常表现为出现率低、潜伏期延长或传导速度减慢及无反复等；通常提示周围神经近端病变，补充 MCV 的不足。

2. 重复神经电刺激　如下所述。

（1）原理：重复神经电刺激（RNS）指超强重复刺激神经干在相应肌肉记录复合肌肉动作电位，是检测神经肌肉接头功能的重要手段。正常情况下，神经干连续受刺激，CMAPs的波幅可有轻微的波动，而降低或升高均提示神经肌肉接头病变。RNS可根据刺激的频率分为低频RNS（5Hz）和高频RNS（10～30Hz）。

（2）方法：①电极放置：刺激电极置于神经干，记录电极置于该神经所支配的肌肉，地线置于两者之间。②测定方法：通常选择面神经支配的眼轮匝肌、腋神经支配的三角肌、尺神经支配的小指展肌及副神经支配的斜方肌等；近端肌肉阳性率高，但不易固定；远端肌肉灵敏压低，但结果稳定，伪差小；高频刺激患者疼痛较明显，通常选用尺神经。③正常值的计算：确定波幅递减是计算第4或第5波比第1波波幅下降的百分比；而波幅递增是计算最高波幅比第1波波幅上升的百分比；正常人低频波幅递减在10%～15%，高频刺激波幅递减在30%以下，而波幅递增在50%以下。

（3）异常RNS及临床意义：低频波幅递减＞15%和高频刺激波幅递减＞30%为异常，见于突触后膜病变如重症肌无力；高频刺激波幅递增＞57%为可疑异常；＞100%为异常波幅递增，见于Lambert - Eaton综合征。

四、经颅超声血流图检查

超声诊断是多普勒超声技术对脑血管疾病的诊断，有颅外段血管的血流速度、方向和状态，进而对颅内血管的血流动力学观察检测。

（一）检测方法和检测指标

1. 检测方法　超声多普勒（TCD）检查部位是颞、枕和眶3个窗口。

（1）颞窗位于颧弓上方的眼眶外缘和耳屏之间，经颞窗可检测大脑中动脉、颈内动脉终末端，大脑前动脉、大脑后动脉及前交通动脉。

（2）枕窗可检测椎动脉颅内段、小脑后下动脉和基底动脉。

（3）眶窗可检测眼动脉和颈内动脉虹吸段。TCD检查中对各个有关血管的识别主要是通过探头的位置、超声束的角度、血流方向的变化、血流速度、信号的音频特点、波形变化及压颈试验等。也可将探头直接置于两侧颈内动脉处描记波形。

2. TCD检测指标、正常范围和异常所见　如下所述。

（1）血流速度参数：包括收缩期峰流速（Vs），舒张期末峰流速（Vd）和平均流速（Vm）；Vm代表搏动性血液的供应强度，很少受心率、心肌收缩力、外周阻力和主动脉顺应性等心血管因素的影响，生理意义最大。

（2）动脉参数：包括收缩/舒张比值（SD）、阻力指数（RI）：收缩峰速度—舒张期末速度/收缩峰速度（是衡量脑血管舒缩状况指标）、动脉指数（PI）=收缩峰速度－舒张期末速度/平均速度（是评价动脉顺应性和弹性的指标）和动脉传递指数（PTI）。血流速度和PI是TCD检测中最常用和最有意义的参数。

（3）大脑血管血液速度正常范围：大脑中动脉（MCA）60～115cm/s，大脑前动脉（ACA）80～105cm/s，大脑后动脉（PCA）30～60cm/s，基底动脉（ICA）40～80cm/s，椎动脉（VA）40～70cm/s。

（4）异常TCD所见：①血流信号消失，表现为脑底动脉发育不全、血管变异和脑血管闭塞等；②血流速度增高或降低，增高提示脑血管痉挛、动静脉畸形，降低示脑动脉狭窄或闭塞；③两侧血流不对称，左右两侧相应动脉的血流速度不对称，血流方向、频谱形态异常；④PI增高或降低；⑤杂音；⑥血流方向异常提示病理性改变和侧支循环的存在；⑦频谱异常等。

（二）临床应用

在临床上，TCD主要用于下列疾病的辅助诊断、监护、评价血管机制和预防保健。

1. 颅内外段脑动脉狭窄或闭塞　主要表现为血流速度增高和频谱形态增宽、湍流、涡流的改变。颈内动脉颅外段闭塞或 50% 以上狭窄的确诊率可达 95% 以上，和血管造影比较，符合率达 96%。

2. 脑血管畸形　有助于深部脑动静脉畸形（AVM）的定位、供养血管和引流静脉的确定。也可用于术中或术后监测，避免损伤供血动脉，判断有无畸形血管的残留。表现为供血动脉血流速度增高，搏动指数降低。

3. 脑动脉瘤　TCD 诊断 <1cm 的动脉瘤比较困难，其检测的意义在于观察和研究动脉瘤破裂出血后脑血管痉挛的发生、发展和转归。表现为低血流速度，周围阻力增加的频波，并出现多峰收缩期频波。

4. 脑血管痉挛及蛛网膜下隙出血　是导致脑血管痉挛最常见的原因。TCD 可代替脑血管造影通过血流速度的变化，动脉参数的变化及血流杂音等检测是否存在脑血管痉挛。TCD 的随访观察对评价蛛网膜下隙出血的预后很有意义。

5. 锁骨下动脉盗血综合征　锁骨下动脉起始部有阻塞时，此方法可观察到对侧椎动脉血流速度增高、同侧椎动脉血流逆转、基底动脉血流降低等，甚至血流方向也逆转，以上发现有助于该综合征的明确诊断。

6. 脑动脉血流中微栓子的监测　可通过多通道 TCD 微栓子检测仪对颅内外及以侧脑底动脉进行连续和同步检测，以确定栓子的数量、性质及来源。

五、放射性同位素检查

（一）单光子发射计算机断层脑显像

单光子发射计算机断层（SPECT）脑显像与正电子发射断层扫描（PET）均为放射性同位素断层显像技术。将常用的 ^{99m}Tc 标记的放射性药物如 ^{99m}Tc – 六甲基丙烯胺肟（^{99m}Tc – HM – PAO）注入血液循环，通过正常的血 – 脑屏障，快速进入脑组织，在脑内的分布与局部脑血流量成正比，因此聚集在血流丰富的脑组织中发射单光子，利用断层扫描和影像重建，获得与 PET 类似的结果。用于 SPECT 检测的放射性示踪剂有碘、铊和锝，最常用的是 ^{99m}Tc – HM – PAO，其优点是放射剂量低、价格便宜及物理性能理想等。

SPECT 临床意义如下：

（1）检查脑血流不足、脑梗死灶和脑代谢情况，弥补了脑动脉造影和 CT 所显示不出的病灶，而 SPECT 能显示病灶。

（2）颅内占位性病变诊断的阳性率为 80% 左右，脑膜瘤及血管丰富的或恶性度高的脑瘤阳性率在 90% 以上。原因主要表现为肿瘤区和周围的水肿区放射性聚集低下。

（3）对急性脑血管病、癫痫、帕金森病、痴呆分型及脑生理功能的研究均有重要的价值。

（二）正电子发射断层扫描

正电子发射断层扫描（PET）是应用于临床的一种无创性的探索人脑生化过程的技术，是局部放射性活性浓度的体层图像。可客观地描绘出人脑生理和病理代谢活动：其原理是用回旋或线型加速器产生正电子发射同位素（$^{12}C,^{13}N,^{15}O,^{18}F$ – 脱氧葡萄糖和 ^{18}F – 多巴），经吸入和静脉注射能顺利通过血 – 脑屏障进入脑组织，具有生物学活性，参与脑的代谢并发出放射线。用体外探测仪可测定脑不同部位示踪剂的浓度，经与 CT 和 MRI 相似的显像技术处理后获得脑切面组织的图像，并可计算出脑血流、氧摄取、葡萄糖利用和 ^{18}F – 多巴的分布情况，也可在彩色图像上显示不同部位示踪剂量的差别。

PET 在神经系统中用于正常人脑部活动的功能检查，也可在疾病中用于脑肿瘤的分级、肿瘤组织与放射性坏死组织的鉴别、癫痫病灶的定位，以及各种痴呆的鉴别及帕金森病与帕金森综合征的鉴别诊断等。在癫痫发作期表现癫痫灶的代谢增加，而在癫痫发作间歇期表现为代谢降低。多巴胺受体及转运蛋白的 PET 研究，对帕金森病的诊断具有较高的敏感性和特异性，即使对于症状较轻的帕金森患者，在黑质 – 纹状体系统也可有一些异常发现。目前 PET 还用于缺血性脑血管病的病理生理研究及治疗中脑血流，脑代谢的检测以及脑功能的研究，如脑内受体、递质、生化改变及临床药理学研究等。

（三）脊髓腔和脑池显像神

脊髓腔和脑池显像也称 CSF 显像，方法是将某些放射性药物经 CSF 缓稀释后注入蛛网膜下隙，它将沿 CSF 循环路径运，约 1h 进入颈部蛛网膜下隙，3～4h 显示大部分脑池轮廓，最后到达大脑凸面时被蛛网膜颗粒吸收而进入血液循环中。通常在患者注药后 1h、3h、6h、24h 做头部后位、前位和侧位扫描（γ 照相机），必要时加做 48h、72h 显像观察扫描图像中有无缺损或局部不正常的放射性聚集，以了解 CSF 循环有无梗阻等病理性改变。临床主要用于显示交通性脑积水、梗阻性脑积水、CSF 漏、脑穿通畸形、蛛网膜囊肿及脊髓压迫症所致的椎管阻塞等。

（四）局部脑血流量测定

以往采用的颈内动脉注入，^{133}Xe 测定局部脑血流量（rCBF）的方法，近年已被吸入或静脉注入 ^{133}Xe 的方法所取代。注入药物后可用探头测定皮质 rCBF，该检查可在床旁、手术室或 ICU 进行，操作简单。但图像远不如 PET 和 SPECT 清晰，而且不能反映皮质下的血流灌注情况。该检查主要用于高碳酸血症或低血压时阻力血管自主调节能力的测定。

六、脑、神经和肌肉活组织检查

脑、神经和肌肉活组织检查是对神经系统疾病的活组织进行光镜、电镜、生化、组织化学和病毒检查，主要目的是为了明确病因，得出特异性的诊断。也可以通过病理检查的结果进一步解释临床和神经电生理的改变。随着病理诊断技术的不断发展，如组织化学、免疫组化及 DNA 等技术的应用，病理诊断的阳性率不断提高。但活组织检查也有一定的局限性，如受取材的部位和大小的限制，散在病变的病理结果可以是阴性的，但并不能排除诊断。部分病变较轻以至于与正常组织鉴别有困难时，应慎下结论。

（一）脑活组织检查

脑活组织检查远不如肌肉或神经活检应用得广泛。适应证为疑诊为亚急性硬化性全脑炎，遗传代谢性脑病如脂质沉积病、黏多糖沉积病和脑白质营养不良等，Alzheimer 型老年性痴呆，Creutzfeld - Jakob 病、Canavan 病和 Alexander 病，以及经 CT 或 MRI 检查证实的占位性病变，但性质不能肯定者等。

脑活检取材在大脑"静区"（额叶、枕叶）或病变部位。①较浅的、靠近皮质的病变采用颅骨环钻钻孔后切开脑膜，锥形切取脑组织；或小颅钻钻孔，穿刺采取脑标本。②脑深部病变由神经外科开颅手术切取标本或在 CT 下行立体定向穿刺活检。③在 MRI 定向引导下行脑组织穿刺活检。

脑活检标本根据需要进行特殊处理，可制成冷冻切片和石蜡切片等，经过不同的染色技术显不病变；还可从脑活检组织中分离病毒或检测病毒抗原，应用聚合酶链反应（PCR）检测病毒特异性 DNA，是病变早期可靠的诊断方法。但脑活检毕竟是一种创伤性检查，有可能造成严重的后果，因此必须权衡利弊后再做决定，特别是脑功能区更应慎重。

（二）神经活组织检查

神经活组织检查有助于周围神经病的定性诊断和病变程度的判断。主要适应证是各种原因所致的周围神经病，如慢性周围神经炎、糖尿病神经病等，儿童的适应证包括异染性白质营养不良、肾上腺脑白质营养不良和 Krabbe 病等。

神经活检应取走行表浅、易于寻找、后遗症轻微（仅为足背外侧皮肤麻木或感觉丧失）的神经，如腓肠神经，腓浅神经的分支等。

神经活检的临床意义如下：

（1）发现一些特异性改变，是目前其他检查所不能取代的。

（2）帮助诊断血管炎，如结节性多动脉炎，原发性淀粉样变性、麻风性神经炎、多葡聚糖体病、蜡样脂褐质沉积病感觉性神经束膜炎、恶性血管内淋巴瘤及一些遗传代谢性周围神经病。

（3）帮助鉴别以髓鞘脱失为主的周围神经病（如吉兰 - 巴雷综合征）和以轴索损害为主的周围神

经病（如糖尿病性周围神经病和酒精中毒性周围神经病）等。

（三）肌肉活组织检查

肌肉活组织检查有助于进一步明确病变的性质，并可鉴别神经源性和肌源性肌萎缩损害。主要适用于多发性肌炎、皮肌炎、包涵体肌炎、进行性肌营养不良、先天性肌病、脊髓性肌萎缩、代谢性肌病、内分泌肌病和癌性肌病等。肌肉活检的最后结论应参考病史，特别是家族遗传史、临床特点、血清肌酶谱的测定和肌电图检查结果。

肌肉活检部位为肱二头肌、三角肌、股四头肌和腓肠肌等。通常选择临床和神经电生理均受累的肌肉，但应避免在肌电图部位附近取材、慢性进行性病变时应选择轻，中度受累的肌肉；而急性病变时应选择受累较重甚至伴有疼痛的肌肉；切忌选择严重萎缩的肌肉。

肌肉活检标本可根据需要进行标本的处理和染色，可制成冷冻切片和石蜡切片等，经过不同的染色技术，组织学、组织化学、生物化学及免疫组化等染色体显示病变。

（四）临床意义

（1）组织学帮助鉴别神经源性损害和肌源性损害，提供肌纤维坏死，再生，肌浆糖原聚集、结缔组织淋巴细胞浸润等。

（2）有助于皮肌炎、多发性肌炎和包涵体肌炎的诊断。

（3）组织化学染色，可测定肌肉中各种酶的含量，有助于糖原沉积病等诊断。

（4）免疫组化染色，可发现 Duchenne 型肌营养不良患者中 Dystrophin 缺乏及线粒体肌脑病中线粒体 DNA 的异常等。

七、基因诊断

基因诊断是用分子生物学和分子遗传学方法检测基因结构及其表达功能，直接或间接判断致病基因的存在，从而对遗传病进行诊断。它标志着遗传病的诊断从表型（蛋白质）水平进入 DNA（基因）水平。

传统的神经系统遗传病的诊断主要依据临床表现、生化和血清学的改变，有些疾病通过生化或酶活性的测定即可确诊。随着分子生物学技术的发展和对基因异质性的认识，发现相同的生化改变或酶的异常可伴有不同的临床表现；而 DNA 分析发现，不同的点突变又可引起相同的生化异常，例如肌肉磷酸化酶基因目前已有 16 个点突变。基因诊断可以弥补临床（表型）诊断的不足，为遗传病的治疗寻求新的出路，并可能对遗传病的分类提供新的方法和依据。目前基因诊断不仅应用于遗传性疾病，而且还广泛应用于感染性疾病（如病毒性脑炎）和肿瘤等。

基因诊断的途径主要包括基因突变的检测、基因连锁分析和 mRNA 检测。基因诊断的基本原理是应用分子生物学和分子遗传学的方法检测基因的结构和表达功能是否异常。较早期应用 DNA 分子杂交的技术原理，建立了 DNA 探针技术，随后发展了 DNA 体外扩增技术（即聚合酶链反应 PCR），使基因诊断的方法学提高到了一个新的阶段。

神经系统遗传病常用的基因诊断方法和技术包括核酸分子杂交技术、PCR 扩增和 DNA 测序等。核酸杂交技术包括 Soudlem 印迹杂交、Noahem 印迹杂交、点杂交、原位杂交及等位基因特异性寡核苷酸探针杂交等。基因诊断是直接以病理基因为对象，属病因学诊断，针对性强，对于神经系统的遗传性疾病，不仅能对有表型出现的疾病做出明确的诊断，而且可用于产前的早期诊断，还可检测出携带者和纯合子等。

（王洪海）

第四节 神经内科疾病的诊断原则

一、定位诊断

定位诊断主要是依据神经解剖学知识，以及生理学和病理学知识，对疾病损害的部位做出诊断。由于不同部位的损害有其自身的特点，一般情况下，依据患者的症状、体征及必要的有关辅助检查资料所提供的线索，是能够做出病变的定位诊断的。

（一）神经系统疾病定位诊断的原则

（1）在定位诊断的过程中，首先应明确神经系统病损的水平，即中枢性（脑部或脊髓）还是周围性（周围神经或肌肉），是否为其他系统疾病的并发症等。

（2）要明确病变的分布为局灶性、多灶性、播散性还是系统性。①局灶性是指中枢或周围神经系统某一局限部位的损害，如面神经麻痹、横贯性脊髓炎等；②多灶性是指病变分布于神经系统的2个或2个以上部位，如视神经脊髓炎的视神经和脊髓同时受累，多发性脑梗死的多数梗死灶等，多灶性病变通常具有不对称性；③播散性病变是指脑、脊髓、周围神经或肌肉等两侧对称的结构弥漫性损害，如缺氧性脑病、多发性神经病、周期性瘫痪等；④系统性是指病变选择性地损害某些功能系统或传导束，如运动神经元病。

（3）定位诊断时通常要遵循一元论的原则，尽量用一个局限性的病灶来解释患者的全部临床表现，其次才考虑多灶性或播散性病变的可能。

（4）在定位诊断中要特别重视疾病的首发症状，它常可提示病变的首发部位和主要部位，有时也可提示病变可能的性质。定位诊断还应注意以下的问题：①临床上有些定位体征并一定指示有相应的病灶存在，如颅内压增高时可出现一侧或两侧的外展神经麻痹，这可能是一个假性定位症状，并不具有定位意义。②亚临床病灶并无定位体征，需通过一些辅助检查，如 CT、MRI、诱发电位等来发现。③在病程之初，某些体征往往不能代表真正的病灶所在，如脊髓颈段压迫性病变可先出现胸段脊髓受损的症状和体征，感觉障碍平面可能还没有达到病灶的水平。④某些体征可能是先天性异常或既往病变遗留下来的，与本次疾病并无关联。

因此，对收集到的临床资料，必须认真地进行综合分析，加以去粗取精、去伪存真，明确疾病的定位诊断。

（二）不同部位神经病损的临床特点

1. 肌肉病变　肌肉病变可出现在肌肉或神经肌肉接头处。常见的症状和体征有：肌无力、肌萎缩、肌痛、假性肥大、肌强直等。腱反射改变可不明显，常无感觉障碍，往往近端重于远端，如为重症肌无力，还可有疲劳试验阳性。

2. 周围神经病变　周围神经多为混合神经，受损后常出现相应支配区的感觉、运动和自主神经障碍，表现为各种感觉减退、消失，下运动神经元瘫痪，腱反射减弱或消失，肌肉萎缩。由于不同部位的周围神经所含的3种神经纤维的比例不等、受损部位及严重程度不同，出现的症状和体征亦不尽相同，有的以运动症状为主，有的以感觉症状为主。多发性神经病则出现四肢远端对称性的感觉、运动和自主神经功能障碍，但运动重感觉轻。

3. 脊髓病变　一侧脊髓损害，可出现 Brown-Sequard 综合征；横贯性脊髓损害可出现受损平面以下运动、感觉及自主神经功能障碍，表现为完全或不完全性截瘫或四肢瘫、传导束型感觉障碍和大小便功能障碍。脊髓的选择性损害可仅有锥体束和/或前角受损的症状和体征，如肌萎缩侧束硬化或原发性侧束硬化；亚急性联合变性常选择性损害脊髓的锥体束和后索；脊髓空洞症因后角或前连合受损可出现一侧或双侧节段性痛、温觉障碍；根据感觉障碍的最高平面、运动障碍、深浅反射改变和自主神经功能障碍可以大致确定脊髓损害平面。脊髓受损后出现的症状、体征和演进过程与病变的部位、性质及发病缓急等因素有关。

4. 脑干病变　一侧脑干损害，常出现病变侧的脑神经受损症状，表现为脑神经支配区的肌肉无力和/或感觉障碍，病变对侧肢体瘫痪或感觉障碍（交叉性运动-感觉障碍）。双侧脑干损害，则表现为两侧脑神经、锥体束和感觉传导束受损的症状。

5. 小脑病变　小脑损害常有共济失调、眼球震颤、构音障碍和肌张力减低等。小脑蚓部病变主要引起躯干的共济失调，小脑半球病变引起同侧肢体的共济失调；急性小脑病变（血管性及炎性病变）

较慢性病变（变性病及肿瘤）的临床症状明显，因后者可发挥代偿机制。

6. 大脑半球病变　大脑半球的刺激性病损可出现痫性发作，破坏性病损易出现缺损性神经症状和体征。一侧病变可出现病灶对侧偏瘫（中枢性面、舌瘫及肢体瘫）及偏身感觉障碍等，额叶病变可出现强握反射、运动性失语、失写、精神症状和癫痫发作等症状；顶叶病变可出现中枢性感觉障碍、失读、失用等；颞叶病变可出现象限性盲、感觉性失语和钩回发作等；枕叶病变可出现视野缺损、皮质盲及有视觉先兆的癫痫发作等。大脑半球弥散性损害常表现为意识障碍、精神症状、肢体瘫痪和感觉障碍等。

7. 大脑半球深部基底节损害　主要表现为肌张力改变（增高或减低）、运动异常（增多或减少）和震颤等。旧纹状体（苍白球）病变可引起肌张力增高、运动减少和静止性震颤等；新纹状体（壳核、尾状核）病变可导致肌张力减低、运动增多综合征，如舞蹈、手足徐动和扭转痉挛等。

二、定性诊断

定性诊断是结合起病方式、疾病进展演变过程、个人史、家族史及临床检查资料，经过综合分析，筛选出可能的病因，即病因诊断或定性诊断，目的是确定疾病的病因和性质。由于不同类型的疾病有其各自不同的演变规律，依据患者主要症状的发展变化，结合神经系统检查和辅助检查结果，通常是能够对疾病的性质做出正确判断的。

（一）神经系统疾病的病因学分类

神经系统疾病从病因学上可分为以下几类：

1. 感染性疾病　多呈急性或亚急性起病，常于发病后数日至数周内发展到高峰，少数病例可呈暴发性起病，数小时至数十小时内发展到高峰。常有畏寒、发热、外周血白细胞增加或血沉增快等全身感染的症状和体征。神经系统症状较弥散，可同时出现脑、脑膜或脊髓损害，表现为头痛、呕吐、精神症状和颈项强直等。血液和脑脊液检查，可找到病原学证据如病毒、细菌、寄生虫和螺旋体等。Prion 病起病缓慢、隐性，有海绵样脑病的病理改变。

2. 外伤　多有明确的外伤史，神经系统症状和体征的出现与外伤有密切关系，X 线，CT，MBI 检查可发现颅骨骨折、脊柱损伤或内脏损伤的证据。部分老年人和酗酒者可无明确的外伤史或外伤轻微，较长时间才出现神经症状，例如外伤性癫痫、慢性硬膜下血肿等，在这种情况下很容易误诊。

3. 血管性疾病　脑和脊髓血管性疾病起病急剧，发病后数分钟至数天内神经缺损症状达到高峰。老年人多见，常有头痛、呕吐、意识障碍、肢体瘫痪和失语等症状和体征，多有高血压、糖尿病、心脏病、动脉炎、高脂血症和吸烟等卒中危险因素。颅内动脉瘤和动 - 静脉畸形患者多较年轻，未破裂前可无任何神经系统症状和体征，CT/MRI 或 DSA 有助于确定诊断。

4. 肿瘤　大多起病缓慢，早期可无明显症状体征，病情逐渐加重后出现有头痛、呕吐、视盘水肿等颅内压增高等症状和体征，如癫痫发作、肢体麻木和瘫痪（单瘫、偏瘫或截瘫）。脑脊液检查可有蛋白含量增加，脑脊液细胞学检查可发现肿瘤细胞，及时进行颅脑 CT 及 MRI 检查可明确诊断。肿瘤卒中起病者临床易误诊为脑卒中。

5. 遗传性疾病　多在儿童和青春期起病，部分病例可在成年期起病，常呈缓慢进行性发展。可有家族遗传史，常染色体显性遗传病较易诊断，隐性遗传病或散发病例不易诊断，未发病的携带者或症状轻微者更不易发现，基因分析有助于诊断。

6. 营养和代谢障碍　常有引起营养及代谢障碍的原因，如胃肠切除术后，长期经静脉补充营养、饥饿、偏食、呕吐、腹泻和酗酒等，或者患有糖、脂肪、蛋白质、氨基酸和重金属代谢障碍性疾病。通常发病缓慢，病程较长，除神经系统损害外，常有其他脏器如肝、脾、视网膜、血液和皮肤等受损的证据。

7. 中毒及与环境有关的疾病　患者常有药物滥用或长期大量服用苯妥英钠、减肥药物史，有杀虫剂、灭鼠药、重金属（砷、铅、汞、铊等）接触史，以及癌症放疗和/或化疗、一氧化碳中毒、毒虫叮咬、甲醇摄入、进食蕈类和海产品（贝类、毒鱼）史等。神经症状可表现为急性或慢性脑病、周围神经病、帕金森综合征、共济失调或维生素 B_{12} 缺乏性脊髓病等。急性中毒起病急或急骤，慢性中毒起病均较缓慢隐袭。神经系统功能缺失症状及病理改变均与药物或毒物的不良反应符合，多有全身其他脏器受损的证据。环境和体内的毒物或药物分析有助诊断。

8. 脱髓鞘性疾病　常呈急性或亚急性起病，病灶分布较弥散、对称，病程中多表现有缓解与复发的倾向。部分病例慢性起病，进行性加重。常见病为多发性硬化、急性播散性脑脊髓炎。

9. 神经变性病　也是神经系统的常见疾病，起病及进展缓慢，常主要侵犯某一系统，如肌萎缩侧索硬化主要累及上、下运动神经元，老年痴呆症、Pick 病主要侵犯大脑皮质，Lewy 体痴呆主要累及 Lewy 体，帕金森病主要损伤锥体外系等。

10. 产伤与发育异常　围产期损伤临床常见颅内出血、缺血及缺氧性脑病等。轻症病例可无任何症状；中－重度病例常于出生后即表现嗜睡、激惹、呼吸困难、心律失常、抽搐、姿势异常、角弓反张、瞳孔固定和无反应状态等。如果缺血、缺氧性损害发生于出生前数周或数月，出生时或出生后不久即出现慢性脑病的表现。许多发育异常或先天性神经疾病是引起脑瘫、智力发育迟滞的重要原因；先天性神经肌肉疾病，如婴儿型脊肌萎缩症、先天性强直性肌营养不良症、先天性或代谢性肌病和脑病等可出现松软婴儿综合征。

11. 系统性疾病伴发的神经损害　许多内分泌疾病，如甲状腺功能亢进或低下，甲状旁腺功能低下和糖尿病等；以及血液系统疾病、心血管系统疾病、肝脏和肾脏疾病、结缔组织疾病、呼吸系统疾病和恶性肿瘤等；某些疾病的外科治疗，如心、肺外科，脏器移植外科等都可并发神经系统损害。可呈急性、亚急性或慢性起病，神经系统症状分布广泛，演变过程与系统疾病有密切关系。可同时有脑、脊髓、周围神经、肌肉、关节和皮肤损害，出现不同的症状组合。

（二）定性诊断应注意的问题

（1）要重视疾病的起病方式：是急骤、急性起病，还是亚急性、慢性或隐匿性起病。脑血管疾病起病急或急骤，变性病和遗传病呈隐匿性或慢性起病。

（2）要高度重视疾病的演进过程：是进行性加重、逐渐好转、还是缓解－复发、周期性发病。如周期性麻痹、癫痫常周期性发病，肿瘤性疾病进行性加重，多发性硬化的特点是缓解－复发。

（3）要全面、客观地总结患者的临床特点，为证实临床初步诊断的正确性，排除其他疾病，还可选择某些必要的辅助检查。

（4）要注意询问可能与该病有关的基础疾病（如高血压、糖尿病、高脂血症等）、既往病史，发病的诱因、家族史、不良嗜好有时对疾病的定性诊断有重要的意义。

（5）如疾病暂时无法确诊，应按诊断可能性的大小进行排列，并进行动态追踪或门诊随诊，观察疾病的进展和变化，必要时对原有诊断进行修正。神经疾病的诊断是一个疾病认识的过程，在疾病的诊断和治疗的全过程中，要充分地重视并取得患者良好的配合，必须认真对待每一个患者，全面、认真、客观地分析各种临床及检查资料，始终遵循严谨、科学的原则，耐心细致的作风。

（王洪海）

第二章

神经系统特殊检查方法

第一节 失语症检查法

失语症（aphasia）是指大脑言语功能区、补充区及其联系纤维的局部损伤，导致出现口语和/或书面语的理解、表达过程的信号处理受损的一类言语障碍。临床上表现为获得性言语功能减退甚至丧失。95%以上的右利手及多数左利手其大脑优势半球位于左侧。优势半球外侧裂周围病变通常会引起言语（speech）及语言（language）障碍。远离该半球言语中枢的病变引起言语、语言障碍的可能性不大。因此，左侧外侧裂周围动脉分支血供障碍引起的脑盖及脑岛区损伤所致的语言功能（包括发音、阅读及书写）失常称为失语（aphasia）。失语诊断需与精神病、意识障碍、注意力减退及记忆障碍引起的言语障碍及非失语性言语障碍，如构音不良、先天性言语障碍、发音性失用及痴呆性言语不能相鉴别。

一、失语的分类

根据大脑白质往皮质的传入及传出系统病变将失语分为运动性失语（motor aphasia，MA，与额叶病变有关）、感觉性失语（sensory aphasia，SA，与外侧裂后部病变有关）、传导性失语（conductive aphasia，CA，介于额叶与外侧裂后部之间的病变）。

除了病变部位以外，失语的分类还与患者的言语表达、理解及复述功能有关。以下为国际上病变部位和临床特点的分类：

（1）外侧裂周围失语综合征：包括运动性失语、感觉性失语、传导性失语。

（2）经皮质性失语（或称分水岭带失语综合征）：包括经皮质运动性失语、经皮质感觉性失语、经皮质混合性失语。

（3）皮质下失语综合征：包括丘脑性失语、基底核性失语、Merie 四方空间失语。

（4）命名性失语。

（5）完全性失语。

（6）失读。

（7）失写。

二、失语的检查

失语检查的目的是通过系统、全面的语言评定来发现患者是否具有失语症并评定其程度，对区分失语类型、判断失语转归，进一步确定失语治疗方案意义重大。在临床上，需耐心反复练习方能熟练，在做失语诊断时需慎重，因与检查技巧等诸因素有关。失语检查时应注意以下方面：

（一）评定注意事项

（1）安静的环境，避免干扰。

（2）保持谈话主题，避免话题转换。

（3）言语简练、准确，避免表达含糊、简单。

（4）容许患者停顿、思考（给其充分的时间）；当患者出现理解困难时，应该：①换一种表达方式。②改变回答形式（如将回答问题改为仅以"是"或"不是"回答）。③交谈中经常辅以非言语方式，如表情、手势。④给自己时间，以正确理解患者言语及非言语信息。⑤检查者出现理解不清时，重复问患者。⑥当患者出现与话题完全无关的表达（奇语、自语、自动）时打断患者。

（二）评定内容

各类失语症的测查主要针对听、说、读、写4个方面做出评价，包括表达、理解、复述、命名、阅读及书写6项基本内容。口语表达和听理解是语言最重要的两个方面，应视为评定的重点。

1. 表达　传统的失语检查法应该均从谈话开始，如要求患者讲发病经过，在谈话过程中，注意患者说话是否费力，音调和构音是否正常，说话句子长短，说出的话是多还是少，能否表达其意。这对失语诊断十分重要。因此，要求对其做录音记录。需描述的内容有：

（1）音韵障碍：如语调、发音速度、重音改变等，仔细描述音韵，将有助于错语的判断。

（2）语句重复：如赘语（perseveration）、回声现象（echolalia），对特定内容语句重复的描述将有助于失语诊断及预后的判断。

（3）错语：需说明患者的错语形式，语音性错语（"桥"－"聊"）或语义性错语（"桌子"－"椅子"），是否存在新语或奇语。

（4）找词困难：为失语患者最常出现的症状，其结果是患者出现语义性错语（semantic paraphasia），如以近义词替代目标词（桌子－椅子），称为近义性语义错语；或以不相干性词代替目标词（桌子－花），称为远义性语义错语；其他找词困难的表现为语句中断、语句转换（如"您知道我说的意思……"）、语句重复或持续现象；过多错语的后果为"奇语"（jargon）。

（5）失文法现象：在语句层面出现的语法错误称为失文法（agrammatism），如"电报性言语"（患者省略功能词——副词、助词等，而仅以名词、动词表达，如"头痛，医生……"）；或文法错用（paragrammatism），即语句中功能词过多或错用。

2. 理解　理解包括对词、句朗读的理解，典型的检查方法是患者对口头指令的反应，让患者从图中选择检查者发音的意思，可从简单地指一物开始，继而指不相关的几件物，还可说某一物的功能让患者指出该物。行动无困难者还可让患者做一系列动作。也可采用是（否）问题。在床上检查失语时，需注意避免常用命令词"将眼睛闭上"、"将口张开"或"将舌头伸出来"，因患者可以完成指令的正确性因检查者无意识的暗示动作而具偶然性。

检验患者对句子的句法结构的理解程度需通过专项测试（Achener Aphasie－Test）。

3. 复述　检查复述能力对于急性期语量减少的患者特别重要，因为复述能力保留较好者一般其预后较好。复述可在床边检查，且容易判断其功能是否正常。检查者可从简单词开始，如数字、常用名词，逐渐不常用名词、一串词、简单句、复杂句等，无关系的几个词和文法结构复杂的句子。很多患者准确重复有困难，甚至单个词也不能重复。不能重复可能因患者说话有困难，或者是对口语理解有困难。但有些患者的复述困难比其口语表达或理解困难要严重得多。复述困难提示病变在优势半球外侧裂周围，如 Broca 区、Wemicke 区及二区之间的联系纤维。有些患者尽管自发谈话或口语理解有困难，但复述非常好。一种强制性的重复检查者说的话称模仿语言。完全的模仿语言包括多个短语、全句，以至检查者说出的不正确句子、无意义的字、汉语均可模仿。模仿语言可以是患者只能说的话，有些患者在模仿语言后又随着一串难以理解的话。显然，患者自己也不知自己在说什么。大多数模仿语言患者有完成现象，如检查者说一个未完成的短语或句子，患者可继续完成，或一首诗、儿歌由检查者开始后，患者可自动接续完成。有些患者重复检查者说的词或短语时变成问话的调，表明他不懂这个词或短语。模仿语言最常见于听理解有困难的患者。以复述好为特点的失语提示病变在优势半球边缘带区。

4. 命名　命名检查包括8个方面。

1）听患者谈话，从谈话中看有无命名问题。

2）判断患者对看见的物品命名的能力，以现有环境中患者熟悉的物品为主要对象，如表、窗户、被子等。

3）判断患者摸物品命名的能力，患者存在视觉失认时可给予语句选择，如"草是什么颜色"，"用什么点烟"。

4）检查通过听刺激命名的能力，如用钥匙撞击出现的响声。

5）判断患者对躯体部位的命名能力，如大拇指、肩、手腕等。

6）检查者口头描述物品功能让患者说出其名称；患者出现命名困难时可给予提示如命名"手表"，将口形做成"手"的发音状，如"这是 sh……"，也可将音头拼出如"这是手……"。

7）列出某一类别的名称的能力（列名）。

8）检查命名能力注意除常用名称外，还应查不常说的物品一部分或身体一部分。如表带、肘、耳垂等命名。单纯命名性失语定位困难，必须结合其他语言功能检查及神经系统体征。

命名不能有三种情况及不同病灶部位：

（1）表达性命名不能：患者知道应叫什么名称，但不能说出正确词，可接受语音提示。病灶大多在优势半球前部，即 Broca 区，引起启动发音困难，或累及 Broca 区纤维，产生过多语音代替。

（2）选字性命名不能：患者忘记了名称，但可描述该物功能，语音提示无帮助。但可从检查者提供名称中选出正确者，此种命名不能的病变可能在优势半球颞中回后部或颞枕结合区。

（3）词义性命名不能：命名不能且不接受提示，亦不能从检查者列出名称中选出正确者。实际上患者失去词的符号意义，词不再代表事物，其病变部位不精确。但最常提出的部位为优势半球角回，角回与产生选字性命名不能的皮质区接近，临床上两种命名不可能混合出现，但纯粹型亦分别可见。

5. 阅读　阅读障碍称失读，由于脑损害导致对文字（书写语言）的理解能力丧失或有障碍，要注意读出声与理解文字是不同的功能。失读指对文字的理解力受损害或丧失。有说话障碍者不能读出声，但能理解。阅读检查较容易，让患者读卡片上的字或句，并指出其物或照句子做，如此水平可完成则让患者读一段落，并解释。不完全阅读障碍可表现为常用字保留较好，名词保留较好，不常用字不能理解。临床上鉴别失语较为简单的方法为 Token – Test。

6. 书写　书写检查为专项检查，对患者做听写检查时主要会出现 4 方面的表现。

（1）患者对字空间结构失认，故此为结构性失用，而非失语。

（2）音韵障碍：患者将音韵写错。

（3）词错写：患者将词写错。

（4）严重病例常会出现书写中断或音节持续书写或自动症的表现。

（三）评定工具

失语症的评估国内外有很多不同的工具，主要分为床边筛选测查和综合性成套测查。此外，还有一些评定交流功能的测查及针对性的失语测查，如针对听理解的 Token 测查，针对双语患者的双语失语测验等。以下介绍几种国内外常用的失语评定方法：

1. 波士顿诊断性失语检查（Bosten diagnostic aphasia examination，BDAE）　此检查是由美国波士顿退伍军人管理局医院、波士顿大学失语症研究中心、波士顿大学医学院的 Harold Goolddglass 和 Edith Kaplan 在 1972 年编制发表的，是目前英语国家普遍采用的标准失语症检查法，许多国家都据此修改应用或作为蓝本制定本国的诊断试验。此检查由 27 个分测验组成，分为对话和自发言语、听觉理解、言语表达、书面语理解、书写五大项。还附加一组评价顶叶功能的非言语分测验，包括计算、手指辨认、左右辨认、时间辨认和三维木块图测查等。

2. 汉语标准失语症测查（China rehabilitation research center aphasia examination，CRRCAE）　是中国康复研究中心以日本的标准失语症检查为基础，按照汉语的语言特点和中国人的文化习惯编制而成。检查法于 1990 年编制完成。检查内容包括两部分，第一部分是通过患者回答 12 个问题以了解其言语的一般情况；第二部分由 30 个分测验组成，分为 9 个大项，包括听理解、复述、说、出声、阅读理解、抄写、描写、听写和计算。

3. 汉语失语症成套测验（aphasia battery of China，ABC）　是由北京大学医学部神经心理教研室参考波士顿诊断性失语检查和西方失语症成套测验，结合我国国情及临床修改编制而成。1988 年开始用于临床，已进行了信度和效度检验。

4. Token 测验　由 Renzi 及 Vignolo 在 1962 年提出，DeRenzi 和 Faglioni 于 1978 年将原始检查缩减一半，设立了 36 个条目的短版 Token 测验，是一项专门针对失语症患者理解障碍的较为常用及有效的评定方法。

（由　玮）

第二节　智能、失认、失用检查法

（一）智能检查

智能是人们运用以往的知识和经验进行智慧活动，解决实际问题的能力。智能的高低与年龄、文化水平及生活经历有关。对患者智能的检查需从患者的理解、记忆、逻辑思维以及对日常生活常识的掌握上来评价，常需要家属提供病史和描述患者的活动，并结合神经系统检查和选择性特殊检查等结果。智能检查一般包括以下几项：

1. 一般常识　应根据受教育情况和生活经历及工作性质进行提问。例如：现在我们国家主席和总理是谁？国庆节和劳动节是哪一天？和我们最近的东邻和北邻是哪个国家？一年有几季、有几个月、有多少天？农民种麦割麦是什么时间？苹果熟了为什么掉在地上？等等。

2. 理解判断能力　通过提问的方式了解患者的理解、判断、分析、综合和抽象概括能力。如问：愚公移山是什么意思？黄鼠狼给鸡拜年是什么意思？花香鸟语是什么意思？牛和羊有何相同和不同？轮船为何能在江海里行驶？等等。

3. 计算力　计算力的检查可用笔算，但主要是心算，心算不但可以测定其计算力，还能较好地反映其思维的灵活性、记忆的保存能力和注意力是否集中。可用"100 - 7"的方法递减下去，直到剩 2 为止。也可用其他方法测定计算力，如 15 + 17 = ？1 元 2 角 5 分买一尺布，10 元钱能买几尺布？等等。检测时应注意计算的速度和错误。

4. 记忆力　如下所述。

（1）即刻回忆：在短时间内完全准确地保存少量信息的能力称即刻回忆，常以测数字广度来评定。

（2）记住新材料的能力：亦称近事记忆或短时记忆。一个简单的方法是将自己的名字告诉患者，几分钟后让患者回忆此名字，亦可提出三或四个不相关的词，如"紫红色、大白菜、图书馆、足球场"，让患者复述出来，然后在进行其他检查 5 ~ 10min 后，要求患者回忆这些词。

（3）回忆过去记住过的知识的能力：即远事记忆或长期记忆，此功能对于不同文化层次的患者难以判断，因为检查者不知道患者过去已熟悉的知识有哪些。可以问一些常识性的问题，如涉及政治、个人历史等。

（4）名称。

（5）虚构：患者对普通问题给予古怪的或不正确的回答称虚构。对星期几或日期回答不正确，对方向问题回答错，或说出最近并未发生过的个人活动。

（6）健忘：是启动回忆的问题，而不是记住新知识的问题，每个人都有健忘趋势，且随正常年龄增长而加重。

通过以上检查发现患者有智力缺陷时，有条件的单位还可以利用各种智力测验，如 Wechsler 成人智力量表（WAIS）等，具体测定患者的智力水平。

智能检测同时应注意以下事项：

1. 意识状态　智能检查首先需判断患者的精神状态，第一步就是要仔细检查患者在被检查时的意识水平，这包括与脑干网状激动系统有关的醒觉状态和大脑皮质功能有关的意识内容两部分，其次是记录检查时患者意识水平的状态及其波动。一般观察通常就能够确定醒觉异常，但对醒觉意识错乱状态定量则需要正规测验。数字广度是最常用的检查方法：检查者按每秒钟一个字的速度说出几个数字，立即让患者重复，如能复述数字达（7 ± 2）个则认为正常，不能重复 5 个或 5 个以下数字的患者即有明显注意力问题。另一个方法是"A 测验"，这是一种简单的持续进行的试验。检查者慢慢地无规律地说英文字母，要求患者在每说到"A"时做表示。30s 内有一个以上的遗漏即表明有注意力不集中。

2. 精神状况与情绪　描述当时患者的精神状况及情绪情况有助于对智能评定结果的判定，常需要通过直接与患者接触和询问家属及护理人员，来了解患者如何度过一天，以及吃和睡的情况，患者的一般行动和精神状态如何（如患者是整洁的还是很肮脏的，对待他人的行为如何，患者对周围事情的反应是否正常，有无大小便失禁等）。情绪状况包括患者内在情感和主观情感，也可反映患者的人格特点。可以问患者"你内心感受如何"，或者"你现在感觉怎么样"。提问包括患者现在或过去产生过的自杀念头及实施的行为方式，抑郁是常见的心境障碍，可用"症状自评量表（SCL－90）"来检测。

3. 言语功能　见失语检查部分。

4. 视空间功能　此为脑的非口语功能之一。最基本的测验是临摹图画的能力，平面图和立体图都要画，也可让患者画较复杂的图画，判断患者是否存在"疏忽"（neglect）。

（二）失认检查

失认症是患者不能认识物体的本质，主要包括视觉失认、听觉失认、触觉失认、空间失认及体象障碍等。

1. 视觉失认　如下所述。

（1）对常用物件的失认：让患者辨认室内常用物件，看能否讲出这类常用物件的名称、性质和用途。

（2）对各种符号的失认：患者能否认出标点符号、英文字母、数字符号、音乐符号等。

（3）颜色的失认：患者能否说出室内各种物件的颜色，可让患者将各种颜色进行同色归类。亦可展示连续排列的各种颜色，让其指名并写出各种颜色的名称。

（4）对人的失认：让患者辨认家人或医护人员，也可让患者从照片中认出他所熟悉的人。

（5）对情景的失认：给患者看一段幻灯或连环画，让其讲出某些内容和情景。

2. 听觉失认　如下所述。

（1）对一般声音的失认：让患者闭目，观察患者能否分辨各种非语言性声音，如茶杯的碰撞声、铃声、敲桌声、脚步声等。

（2）对音乐的失认：对有一定音乐知识的患者，唱一支歌或放一段音乐，让患者说出是什么音乐或歌曲，是什么乐器的声音等。

3. 触觉失认　检查触觉失认时，让患者闭目，然后将一些常用的物品，如钢笔、钥匙、手表、硬币等，分别置于患者手中，让患者辨别手中物品的名称。

4. 空间失认　又称视觉性空间定向障碍，主要表现为患者不能正确认识他与环境中其他事物在空间的位置关系。不能正确估计两物之间的距离。如在不同位置放两个茶杯，让患者估计何者离其近。可以让患者绘出住室内家具摆设的方位是否正确，也可让患者讲述住室方位定向与邻居住房之间的位置关系。通过观察患者对病室、床铺、厕所等定向情况检查其有无空间失认。

5. 体象障碍　体象障碍是指患者对身体的认识，对身体各个部位及在一定时间内对各部位置之间关系的认知发生障碍。

（1）身体空间的失认：检查时让患者指出自己身体的部位或医生相应的部位，以观察是否有自体部位的失认症。亦可令患者画一人像或将画有人体的硬纸片肢解开后拼凑成一个完整的人形，了解他对身体各部位的概念。

（2）左－右定向的失认：检查时患者可指出身体的左右部分，如让患者伸出右手、用左手摸其右耳。观察患者能否指出医生的左右手，或指出位于其身体左右的物体等，以了解有无左右定向障碍。

（3）手指失认症：检查时让患者指出并称呼自己或他人伸出的手指的名称。

（4）半侧身体失认症和一侧躯体忽略症：通过观察梳头、穿衣、脱鞋或洗澡等日常生活动作，观察患者是否忽略了其身体的一半，了解患者是否否认一侧肢体是自己的。

（5）病感缺失：询问偏盲或偏瘫的患者是否有偏盲或偏瘫，以了解患者是否有偏瘫否认症或病感缺失。截肢患者是否有幻肢症状的出现。

（三）失用检查

失用（apraxia）为患者在运动、感觉及反射正常时出现不能完成病前能完成的熟悉动作的表现。

1. 结构性失用检查　优势半球顶、枕交界处病变时，患者不能描绘或拼搭简单的图形，常用 Benton 三维检查。

2. 运动性失用　发生于优势半球顶、枕交界处病变时，常用 Goodglass 失用评定法。

（1）面颊：吹火柴、用吸管吸饮料。

（2）上肢：刷牙、锤钉子。

（3）下肢：踢球。

（4）全身：正步走、拳击姿势。

评定：正常——不用实物也能完成；阳性——必须有实物方能完成大部分动作；严重——给予实物也不能完成动作。

3. 意念性失用　优势半球缘上回、顶下回病变时，患者对精细动作的逻辑顺序失去正确判断。检查时让患者按顺序操作，如"将信纸叠好，放入信封，封上"，患者表现为不知将信与信封如何处置。

4. 穿衣失用　右顶叶病变时，患者对衣服各部位辨认不清楚，不能穿衣，或穿衣困难。必须确定患者是否有过分的穿衣或脱衣困难，特别是要注意患者有无趋向身体一侧穿衣和修饰，而忽视另一侧（一侧忽视）；在穿衣时完全弄乱，胳膊或腿伸错地方，不能正确确定衣服方位（视空间定向障碍）；或者有次序问题，为视空间失认的一种表现。

5. 意念运动性失用　因缘上回、运动前区及胼胝体病变所致，患者不能执行口头指令，但能下意识做一些熟悉的动作，检查时可让患者做模仿动作，如检查者做刷牙动作，让患者模仿，或让患者"将手放在背后，并握拳"。不能完成者为阳性。

6. 额叶功能　如下所述。

（1）连续动作：当额叶病变时，运动失去有效的抑制，患者用手做连续动作的能力下降，不能顺利、流畅地完成"拍、握拳、切"的动作。亦可让患者敲简单节律，看患者重复的能力，完成做－不做测验（当检查者敲一下时，患者敲二下；检查者敲二下时，患者不敲）。

（2）一笔画曲线：当额叶病变时，运动失去有效的抑制，患者一笔画会出现偏差。

（四）临床上常用的痴呆评定量表

痴呆是一个复杂的综合征，是获得性的大脑皮质高级功能的全面障碍。早期痴呆患者，标准的智力测验和记忆测验仍是首选。而在中重度痴呆患者评定时，由于病情的进展无法完成复杂的成套测验，或在初步筛选时为了减少临床工作的压力，应考虑选用短小、简便的测验。以下介绍几个国内外最广泛应用的测验。

1. 简易精神状况检查法（MMSE）　1975 年，由 Folstein 等编制，有良好的信度和效度，简单易行，主要使用对象为老年人，国外已广泛采用。测验包括 20 题、30 项，答对 1 项计 1 分，不答或答错计 0 分。修订后内容如下：

（1）定向力：共 10 项。

现在是哪一年？

现在是什么季节？

现在是几月份？

今天是几号？

今天是星期几？

你能告诉我现在我们在哪个省、市？

你住在什么区（县）？

你住在什么街道？

这儿是什么地方？

这里是几层楼？

（2）记忆力：包括3项。现在我要说三样东西的名称，在我讲完之后，请你好好记住这三样东西，因为等一下我要再问你的：皮球、国旗、树木，请你把这三样东西说一遍（检查者只说一遍，受试者无须按顺序回忆，回答出一个算一项）。

（3）注意力和计算力：包括5项。现在请你从100减去7，然后从所得的数目再减去7，如此一直计算下去，把每一个答案都告诉我，直到我说"停"为止（连减5次，每减一次算一项，上一答案错误，而下一答案正确，算正确）。

（4）回忆：包括3项。请你说出刚才告诉你的三样东西，每样计1分。

（5）语言：包括9项。

（出示手表）请问这是什么？

（出示铅笔）请问这是什么？

现在我要说一句话，请你清楚地重复一遍，这句是"四十四只石狮子"（检查者只说一遍，受试者需正确复述，吐字准确方算对）。请你照着这张卡片所写的去做（出示写了"闭上你的眼睛"的纸）。

我给你一张纸，请你按我说的去做，"用你的右手拿这张纸，用双手把纸对折起来，放在你的左腿上"（每个动作算一项，共3项）。

请你说一句完整的句子（要求有意义、有主语和谓语）。

（出示两个等边五角形交叉的图案）这是一张图，请你在同一张纸上照样把它画出来。

本测验的划界分原作者提出为≤24分。我国张明园等发现，测验成绩与文化程度密切相关，提出根据文化水平来划分：文盲≤17分；小学≤20分；初中及以上≤24分。

2. 修订的长谷川痴呆量表（HDS-R） 1974年，由日本学者长谷川（HASECAWA）编制。该量表评分简单，不受文化程度影响，有较高的敏感性和特异性，是筛选老年性痴呆较理想的工具。总分30分，划界分为22分，见表2-1。

表2-1 HDS-R项目及评分

项目内容	评分
（1）您多大年龄？（±2岁）	0 1
（2）现在是哪年？	0 1
哪月？	0 1
哪日？	0 1
星期几？	0 1
（3）这是什么地方？（5s内回答正确给2分）	0 2
"医院?"、"办公室"正确选择给1分	0 1
（4）即刻回忆3个单词，每个1分	
A. a 樱花 b. 猫 c. 无轨电车	0 1 2 3
B. a 梅花 b. 狗 c. 汽车	
（每次测验用上述一种形式）	
（5）100减7等于多少？	0 1
再减7等于？	0 1
（6）倒说数字6-8-2，3-5-2-9（各1分）	0 1 2
（7）回忆问题（4）中的3个单词	a. 0 1 2
每一个正确回答给2分	b. 0 1 2
提示后正确回答给1分	c. 0 1 2
（8）出示5种物品（烟、火柴、钥匙、手表、钢笔）	

项目内容	评分
然后收起，要求患者回忆，每个 1 分	0 1 2 3 4 5
(9) 说出尽可能多的蔬菜品种，如超过 10s	
不能说出下一个，即终止	
在说出 5 种后，每说一种给 1 分	0 1 2 3 4 5

3. 日常生活活动能力（ADL）　日常生活活动能力是国外常用评定躯体功能状况的指标，特别在老年医学中应用广泛，具有实际意义和可行性，反映病变的严重程度，可以作为诊断及疗效观察的指标之一。评定条目包括基本生活能力（吃饭、穿衣、洗漱、上下床、室内走动、上厕所、大小便控制及洗澡等）和操作性能力（如购物、做饭、一般轻家务、较重家务、洗衣剪脚趾甲、服药、管理个人钱财、使用电话、乘公共汽车、在住地附近活动、独自在家等）。评定方法是每项活动完全自理为 0 分、有困难需帮助为 1 分和需人完全照顾为 2 分。

4. Hachinski 缺血指数量表　血管性痴呆起病迅速，呈阶梯性变化，并有明显的局灶性神经系统体征，常与 Alzhrimer 病混合发生。两者有时鉴别十分困难。临床上常用 Hachinski 缺血指数量表做鉴别筛查。

（五）神经心理学评定的影响因素

1. 来自被试者的各种心理干扰　大脑损害的患者除有高级心理功能障碍外，往往还有瘫痪、头痛等躯体症状。患者通常情绪低沉，容易疲乏。由于体力和心理上的原因，一般不能承受复杂的测验作业，这时必须根据患者的具体情况，选用其能胜任的较简单的测验，或分段进行。被试者对测验有顾虑时，要做好解释工作，操作过程中要调动和保持其积极性，避免因情绪影响测验成绩。

2. 来自外界的影响　测验时，主试者和在场人员无意中流露的面部表情、语调变化和言语暗示，都会影响被试者的操作，应尽量避免。在场无关人员（如病友、工作人员和家属）最好回避。主试者对测验的程序、步骤、指导语以及评分标准不统一，也会影响测验结果。

（由　玮）

第三节　前庭功能检查法

前庭功能检查是根据前庭系统病变时所产生的一系列症状，或以某些方法刺激前庭系统，观察其诱发的眼震、倾倒、眩晕和自主神经系统反应，以查明病变性质、程度和部位，亦用以协助诊断颅内的病变，也用于特殊从业者的选择或锻炼前的参考。常用检查方法如下：

（一）自发现象检查

1. 自发性眼球震颤（spontaneous nystagmus）　在无诱发因素的情况下眼球出现的一种持续的、不随意的、节律性的往返运动，称自发性眼震，简称眼震，是前庭功能紊乱的主要体征之一。一般属病理性，可出现于前庭系周围性病变、中枢性病变以及某些眼病。前庭性眼震由慢相和快相组成。慢相为前庭受刺激引起的转向一侧的较慢的眼球运动。快相为继慢相之后发生的中枢矫正性眼球运动，使眼球迅速返回其原始位置。由于快相便于观察，故以其快相作为眼震方向。

Frenzel - 眼镜试验：为诊断自发性眼球震颤的方法。在双颞部置一个光源，将双侧眼球置于光源下，通过放大镜使得自发性震颤能被观察到，检查在暗室中进行。

2. 误指试验　患者被要求用手指指向固定的目标（如将检查者手指置于患者肩胛骨高度，让其睁眼指准后，闭眼重复）。检查可在站立时进行，也可在平卧时进行；单臂及手臂均可。

3. 自发性偏倒　如下所述。

(1) 闭目直立试验：又称昂白试验（Romberg's test）。受检者直立，两脚并拢，双上肢下垂，闭目直立，维持 30s，亦可两手于胸前互扣，并向两侧牵拉，观察受检者有无站立不稳或倾倒。前庭周围性病变时，躯干倾倒方向朝向前庭破坏的一侧，与眼震慢相方向一致；中枢性病变时，躯干倾倒方向与眼震慢相不一致。

（2）Unterberger – Tret 试验：将患者置于暗室中，嘱其闭眼。双臂平举，原地踏步。杂音及一侧的光线可影响试验。下肢应尽量抬高（大腿约抬至水平），试验持续时间不应少于半分钟。患者旋转走动，无位置偏移。

（3）手臂固定试验：嘱患者闭眼，将双臂前伸站立，异常时患者的手臂均向同一侧偏向。

（二）诱发现象检查

1. 旋转试验（rotatory test）　如下所述。

（1）机制：使半规管的内淋巴液发生流动以刺激壶腹嵴诱发前庭反应，这是半规管功能检查的基本原理。一般以诱发性眼震的特点作为判断的标准。

（2）方法：患者坐于旋转椅上，头固定于前倾30°位，使外半规管呈水平位置，以每2s一圈的速度做向右（顺时针）或向左（逆时针）方向旋转10圈后突然停止，嘱患者两眼向前凝视，观察眼震。在顺时针方向旋转后，发生向左的眼震，而逆时针旋转后则为向右的眼震，两次检查至少间隔5min。正常者眼震持续时间平均为30s（15~45s），两侧相差不超过5s。由于上（后）半规管检查后可引起严重反应，故临床少用。

2. 冷热水试验（变温试验，caloric test）　是通过温度刺激半规管来诱发和观察前庭反应的检查方法。

1）微量冰水法：方法简便易行。受检者仰卧，头倾向一侧，受试耳向上。向外耳道内注水0.2mL，20s后将冰水倾出，头恢复正中位，并抬起30°，使外半规管位于垂直位，观察眼震，出现反应后，休息3~5min后以同样方法检查对侧。如无眼震则用0.4mL，仍无眼震用0.8mL，再无眼震可用冰水2mL。正常人70%对0.2mL冰水即有反应，0.4mL冰水则全部正常人都可引出向对侧的水平性眼震。如果需要0.8mL或2mL才能引出眼震，则提示前庭功能减退。2mL以上无反应，则为前庭功能丧失。

2）交替冷热试验（alternate bithermal caloric test，Hall pikecaloric test）：此法反应小，无痛苦，较准确，并能指出眼震的优势偏向。仰卧，头抬高30°，吊桶悬挂于患者头部上60cm处，内盛30°C冷水，桶下接皮管和特制橄榄头。橄榄头内径为4mm，其外壳有回水槽，将橄榄头放入外耳道，并将冷水灌注外耳道后40s即停止（注水量为250~500mL），同时嘱患者注视正前上方，观察眼震方向和反应时间。反应时间计算为自灌注开始起到眼震停止为止。休息5~10min再检查对侧。然后用44℃热水如上法测试两耳。

（1）正常反应：冷水和热水试验，两侧外半规管，其每侧的眼震持续时间相等。方向相同的眼震（如右耳热水试验与左耳冷水试验均为向右的眼震），其持续时间相等。正常眼震持续时间冷水试验约2min，热水约1min 40s。

（2）半规管轻瘫（canal paresis，CP），即一侧冷、热水两种试验的眼震持续时间之和低于另一侧，表示半规管功能低下甚或消失。其相差值须在20%以上（大于40s）始有诊断价值。

3. 眼震电图描记　利用皮肤电极和电子技术记录眼球运动的描记称眼震电图描记（electronystagmography，ENC）。所得的图形称眼震电图。它是目前研究眼球运动的一种比较精确的方法，利用它可对前庭功能检查方法（如位置性眼震试验、旋转试验和冷热试验等）进行记录和分析，以鉴别受检者前庭功能正常或异常，确定病变的部位。它的原理是利用角膜（正电位）与视网膜（负电位）之间存在的电位差在眼球周围形成的电场。眼球运动时周围的电场随之发生变化，置于眼球周围的皮肤电极就能导出这种电场的变化，通过放大器传给记录装置，即可记录到眼震电图。分析眼震电图的主要参数是眼震的慢相角速度和持续时间。

（三）各种检查的意义

1. 周围性眩晕表现　如下所述。

（1）眼震出现时常限于一种头位，且多患耳向下，持续时间短（一般10s左右），眼震多为水平性，伴有的眩晕和眼震强度相一致 Romberg 重。

（2）Romberg 征倾倒，行走偏向病灶侧。

（3）Unterberg‑Tret 试验偏向病灶侧（50 步后至少偏向 45°）。

（4）手臂固定试验偏向病灶侧。

（5）Barany 示指试验手臂偏向病灶侧（手臂高的一侧指向目标，在闭眼时自上而下缓慢垂直指向目标）。

（6）Caloric 试验反应性减低或消失。

2. 中枢性眩晕　与周围性眩晕表现不同，其症状常常分离，如双臂向相反方向偏向，或快速眼球震颤成分伴旋转性眼球震颤。诊断标准如下：

（1）多种头位均可出现眼震，持续时间较长（30s 以上）。

（2）特殊情况下可见垂直性眼球震颤。

（3）特殊情况下可见旋转性眼球震颤。

（4）特殊情况下可见分离性眼球震颤。

（5）反向性前庭综合征，即表现与迷路综合征相悖的症状。

（6）可以发现脑干病变的症状，如眼肌麻痹。

一般冷热水试验或旋转试验是由耳鼻喉科医师进行检查，若神经科医师欲做快速检查，可以将患者平卧，躯体（包括头部）抬高 30°；让患者取直立坐位，头部向后仰 60°。将室温 100～200mL 的水或 5～10mL 冰水灌注左耳，通常可诱发慢相向左、快相向有的水平性眼球震颤。患者向左倾倒，并出现恶心和眩晕。若此反应阙如，则说明前庭反应性差，脑干与迷路间的通路中断。

（由　玮）

第四节　昏迷患者神经系统检查法

昏迷患者由于意识丧失，不能合作，因而不能进行满意的体格检查，包括神经系统检查，对诊断和处理增加了困难，下面我们介绍昏迷患者特殊的检查方法和临床意义。

一、眼部体征

（一）眼睑

昏迷患者肌肉松弛，常呈半睁半闭状，与癔症性假性昏迷患者的双眼睑紧闭有本质上的区别，后者是一种有意识的随意肌活动。

（二）眼球位置和运动

（1）两眼球向上或向下凝视，常提示中脑四叠体附近的病变，如丘脑出血。

（2）分离性眼球运动，一侧眼球向上而另一侧眼球向下，常见于小脑病变引起的昏迷。

（3）双眼球固定偏向一侧，常提示该侧额中回后端或另一侧脑桥有破坏性病变。

（4）双眼球呈钟摆样活动，常由脑干病变所致，如脑桥肿瘤或出血。

（5）两眼球浮动，当浅昏迷时可见眼球水平或垂直性自发性浮动，以水平浮动多见，说明昏迷尚未达到中脑功能受抑制的深度，少数情况下见于脑桥病变。

（6）一侧眼球固定、瞳孔扩大，又伴球结膜水肿、高热者，则为海绵窦血栓静脉炎。

（7）反射性眼球运动，昏迷患者由于眼球自发性侧向运动消失或受限时，可利用反射性眼球运动的检查来测定侧视及垂直运动的范围。转头试验：将昏迷患者的头水平地分别向两侧转动，注意观察两眼球运动，可见两眼球很快地协同转向对侧。此反射由迷路、前庭、侧视中枢、内侧纵束、眼球运动神经与眼肌参与。正常人此反射受大脑皮质的适应性抑制而无反应或反应不明显；当皮质功能低下（昏迷）、两侧额叶或弥漫性大脑半球病变时可出现，随着昏迷的加重此反射又消失。头仰试验：正常人在头屈向前时眼球向上仰视，头向后仰时眼球向下，这一反射由颈肌本体感觉、前庭系统及脑干的垂直凝视中枢（丘脑底部的后连合）来完成。此反应障碍主要病损见于丘脑及丘脑底部，如出血、肿瘤。

（三）瞳孔

观察昏迷患者的瞳孔大小、形态和位置的两侧对称性及对光反射都是很重要的，这些对确定神经系统损害的部位、程度及性质很有帮助。

（四）角膜反射

角膜反射是判断昏迷深浅的重要标志之一，如果角膜反射消失，那么说明昏迷较深。

二、脑膜刺激征

昏迷患者都必须检查脑膜刺激征，这有助于昏迷病因的诊断。

（1）脑膜刺激征阳性，包括颈项强直：Kernig 征和 Brudzinski 征阳性，见于脑膜炎、蛛网膜下隙出血和脑出血。

（2）颈项强直明显，而 Kernig 征和 Brudzinski 征不明显或为阴性，提示有枕骨大孔疝的可能性。

（3）急性脑血管意外的患者，偏瘫侧 Kernig 征可不明显。

（4）婴幼儿患者的脑膜刺激征判断困难，前囟膨出可资参考。

（5）深度昏迷时，脑膜刺激征往往可以消失。

三、面瘫

一侧面瘫时，可见面瘫侧鼻唇沟变浅，口角低垂，眼列增宽，在呼气时面颊鼓起，吸气时面颊陷塌。如果压迫眼眶，正常侧出现面肌收缩，则体征更为明确。检查者欲掰开患者眼睑时，麻痹侧无阻力，正常侧可有阻力。根据上述检查，属周围性面神经麻痹，则要考虑小脑脑桥角或脑桥病变，中枢性面神经麻痹则为脑桥以上的锥体束损害，可见于脑血管病变和颅内占位性病变。

四、肢体瘫痪

昏迷患者运动功能的检查方法：

（1）压迫患者的眶上切迹若发现有面神经麻痹，则可能有偏瘫，并观察患者能否以手来反抗，瘫痪上肢则无此反应。

（2）用针或棉签刺激患者的足心或手心，瘫痪肢体不能躲避。

（3）瘫痪的肢体在病变的早期肌张力减低，随后肌张力增高。

（4）瘫痪的下肢呈外旋位。

（5）抬高肢体后瘫痪的肢体呈软鞭样下落。

（6）将肢体放于不自然位置，正常肢体可逐渐移至自然位置，瘫痪肢体则无此反应。

（7）将两下肢被动屈膝呈 90°竖立位，放手后瘫侧下肢很快落下，且倒向外侧。

（8）偏瘫侧肢体早期腱反射减低，随后腱反射增高，而深昏迷时腱反射都消失。

（9）偏瘫侧肢体可能引出病理反射，随着昏迷加深，健侧也可引出，而深昏迷时双侧均不能引出病理反射。昏迷患者的肢体瘫痪，如果为偏瘫，多是急性脑血管病，如内囊出血。交叉性瘫痪，即一侧脑神经麻痹和对侧肢体偏瘫，为脑干病，变如脑干肿瘤等。四肢痉挛性瘫痪，见于高颈段脊髓病和颅脊部病变。双下肢截瘫见于急性播散性脑脊髓炎、上矢状窦血栓形成和恶性肿瘤向脑与脊髓转移。

（由 玮）

第五节　神经心理学评定

神经心理学是近半个世纪逐渐发展起来的一门独立的学科。它是从神经学的角度来研究心理学的问题，即把脑当作心理活动的物质本体来研究脑和心理或脑和行为的关系。神经心理学评定的主要目的是在一定的刺激反应情景下，评价个体的行为，以推论有关人脑结构和功能的关系，是研究神经心理学的重要途径之一。在临床上主要应用于高级神经功能的诊断、药物或外科手术的疗效评定、心理功能的康复、预后的预测及研究等方面。

一、神经心理学评定的选择原则

神经心理学评定方法种类繁多。临床上常用的有两大类：一类是成套测验，另一类是单项测验。成套测验全面检查脑损害患者的心理功能；单项测验专为测查某一种或几种心理功能而设计，可根据病变的性质和部位来选择适当的测验。两种测验各有优缺点。可以根据病史、神经病学检查和神经心理学知识来选择适当的测验方法。

（一）一般检查

主要目的是获得对大脑功能状态的总的了解，如智力、记忆力、理解力等。可考虑选择的测验有韦氏成人（或儿童）智力量表、韦氏记忆量表、临床记忆量表、Halstead – Reian 神经心理学成套测验、Luria – Nebraska 成套神经心理学测验等。

（二）可提供定侧和定位信息的测验

1. 定侧测验　如下所述。

（1）测定左半球功能的测验：各种类型的言语测验和语文作业，以及测定抽象思维的一些测验如各种失语症和言语检查、语文记忆、算术运算、威斯康星卡片分类测验、范畴测验等。

（2）测定右半球功能的测验：各种与空间知觉和定向有关的测验，以及与非言语材料的感知和记忆有关的测验等，如触摸操作测验、无意义图形再认、面容认知测验等。

2. 定位测验　如下所述。

1）额叶

（1）抽象、概念的转移：颜色 – 形状分类测验、威斯康星卡片的分类测验。

（2）行为的计划性、调整能力：Porteus 迷津测验、伦敦塔测验、算术问题解答。

（3）言语行为的测定：言语表达能力测验、词语流畅性测验。

2）颞叶

（1）视觉记忆：Rey 复杂图形测验、本顿视觉保持测验、面容再认测验。

（2）一般记忆：成套记忆测验或单项记忆测验。

（3）遗忘综合征测验：空间记忆作业、逻辑记忆作业、编码学习作业。

（4）听知觉测验：节律测验、语声知觉测验。

（5）失语症检查：优势半球病变时。

3）顶叶

（1）结构运用：本顿视觉保留测验、Rey 复杂图形测验、韦氏成人智力量表中的木块图和图形拼凑测验、HRB 中的触摸操作测验。

（2）准空间综合：逻辑 – 语法测验、数学测验。

4）枕叶：颜色命名、面容认知测验、重叠图片认知测验。

（三）根据病变性质选择测验

（1）癫痫：一般认为癫痫患者的神经心理学异常主要表现为记忆障碍、注意障碍以及知觉 – 运动等心理过程的速度有障碍，故可以根据这挑选有关的测验。

（2）帕金森病：帕金森病患者的神经心理异常主要表现为视空间知觉障碍、记忆和智力障碍等，近年又发现与额叶有关的功能也有改变。可选用相应的量表测验。

二、临床常用的检查方法

下面简要介绍一些目前国内外常用的神经心理学测验。

（一）成套神经心理学测验

1. Halstead - Reitan 神经心理学成套测验（HRB） 可测查多种心理功能，包括感知觉、运动、注意力、记忆力、抽象思维能力和言语功能。成人 HRB 由 10 个分测验组成：

（1）范畴测验：要求被试者发现在一系列图片（156 张）中隐含的数字规律，并在反应仪上做出应答。

（2）触摸操作测验：被试者在蒙着双眼的情况下，按利手、非利手、双手的顺序，凭感知觉将不同形状的木块放入相应的木槽中，然后回忆这些木块的形状和位置。

（3）节律测验：听 30 对音乐节律录音，辨别每对节律是否相同。

（4）手指敲击测验：用左右手示指快速敲击计算器的按键。

（5）失语甄别测验：被试者回答问题、复述、临摹图形和执行简单命令。

（6）语声知觉测验：被试者听到 1 个单词或 1 对单词的录音后，从 4 个备选词中找出相应的词。

（7）侧性优势检查：对被试者写字、投球、拿东西动作的询问和观察，判断其利手或利侧。

（8）握力测验：用握力计比较左右握力，反映左右半球功能和运动功能的差异。

（9）连线测验：按顺序将阿拉伯数字、英文字母连接起来。

（10）感知觉障碍检查：包括听觉检查、视野检查、脸手触觉辨认、手指符号辨认和形状辨认、指尖认字能力 6 个方面。

通过损伤指数来进行评定分析，分为正常、边缘状态、轻度脑损伤、中度脑损伤和重度脑损伤。该测验由于较全面，加之已标准化，故已成为比较被广泛接受和使用的神经心理学量表。

2. Luria - Nebraska 成套神经心理学测验（LNNB） 成人版由 11 个量表共 269 个项目组成。每个项目都是针对特定的神经功能，包括运动量表、节律量表、触觉量表、视觉量表、言语感知量表、表达性言语量表、书写量表、阅读量表、算术量表、记忆量表、智力量表。从以上 11 个量表中有挑选出其中某些项目组成附加量表：①定性量表，鉴别有无脑器质性病变。②定侧量表，包括左右半球两个量表，鉴别左或右半球病损。各量表得分累加得量表总分，得分越多，表明脑损害越重。

（二）单项神经心理学测验

1. 智力测验 如下所述。

（1）韦氏成人智力量表（WAIS）：是目前国际心理学界公认的比较好的智力测验工具。包括 11 个分测验，分文字部分和非文字部分。文字部分称为言语测验，包括知识、领悟、算术、相似性、数字广度和词汇 6 个分测验；非文字部分称为操作测验，有数字符号、图画填充、木块图、图片排列和图形拼凑 5 个分测验。将所得粗分换算成量表总分，然后在等智商表上查出等值的智商（IQ）。IQ 平均成绩为 100，标准差为 15。IQ 为 100 时表示属中等智力；115 以上时，高于一般人智力；85 以下，低于一般人智力。

（2）瑞文标准推理测验：是一个非文字智力测验，分 A、B、C、D、E 5 组，每组 12 题。每个题目都有一定的主题图，但每张主题图中都缺少一部分，被试者要从每题下面所给的 6～8 张小图片中找出合适于主题图的 1 张，使整个图案合理与完整。将所得分换算成标准分，即可对被试者智力水平做出评价。

2. 记忆测验 如下所述。

（1）临床记忆量表：是中国科学院编制的一套记忆量表，包括指向记忆、联想学习、图像自由回忆、无意义图形再认和人像特点联系回忆 5 项分测验。前两项为听觉记忆，中间两项为视觉记忆，最后一项为听觉和视觉结合的记忆。最后按所得记忆商（MQ）衡量被试者的记忆水平。

（2）韦氏记忆量表（WMS）：是国外较广泛应用的成套记忆量表，包括7个分测验，即个人的和日常的知识、定向力、计数、逻辑记忆、数字广度、视觉记忆和成对联想学习。

综合上述7个项目的积分，得出记忆商。我国修订的WMS增加了3个分测验，即记图、再认和触摸记忆。连同WMS原有的7项，合计10项分测验。

（3）语文记忆测验：有数字广度的记忆，包括顺背数字和倒背数字；词的记忆和故事的记忆。

（4）非语文记忆：有本顿视觉保持测验、Bender Cestalt测验、Rey复杂图形测验、Lhermitte Signoret测验等。

3. 知觉测验　如下所述。

（1）视知觉和视结构能力测验：有线的两等分测验、线的方向判断测验、Hooper视觉组织测验、WAIS木块图测验、WAIS图形拼凑测验等。

（2）听知觉测验：HRB中的音韵节律测验，常用于测查颞叶病变；HRB中的语声知觉测验可测查持久注意、听与视觉相联系的能力。

4. 注意测验　常用的有划消测验、数字符号模式测验等。

5. 概括能力测验　包括颜色－形状分类测验、威斯康星卡片分类测验和范畴测验等。

6. 执行功能和运动操作的测验　有Porteus迷津测验、流畅性测验、钉板测验和失用症检查等。

（三）失语症及其检查法

见本章第一节。

（四）智能、失认、失用检查法

见本章第二节。

三、神经心理学评定的影响因素

（一）来自被试者的各种心理干扰

大脑损害的患者除有高级心理功能障碍外，往往还有瘫痪、头痛等躯体症状。患者通常情绪低沉，容易疲乏。由于体力和心理上的原因，一般不能承受复杂的测验作业，这时必须根据患者的具体情况，选用其能胜任的较简单的测验，或分段进行。被试者对测验有顾虑时，要做好解释工作，操作过程中要调动和保持其积极性，避免因情绪影响测验成绩。

（二）来自外界的影响

测验时，主试者和在场人员无意中流露的面部表情、语调变化和言语暗示，都会影响被试者的操作，应尽量避免。在场无关人员（如病友、工作人员和家属）最好回避。主试者对测验的程序、步骤、指导语及评分标准不统一，也会影响测验结果。

（由　玮）

第三章

神经电生理学

第一节 脑电生理检查

一、概述

（一）定义

脑电图（electroencephalography，EEG）是关于脑生物电活动的检查技术，该检查应用电子放大技术将脑部自发的有节律的生物电流放大100万倍，通过头皮上两点间电位差，或头皮和无关电极或特殊电极之间的电位差，描记出脑电波图形，以了解脑功能状态。脑电图的检查可以客观反映大脑皮质功能，对区别脑部器质性或功能性病变、弥漫性或局限性损害，对于癫痫的诊断及病灶定位、脑炎的诊断、中毒性和代谢性等各种原因引起的脑病等的诊断均具有辅助价值，为多种疾病的病情及预后的判断提供依据。

（二）脑电图描记的基本技术

记录脑电图（EEG）需要：①电极：收集脑电活动，并通过电极线与脑电图机相连。②放大器：因为脑电节律的波幅仅属微伏级。③滤波器：因为很慢或很快的（伪迹）节律需要从脑电图描记中滤出。④描记单位：将脑电节律描记在记录纸上，走纸速度通常为30mm/s（也可为15mm/s或60mm/s）。

二、脑电图的基本内容

脑电图是通过头皮上的2个电极间脑细胞群电位差的综合记录。一个电位差称之为"波"，接连2个同样的电波谓之"活动"，3个电波以上、形状一样的称为"节律"。在1s内重复出现的次数称频率。以纵坐标反映其波幅（电压）的高度，横坐标反映其电位活动时间的长短，电位活动间的关系称之为位相。这些时间、波幅和位相等构成脑波的基本要素。

1. 周期　一个波从它离开基线到返回基线所需要的时间（从波底到下一个波底），称为周期，其单位通常用毫秒（ms）来表示。

2. 频率　每秒出现的周期数。常见的有下列几种频率带：δ波：$0.5 \sim 3.0$Hz，θ波：$4 \sim 7$Hz，α波：$8 \sim 13$Hz，β波：$14 \sim 30$Hz（图3-1）。

3. 波幅　波幅代表脑电活动的大小，是指波顶到波底间垂直高度，用微伏（μV）表示之。按波幅的高度，将脑波分4类：低波幅：< 25μV，中等波幅：$25 \sim 75$μV，高波幅：$75 \sim 100$μV，极高波幅：> 150μV。

4. 位相　位相是指同一部位在同一导程中不同时间里，或不同部位在同一时间（某一瞬间）里，所导出的脑波的位置关系，即时间关系。脑波以基线为标准，波顶朝上的波称为负相波（阴性波），波顶朝下的波称为正相波（阳性波）。观察同一半球不同部位和双侧半球对称部位在同一纸速下，其波顶之间有时可有时间性错位，称位相差。当两个波的位相差为180°时称为位相倒置，当位相差为0时，则两个波的极性（波顶的方向）和周期长短完全一致时，称同位相。

5. 正常背景节律　不同年龄的患者以及不同的情况之下有不同的脑电节律。一般来说，每次记录均有一个优势频率，就是在记录中最为突出和明显的节律，这就叫"背景节律"。

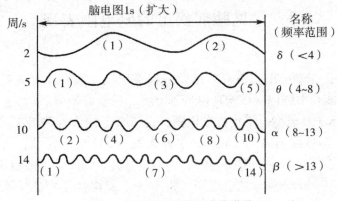

图 3-1 脑电图各种背景节律

背景节律可以认为是中枢神经系统兴奋性的总体指标，其频率随年龄增大（至成人期）而加快，睡眠时，尤其是深睡时减慢。

（1）清醒时的背景节律：婴儿 = 4～5 周/s（δ 和 θ 波）；儿童 = 5～8 周/s（θ 波）；成人 = 8～10 周/s（α 波）。

（2）睡眠时的背景节律：浅睡 = 5～6 周/s（θ 波）；深睡 = 2～3 周/s（δ 波）。

6. 异常波形　也称病理波，是指在生理条件下不应出现的波。可表现为频率、波幅、波形、时相、出现方式与出现部位等方面的异常。

（1）棘波：是一种典型的突发性异常波。波的上升支及下降支均极陡峭，周期为 20～70ms。棘波是由于大脑皮质神经元超同步放电的结果，是癫痫的一种特异性放电，尤以颞叶癫痫多见。多棘波出现常与肌阵挛直接有关，有规律的棘节律常见于癫痫大发作。14Hz 及 6Hz 正相棘节律见于间脑癫痫，也可见于其他神经精神病患者和正常人。

（2）尖波：外形似棘波，但周期较长，为 70～200ms，波幅常在 200μV 以上，波顶较钝，上升支较陡直，下降支较缓慢。尖波出现的临床意义与棘波大致相同，是神经元癫痫性同步放电结果。其发生原理可能与神经元放电的同步化时间延长有关；另一方面可能因癫痫病灶较深（位于皮质下灰质团或位于对侧半球），其神经元放电传到相应皮质的时间有所延搁所致。

（3）棘-慢综合波：是由一个周期短于 70ms 的棘波之后跟随一个 200～500ms 的慢波或在慢波上升支上重有棘波，称为棘-慢综合波。一般认为棘波代表皮质兴奋，慢波代表皮质或皮质下的抑制过程。此波以 3Hz、对称、同步性有规律地反复出现者，为失神小发作的典型脑电图表现。

（4）多棘-慢综合波：是由 2 个以上的棘波之后跟随一个慢波组成的综合波。见于肌阵挛性小发作、肌阵挛性癫痫。

（5）尖-慢综合波：是由一个尖波和一个慢波组成的复合波，尖波的周期在 70～200ms，慢波的周期在 500～1 000ms，见于局限性癫痫和失神性小发作。

（6）三相波：一种在基线相反的方向偏转 3 次的慢波，周期第 3 个波最长，第 2 波波幅最高。在浅昏迷或中昏迷时出现，其背景脑波为慢活动，多见于肝性脑病等疾病。

（7）高度失律又称高幅节律异常：是以不规则的多发性高波幅慢波和棘波及或（尖）波混合组成的一种波形，有多发性特点，见于婴儿痉挛症。

（8）懒波：是指正常脑电图中应该出现的脑波被抑制或减弱，是脑功能降低的一种表现。如 α 波节律变慢（＞13Hz）；α 波节律减弱（指数减少、波幅降低）或消失；β 波减弱或消失；睡眠纺锤波、K-综合波减弱或消失；正常诱发反应减弱或消失。

（9）爆发性抑制活动：在平坦活动的背景上，突然出现高波幅慢活动，可并发尖波和伴随抽搐，是大脑皮质和皮质下广泛性损害的表现，见于婴儿痉挛、恶性胶质瘤、脑炎极期或麻醉过深者。

（10）平坦活动：又称电沉默现象，为各种频率电活动受到严重抑制，见于大脑严重损害或各种原因所致极度昏迷者以及表浅肿瘤。

三、常见脑部疾患的脑电图表现

（一）颅脑外伤

1. 脑震荡　受伤当时记录脑电图为没有节律的低幅平坦波，数分钟后患者仍在昏迷状态时则出现广泛性 δ 波和 θ 波，这可能与中脑网状结构功能低下有关。患者开始清醒后，δ 波和 θ 波减少，α 波逐渐恢复。24h 内记录有如下 4 种类型：①正常脑电图：占 70%，患者在伤后 3~7d 出现一侧或双侧散在性 θ 波或短暂性 θ 波，经 2~3 周消失，可能与脑水肿有关。②广泛性 α 波：占 15%，频率为 8~9Hz，无明显调幅，额颞导联 α 波明显增多、增高，伤后 3~7d 好转。③广泛性高幅快波：占 5%，表明大脑皮质兴奋性增高，3d 后好转。④去同步化脑电图：占 10%，脑电图呈广泛性低幅快波，混有少量低幅 θ 波或 α 波。患者因脑震荡致脑干功能低下，清醒后中脑网状结构处于兴奋状态，故呈广泛性低幅快波，称去同步化脑电图，过度换气不恢复 α 波节律为脑震荡特征。

2. 脑挫伤　因轻、中、重度脑挫伤不同，脑电图可有不同表现。

（1）轻度脑挫伤：若伤后立即进行脑电图描记，多呈现低幅的平坦波，α 波显著减少或完全被抑制，随后转变为慢波。随着意识的恢复，慢波减少，α 波节律逐渐恢复，一般在几小时或 1~2d 内恢复正常。有时遗有某些轻度的普遍性或局限性异常，如散在性低幅慢波、α 波节律调节及/或调幅不佳、两侧波幅不对称等，亦在 1~2 周内完全恢复。脑电图迅速恢复，表示伤情较轻，亦为预后良好之征象。

（2）中度脑挫伤：伤后记录到的脑电图有广泛性和局限性慢波 2 种。广泛性慢波常出现在伤后 1 个月内，经广泛性慢波过渡到正常脑电图。若临床上有好转而脑电图上异常波仍然存在，为预后不良征象。局限性慢波多数是一过性出现在伤后急性期，外伤后 1 周逐渐消退，1~2 个月内即恢复正常，如不恢复者应考虑有硬膜下血肿或脑软化灶存在的可能。

（3）重度脑挫伤：受伤初期通常处于严重抑制状态，为完全没有基本节律的平坦波；若伤情好转，则脑波波幅增高，脑挫伤急性期脑电图表现为广泛性慢波，基本节律慢至 2~4 次/s 以下，α 波节律完全消失。其夜间脑电图若为较正常的睡眠波，则预后较好，反之则预后差。伤后 1 周左右有异常波增多，应考虑并发症的可能；恢复期则由广泛性异常过渡到局限性异常，一般要 6~12 个月才能恢复正常。若 3 个月还未出现 α 波，则预后不良。若 6 个月后仍有局限性、阵发性高幅慢波或棘波、棘 - 慢综合波等病理波，提示有癫痫的可能。

3. 脑内血肿　在血肿部位出现高波幅局限性、多形性 δ 活动，α 波节律减弱，与大脑半球肿瘤相似，但结合外伤史不难鉴别。

4. 硬膜下血肿　其脑电图改变有 3 种形式：①局限性高幅慢波（占 50%）单个或数个连续出现，病侧 α 波频率变慢或快波减慢。②局限性低波幅（25%）多见于急性期，血肿侧或血肿部位波幅均降低或成为平坦波。③以局限性双侧性中等波幅 θ 波和慢波为主（25%）。

（二）癫痫

癫痫是神经系统常见病，是多种病因引起的一组综合征，临床表现为发作性意识障碍及各种精神、运动、感觉、自主神经症状，呈反复性、周期性、突发性发作。脑电图表现为阵发性高波幅电活动，称痫样放电。其波形有散发性棘波、尖波、棘 - 慢波或尖 - 慢波或这些波的综合。但临床无癫痫症状，脑电图虽出现痫样放电并不能诊断为癫痫。

1. 与部位有关的（局灶性、部分性）癫痫　如下所述。

（1）良性儿童期中央 - 颞区棘波灶癫痫：中央 - 颞区呈钝性高幅棘波，经常继发出现慢波，这些异常可用睡眠激发，并有由一侧向另一侧扩展和偏移之倾向。

（2）儿童期枕叶阵发癫痫：发作间期在闭眼时，一侧或两侧枕区或后颞区，反复而有节律地出现阵发性高幅棘 - 慢波或尖波。发作时枕区放电可向中央区或颞区扩展。

（3）儿童期慢性进行性部分性癫痫持续状态：脑波在正常背景上出现局灶性阵发性棘波或慢波。

（4）颞叶癫痫：常有单侧或双侧之颞叶棘波，亦可见单侧或双侧背景活动中断，颞叶或多脑叶低幅快活动，节律性棘波或节律性慢波。

（5）额叶癫痫：脑波可呈背景不对称，前额区出现棘（尖）波或慢波。少数在临床发作前，在额叶或多脑叶（通常双侧性）出现低波幅快活动、混合的棘波、节律性棘波、节律性慢波，或者双侧高幅单个尖波，随后是弥漫性扁平波。

（6）枕叶癫痫：痫样放电于颞顶枕区连接部，可向其他部位扩展，诱发一侧后颞部、海马、杏仁核放电。

2. 全身癫痫综合征　如下所述。

（1）良性婴儿期肌阵挛癫痫：睡眠早期有短暂的广泛性棘 - 慢波爆发。

（2）儿童期失神癫痫（小发作）：脑电图在正常背景上出现双侧同步对称性3Hz 棘 - 慢波，过度呼吸易被诱发出来。

（3）少年期失神癫痫：脑电图有小于3Hz之棘 - 慢波。

（4）少年期肌阵挛癫痫：脑电图有快速广泛但常是不规则的尖 - 慢波和多棘波，棘波与临床之抽动无关联。

（5）觉醒时全身性强直 - 阵挛发作性癫痫：即通常所说的大发作，分为4期：

先兆期：患者有奇异的感觉、情感、观念，历时数秒。脑电图出现基本节律波幅下降，出现低幅快波和散在性慢波、棘波及不规则棘 - 慢波。

强直期：患者突然尖叫一声，意识丧失而跌倒，全身肌肉强直，呼吸暂停，持续10～20s。脑电图表现为额区、中央区呈广泛性高幅20～50Hz棘节律，随后棘波频率渐慢，波幅逐渐增高。

阵挛期：肌肉呈阵挛性抽搐，幅度由小逐渐增大，频率渐慢，伴心率增快、血压上升、瞳孔散大，历时20～40s。脑电图表现为连续性棘节律消失，阵挛性肌肉收缩一次，随之出现一阵棘波，肌肉松弛又出现一阵节律性慢波或间歇性电静息。在最末一次阵挛后棘波也消失。

恢复期：强直痉挛逐渐停止，呼吸恢复正常，此时口吐白沫、肌肉松弛，持续约3min。此时脑电图表现为电静息或低幅慢波。若进入睡眠，可出现睡眠波。随着患者的意识逐渐恢复，δ波增高变快转为θ、α节律。直至清醒后才恢复到发病前的脑波水平。

70%～80%发作间歇期患者可有不同程度的异常：①发作性异常波：棘（尖）波、棘（尖）- 慢波综合或爆发性高幅慢波发作。②非发作性异常波：见于不同程度的基本节律的慢化和不规则化。原发性癫痫背景脑波多属正常，继发性癫痫脑电图背景多为异常或呈局限行性改变，两侧脑波不对称不同步。

（6）West综合征（婴儿痉挛症）：呈高幅失律脑波。

（7）Lennox - Gastaut综合征：脑电图有异常的背景活动，小于3Hz棘 - 慢波，常有很多灶性异常，睡眠时见快节律爆发。

3. 不能确定为局灶性或全身性的癫痫和综合征　①以新生儿发作：脑电图常出现抑制爆发活动。②婴儿期重度肌阵挛癫痫：脑电图呈广泛性棘 - 慢波和多棘 - 慢波，有光敏感性和局灶异常。③慢波睡眠相持续性棘 - 慢波癫痫：慢波睡眠时出现持续性弥漫性棘 - 慢波。④获得性癫痫失语症（Lanbau - Kleffner综合征）：脑电图见多灶性棘波，以及棘波和慢波发放结合在一起。

四、脑电图在康复功能评定中的应用

脑电图检查是康复评定的其中一项评定方法，对患者的功能状况（包括性质、程度及其影响）及潜在能力做出评估和分析，应贯穿整个康复的始终。①能客观地反映大脑皮质功能，对病情及康复过程中的预后的判断提供依据。②有助于判断病变的部位、指示病变范围，从而使康复治疗措施更加准确、有效。③对癫痫的诊断，尤其是外伤后癫痫的判定有重要的价值。

（刘营营）

第二节 肌电生理检查

神经肌肉电诊断是应用先进的探测和记录肌肉、神经生物电活动的一种技术。它以定量的电流刺激来观察神经和肌肉的兴奋性或观察肌肉在松弛和收缩时生物电活动变化以及用特定的外界刺激（包括体感、视觉、听觉）来了解中枢神经系统应答过程中产生的生物电活动。它遵循神经系统的生理特性和解剖学原则，临床上利用它诊断中枢神经系统和周围神经系统的运动及感觉的功能障碍，进行定性、定位、定量的分析。是康复医学中重要的客观的功能检查和疗效评定的方法之一，在制订康复治疗措施时也是一重要客观依据。

一、肌电图

（一）概述

1. 定义　肌电图（electromyography，EMG）是一种探测和记录肌肉的生物电活动检查技术，通过这种检查技术取得的资料，有助于分析肌肉松弛和收缩时各种正常和异常的表现。临床上利用它诊断和鉴别诊断中枢性和周围性神经系统疾病和损害，包括运动终板疾病和肌肉疾病。

运动单位是肌肉功能的生物学单位，它由脊髓前角细胞及轴突、终板以及受其支配的肌纤维所组成。运动单位的大小因其所支配的肌纤维数目的多少和不同的肌肉而各异，其支配的肌纤维数目由几条至 2 000 条不等，范围直径 5～10mm，各运动单位支配的范围有重叠。一般来说，肌肉越大，运动单位也比较大和数目比较多（图 3 - 2）。

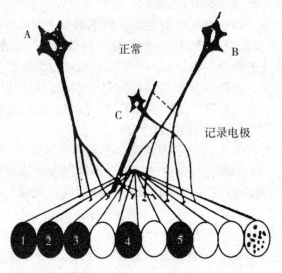

图 3 - 2　运动单位

肌电图主要反映运动单位的电活动，它的基础是一条条肌纤维的电活动。正常肌纤维在静止松弛状态下肌纤维外没有电活动，但在肌纤维内（膜内）与肌纤维（膜外）存在着一个电位差，称静息电位（膜电位）。当肌纤维兴奋时，由于极化膜的崩溃和电位的消失（即去极化）产生可传播的电活动，称为动作电位。

2. 肌电图检测内容　在临床肌电图检测中，所记录的不仅是一条肌纤维的电活动，而是数十条肌纤维的电活动。因此，肌电图检测技术从 4 个方面检测进行：①插入电活动：是针电极插入肌肉时，肌纤维被电极移动时的机械刺激的结果。②静息期：当肌肉完全松弛时无异常自发电位。③肌肉随意收缩时运动单位动作电位的特征性表现（如波幅、时限、波形、电位数等）。④肌肉最大用力收缩时募集电位的情况。

（二）正常肌电图

1. 肌肉松弛时肌电图的表现 肌肉在完全放松状态下所采集到的肌电信号。

（1）插入电活动（insertion activity）：插入电活动的产生是由于针电极插入肌肉时，正常会引起短暂的电位发放，每次移动针电极都会产生，持续一般在 1 000ms 内。但在失神经支配的肌肉及某些疾病（如肌强直、多发性肌炎等）容易激惹起插入电活动活跃和延长，其起始波常为负波。

（2）电静息（electrical silence）：当健康的肌肉完全松弛时，肌纤维没有收缩，因此肌肉电极记录不到电活动，这种征象叫作电静息。电静息是一种正常表现，荧光屏上表现为一条近似平直的基线。

（3）自发电活动（spontaneous activity）：在正常情况下，肌肉完全松弛时，如果针电极在终板区可录取出终板电位（end plate potentials），它是小的单相或双相电位，开始均为负相。

2. 随意收缩时肌电图的表现 肌肉在主动收缩时所采集到的肌电仪号。

1）正常运动单位动作电位（normal motor unit action potential）：当正常肌肉随意收缩时，出现正常运动单位动作电位，它是由一个前角细胞所支配的一组肌纤维组成，几乎但非完全同步收缩所形成的综合电位。其解剖和生理特性基于其神经支配比例，肌纤维密度、传导速度以及神经接头传递功能的不同亦有差异。但在正常情况下，综合电位有其特征性表现。其基本参数如下（图 3 - 3）。

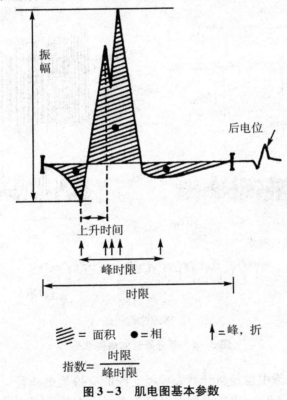

图 3 - 3 肌电图基本参数

（1）波幅：指电位的峰值，又称振幅。正常运动单位动作电位的波幅为 300 ~ 2 000μV。

（2）时限：指电位的变化从离开基线至回到基线的持续时间，是一个非常重要的数据，针电极的移动对它的影响较波幅小得多，其正常范围一般在 5 ~ 12ms。

（3）相位：是指一个运动单位动作电位的综合电位，从离开基线再回到基线的次数再加 1 而得。它可以是单相、双相或三相、四相。如果多于四相，称为多相电位。这是同步化不好或有肌纤维脱失的表现。正常肌肉的综合电位一般为双相或三相，多相电位 <15%，>30% 肯定存在异常。考虑多相波时应注意不同的肌肉。

2）干扰相（interference pattern）：当肌肉轻用力随意收缩时，运动单位动作电位互相之间可清晰地分开，电位的时限和形状可被分辨。如果肌肉收缩的力量增加，更多的运动单位被动员参与，当肌肉最大用力收缩时，许多运动单位动作电位彼此相互重叠波形，叫作"干扰相"。干扰相是健康肌肉在最大用力收缩时的正常特征性表现。

（三）异常肌电图

肌电图学所研究的是细胞外的肌电活动。在肌源性和神经源性病损中会出现异常自发电位和运动单位动作电位的变化，它是临床检查的延伸，必须结合病史以及其他临床检查共同分析，才能更好地解决临床上的问题。

1. 肌肉松弛时肌电图的表现　常见异常表现主要有以下几种。

（1）纤颤电位（fibrillation potential）：纤颤电位是短时限低波幅的自发小电位，其时限范围是 $0.5 \sim 2.0ms$，波幅为 $30 \sim 150\mu V$，频率每秒 $2 \sim 10$ 次。它的波形为双相，即开始为正相，后随一个负向（图 3 - 4B）。纤颤电位是由单个肌纤维自发收缩所引起。典型的纤颤电位是频率规则的发放，而频率不规则的纤颤电位，是多个肌纤维发放的结果。

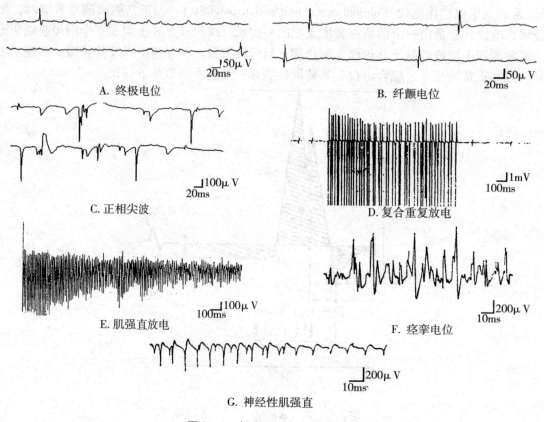

图 3 - 4　部分异常肌电图波形

对下运动神经元疾病，纤颤电位是肌纤维失神经支配的有价值的指征，一般失神经支配 $2 \sim 3$ 周后才出现。在肌肉疾病如肌营养不良、皮肌炎和多发性肌炎，也很常见。这可能是继发性神经纤维炎或退行性变和神经末梢逆行变性产生。

（2）正相尖波（positive sharp wave）：正相尖波是肌肉失神经支配时出现的另一种自发性电活动。正相尖波的时限比纤颤电位长，但波幅差不多。它的波形包括一个开始的正相尖峰，跟着一个缓慢低平的负相，总的持续时间可 $>10ms$（图 3 - 4C）。正相尖波的起因是单个肌纤维的放电。

（3）束颤（fasciculation）：束颤是一群肌纤维的自发性收缩，典型的束颤可在前角细胞病变时出现。但在神经根病、嵌压神经病以及肌肉 - 痛性束颤综合征中也可出现，可分为良性束颤和病理性束颤或称为复合性束颤（图 3 - 5）。

（4）肌纤维颤搐（myokymia discharges）：与束颤单个运动单元发放不同，肌纤维颤搐是一个复合的重复发放，呈规律性爆发发放（图 3 - 4D）。多见于面部肌肉病损、脑干胶质瘤和多发性硬化及周围性脱髓鞘病损。

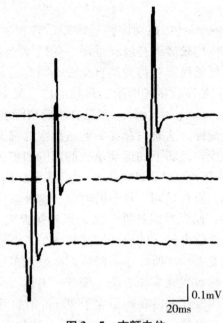

$\dfrac{}{}\!\!\begin{array}{c}0.1mV\\20ms\end{array}$

图 3-5 束颤电位

（5）强直放电：肌强直与肌强直样电位，是插入电活动延长的一种特殊形式，代表一组肌纤维的同步放电，整个电位以一定的频率重复发放。肌强直电位其波幅和频率呈逐渐增大然后又逐渐减少，持续数秒或数分钟（图 3-4E）。肌强直样电位又称怪异形高频放电，其特点是突发突止或突然变形，波幅和频率无渐增渐减变化。

肌强直电位见于先天性肌强直或紧张性肌营养不良。肌强直样电位见于肌营养不良、多发性肌炎和多种慢性失神经状态，如运动神经元病、神经根病和慢性多发性神经病。

（6）群放电位：是一种时现时消的群放电位，若是规则性的多见于帕金森病、舞蹈病、痉挛性斜颈。不规则的群放电位见于姿势性震颤、脑血管意外痉挛性瘫痪的肌肉（图 3-6）。

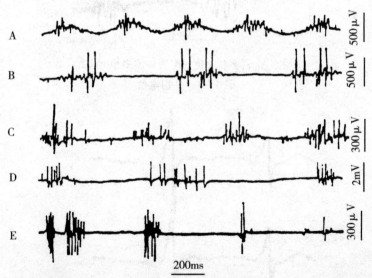

A. 局限性癫痫；B、C. 帕金森综合征；D. 神经官能症；E. 半侧面肌抽搐症

图 3-6 群放电位

2. 随意收缩时肌电图表现　常见异常表现有以下几种。

（1）运动单位动作电位的变化：运动单位动作电位的相位超过四相以上，叫作多相电位。多相电位常在病理情况下出现，如神经变性、神经再生以及肌肉疾病时出现多相电位，分别称为群多相电位和短棘波多相电位（图3-7）。

神经再生电位（regeneration potential）：在周围神经病损后常发生神经病变，并随后神经再生，神经纤维的传导功能、传导冲动的速度均较健康神经纤维慢，受损神经所支配的肌纤维一部分获得再生的神经轴突分支支配。而另一部分肌纤维尚未获得神经再支配，因此运动单位动作电位变为时限延长的多相电位，叫作"神经再生电位"。它是高波幅长时限的多相电位，又称作群多相电位（图3-7A）。

巨大运动单位电位（giant motor unit potential）：多见脊髓前角细胞病变，其变化是一部分前角细胞完整无损，而一部分前角细胞受损变性。这时尚存在的前角细胞的轴突发出分支去支配失去神经的肌纤维。这样肌肉内运动单位的总数减少，但剩下的运动单位的范围却扩大了。这些扩大了的运动单位动作电位，其时限延长超过12ms，波幅升高超过3 000μV以上，甚至高达1 000μV（10mV），但相位单纯，由于同步性加强，一般二相或三相，而且是同一相似的电位。这种电位称作"巨大运动单位电位"。

肌病电位（myopathy potential）：肌病时肌纤维受损，运动神经元是不减少的，只是组成运动单位的很多纤维却遭受变性，因此运动单位内包含的肌纤维数目减少，致使动作电位的平均时限缩短，电位的波幅也降低，收缩时由于变性程度不一，所以很不同步，而呈现多相电位。这种多相电位是低波幅短时限的多相电位，即肌病电位，又称棘状波多相电位（图3-7B）。

同步电位：在同一肌肉上，用两根针电极在间距大于20mm沿肌纤维走行直角垂直插入同时引出动作电位时，如两者同时出现称为同步电位。如同步达80%以上称为完全同步电位（图3-8）。同步电位是脊髓前角细胞病变的特征性电位，也是肌源性和周围神经疾病的鉴别指标。脊髓的其他疾病，神经根和神经丛的疾病，如果累及脊髓前角均可出现同步电位。

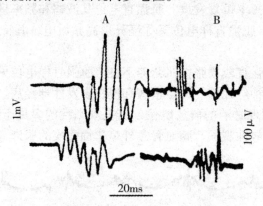

A. 群多相电位；B. 短棘波多相电位

图3-7 多相电位

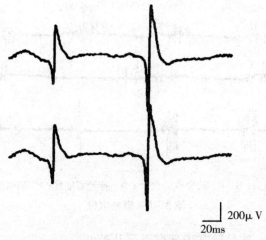

图3-8 同步电位

（2）干扰相的变化：健康肌肉在最大用力随意收缩时，肌电图表现为干扰相。当由于各种病损影响到肌肉的神经支配时，肌肉最大用力随意收缩时没有足够的运动单位参与活动，因此运动单位动作电位减少，在肌电图上不出现干扰相，而表现干扰相减少称为干扰波减少。如周围神经病损时，其干扰波减少的程度取决于肌肉的失去神经支配的程度。完全失神经支配的肌肉，当试图用力收缩时，完全没有动作电位出现，这种现象叫作"病理性电静息"。如前角细胞病变时，某一肌肉所支配的前角细胞完全变性时，则该肌肉呈软瘫状态，少许前角细胞变性时，在用力收缩时呈现稀疏的巨大电位，则可称为单纯相。

通过对最大用力收缩时运动单位动作电位的数目来划分肌肉的肌力等级，这比徒手肌力测定更具客观性和准确性以及可比性。在肌肉疾病中，虽有程度不同的肌纤维变性缺失，但神经元没有变性，一般尚有足够的运动单位参与活动，因此当肌肉最大用力时仍呈干扰相，但这种干扰相由棘状波多相电位组成，它与正常肌肉的干扰相不同，叫作"病理性干扰相"。

（四）肌肉瘫痪时肌电图的评定价值

肌电图不论在中枢性瘫痪、周围性瘫痪及肌肉疾病所致的躯干与肢体功能障碍的诊断、评定上，还是在预后的分析上都具有非常客观的指标。

1. 中枢性瘫痪的肌电图评定　中枢性瘫痪的急性期，肢体功能障碍的早期多数呈软瘫状态。这时肌电图表现为患侧肢体的近端、远端的屈伸肌均呈现病理电静息，此时肌纤维不能有效地收缩，故不会产生动作电位。实则是脊髓处于一种失控状态，称为脊髓休克（但非本身病损所致），此期一个月左右。随后患侧肢体进入共同运动期，此时肌痉挛的肌电图表现为动作电位持续，意识支配痉挛肌松弛或在医护人员指导帮助下可以达到电静息状态。此时是康复治疗、功能训练的最佳时期。如果肌电图显示患侧肢体痉挛肌呈强烈持续状态，并且多个同一功能的肌肉均同样表现，任何指导和帮助均不能做到肌肉松弛。肌电不能显示电静息，则为进入强化共同运动期。这是康复治疗和训练最难度过的一期。如果患侧肢体的伸肌、屈肌也即痉挛肌和它的拮抗肌同时进行功能活动，肌电图同时显示动作电位，这时已达到分离运动期。通过肌电图检测客观地评定中枢性瘫痪处于哪一阶段，可作为初期、中期、后期的康复效果评定的指标。

2. 周围性瘫痪的肌电图表现　周围性神经损害，表现为迟缓性瘫痪，严重时表现为病理性电静息，通过运动单位动作电位的数量，肌电图可进行肌力的量化分级。这比徒手肌力测定更客观、更准确。也可依据异常自发电位、运动单位动作电位的表现，进行定性（是神经源性或是肌源性）、定位（神经受损水平是哪一节段的神经或是哪一水平的脊髓损害）、定量（严重程度）的评定。同时根据上述损害程度、范围可估计预后情况和指导制订康复治疗计划。

二、神经传导速度测定

（一）概述

神经传导速度（nerve conduction velocity）测定是测定周围神经功能的一种检查方法。它是利用电流刺激引起激发电位，从中计算兴奋冲动沿神经传导的速度。所以神经传导速度测定是电流刺激检查方法与肌电图记录检查方法的联合应用。神经传导速度测定，分为运动神经传导速度测定和感觉神经传导速度测定。

国内外常测定的神经，上肢是正中神经、尺神经、桡神经、肌皮神经和腋神经，下肢是股神经、腓神经、胫神经和坐骨神经，也可以测定的神经有副神经、隐神经及股外侧皮神经以及面神经和三叉神经等，也可通过F波测定F波传导速度、H反射以及诱发电位来测定神经近端的损害。

（二）运动神经传导速度测定

1. 测定和计算方法　在一条神经的经路上，选定两个刺激点，一个远端一个近端。负极置于神经的远端，其刺激引起神经去极化，先经刺激找出最佳反应刺激点，然后加大刺激强度以至超强，引出最大肌肉动作电位，即M波。以M波始点不随刺激量增加为完全，记录电极均置于神经支配的远端肌肉，计算传导速度需要测定神经通道上的两个点。在远端点刺激所得的潜伏时，称末梢潜伏时。近端点刺激的传导时间为近端潜伏时，其减去末梢潜伏时，称为传导时间（即远端和近端刺激点之间的传导时间），两刺激点之间距离传导时间除以即为该神经的运动神经传导速度（图3-9）。

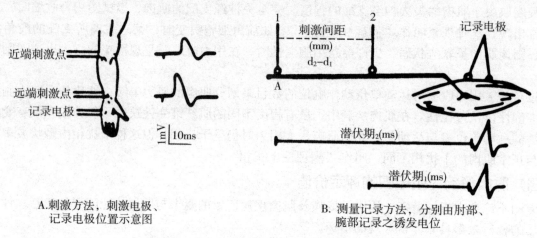

A.刺激方法，刺激电极、　　　　　　　　　B. 测量记录方法，分别由肘部、
记录电极位置示意图　　　　　　　　　　　腕部记录之诱发电位

图3-9　运动神经传导速度测定

测定时避免引起误差，首先刺激反应肌肉动作电位应相似，刺激强度和放大倍数一致。

2. 异常情况　可见于以下两种情况。

（1）神经失用：跨病灶的肌肉动作较病灶远端的肌肉动作波幅低平。若是轴索断伤，则在病灶近端只能引出波幅明显低平的肌肉动作电位。

（2）髓鞘脱失：在病变部位近端刺激时，传导减慢而波幅相对正常，则提示节段性髓鞘脱失。若是轴索变性，潜伏期延长或传导速度减慢，但波幅明显低平。

（三）感觉神经传导速度测定

1. 测定和计算方法　测定感觉神经传导速度时，刺激和记录电极的位置与运动神经传导速度不同。即以电流刺激神经的远端，多数是手指或足趾的末梢神经，顺向地在近端两个点记录激发电位，再除两记录点之间的距离便得出感觉神经传导速度。

2. 异常所见　由于感觉动作电位微小，潜伏期是从伪差到动作电位正峰起始时间。其异常与运动神经传导相似。①明显的神经传导速度减慢有利于髓鞘脱失的诊断。②轴索断伤时波幅明显低平。

（四）F波传导速度测定

F波既可以作为运动神经传导速度的一个部分，也可以作为一个单独的测量项目。它弥补了近端神经传导功能检测的不足。F波是经过运动纤维近端的传导又由前角细胞兴奋后返回的电位，这样便可以组成一份完整的报告，使周围神经病的定位诊断更为准确和全面。目前已在周围神经病损中被广泛应用，也被认为是有价值的测定方法。

1. F波的生理基础　以超强刺激作用于某一神经，可以在其远端记录到一个晚期肌肉电位，这个兴奋首先逆向传导至脊髓前角细胞，前角细胞被刺激，兴奋再顺向引起相应肌肉的动作电位，其潜伏期和波形多变而且易缺失。其原因是回返放电只发生在一小部分的运动神经元，而非全部。另外也可因远端轴索在有髓鞘脱失的节段上被阻滞，而F波不能引出。

2. F波的潜伏时和波幅　F波由于组织电生理的原因，其出现很不规则、潜伏时有长短之差，其差值约为几个毫秒。波幅的变异也很明显，从相位、峰值和面积、形态都是多样的。它们是否存在一定的规律及临床意义，将有待进一步研讨。

3. F波传导速度测定　F波传导速度的测定也可分为远端和近端。上肢和下肢的测量稍有不同（图3-10），但原则都一样。即远段F波传导时间F腕（踝）减去运动神经传导速度测定时的M腕（踝）潜伏时，再减去在前角细胞转换时耽搁的1.0ms，由于F波潜伏时是一个来回的传导时间，所以应除以2，得出的结果才代表远段的F波潜伏时。距离的测量是上肢腕至肘，肘至颈7棘突的和。下肢是踝至腘，腘至大转子、大转子至腰$_1$棘突的和。因此 F 传导速度（FWCV）计算公式如下：

$$FWCV = \frac{距离相加的和（mm）}{肘 - C_7（L_1）（F肘 -，M肘 -1）/2（ms）} = \cdots （m/s）$$

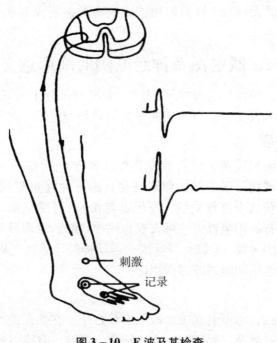

图 3 - 10　F 波及其检查

4. 临床应用　吉兰－巴雷综合征是较常见的多发性周围神经病，它的损害可以在根、神经近端和远端。如果急性期在根和近端有病灶，F 波就可以消失，而恢复期又复现。F 波的延长提示近端有脱髓鞘改变。其他如糖尿病性神经病、尿毒症性神经病、臂丛和根性神经病损、脊肌萎缩症等，F 波均有较明显的延长。

（五）H 反射

电刺激胫神经，在 M 波位置之后出现的激发电位称之为 H 反射。它在 1 岁以前的新生儿中可在许多神经中引出，但到了成人期，则只在胫神经出现。在进行胫神经运动神经传导速度检测时，当刺激量轻微或 M 波刚出现时，H 波即明显出现，随着刺激强度的加强，H 波减少，M 波逐渐加大，M 波最大时 H 波消失。H 反射原理如（图 3 - 11）。

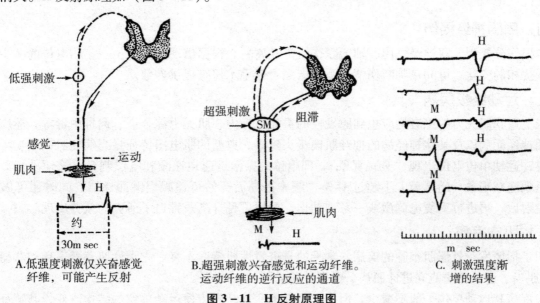

A.低强度刺激仅兴奋感觉　　B.超强刺激兴奋感觉和运动纤维。　　C. 刺激强度渐
纤维，可能产生反射　　　　运动纤维的逆行反应的通道　　　　增的结果

图 3 - 11　H 反射原理图

1. H 波正常值　潜伏时 30～35ms，两侧之间差 <1.4ms，波幅 H/M 比值 <64%。

2. H 波临床意义　由于正常反射也由网状结构下行纤维所抑制，当上运动神经元病损害了这些纤维时，抑制减弱，出现了 H 反射亢进，表现为潜伏时短，波幅增高，波形多相，H/M 比值 >64%。所以 H 反射的变化反映了上运动神经元病变。H 反射可因腰骶根的损害而有改变，如 S_1 根受损其表现多为 H 反射消失或者潜伏期延长。

三、肌电图及神经电图的临床意义

从脊髓前角细胞至肌纤维，即沿运动单位通道的 4 个解剖位置上（前角细胞、轴突、运动终板及肌纤维）任何一个部位发生病理改变，都可能引起肌电图及神经电图上的异常变化。

（一）脊髓前角细胞病变

脊髓前角细胞病变包括脊髓灰质炎、进行性变性的运动神经元疾病（包括进行性脊髓性萎缩症、进行性延髓麻痹、原发性侧索硬化、肌萎缩性侧索硬化、进行性脊肌萎缩症）、婴儿型脊髓性肌萎缩、脊髓压迫（指腰痛、椎间盘移位或脊椎骨质增生等压迫前角）、脊髓空洞（指病变侵犯至前角），另外还可以包括神经型肌萎缩。还有如帕金森病也可表现为失神经的肌电图异常，可检出典型的前角细胞损害的巨大电位。若病变累及周围神经，F 波传导速度、运动神经传导速度均会减慢。脊髓灰质炎后遗症的肌电图也将为手术评定及手术后功能训练提供指标。

（二）前根病变

任何引起神经根受压的原因，均可引起神经根压迫综合征。在临床此类病损不少见，它可以单独影响到运动或感觉纤维，也可同时累及，如肿瘤、血管异常、囊肿、脊椎骨折、脊髓周围脓肿、骨关节增生、椎间盘脱出等均可引起本病，可表现为肌无力、肌萎缩、腱反射低下或消失、痛性痉挛和肌肉束颤。肌电图检测运动单位动作电位在急性期减少，而更主要的是 2～3 周后将出现大量的纤颤电位和正相尖波。传导速度检测也很有意义。

肌电图可作为神经根受压的诊断及定位诊断的检查方法，按照不同肌肉的神经节段支配去判断受压的部位，肌电图对神经受压的诊断准确性可高达 90%。

（三）周围神经病

多发性周围神经病的发生不拘年龄和性别，一般呈慢性发展过程，如吉兰－巴雷综合征、糖尿病性周围神经病、砷中毒、尿毒症并发周围神经炎、非神经炎等。在肌电图上均表现为传导速度的减慢，F 波传导速度更敏感和全面。下运动神经元的病和肌肉疾病往往必须依赖肌电图和神经电图来进行鉴别诊断。

（四）周围神经损伤

神经损伤分 3 类，即神经失用、轴突断伤、神经离断。根据出现纤颤电位、正相电位的多少、随意收缩时干扰相的变化，可间接判断伤情，为临床是否行手术探查提供参数。

（五）运动终板疾病

临床上遇到肌无力的患者均应想到原发性的重症肌无力、肌无力综合征、肉毒中毒等，还应想到继发于运动神经元病以及某些神经病的神经肌肉接头障碍。典型的肌电图特征是当病变肌肉重复一系列同样动作时，运动单位电位出现"衰减现象"，即电位的振幅迅速地递减和电位刺激更简便易行，即低频刺激时呈现递减现象，递减最大不超过 15%，频率提高后开始可递减但继而递增。同时还可做腾喜龙试验，注射后，再进行重复电刺激或一系列动作，振幅可见升高及推迟了肌肉的疲劳出现。

（六）肌肉疾病

肌病是指原发于骨骼肌细胞的疾病，常见的是进行性肌营养不良、先天性肌营养不良和获得性肌病（多发性肌炎、甲状腺功能亢进性肌病、激素性肌病等）。

肌肉疾病其运动单位一般不减少，但由于肌纤维变性缺失，使运动单位的结构改变，其特征是低波幅、短时限的棘状波多相电位。

（七）肌肉兴奋性异常的神经肌肉疾病

这种疾病组造成肌肉兴奋性异常的病理生理可以是在肌膜，也可以在神经轴索末梢、周围神经干或中枢神经系统，它包括萎缩性肌强直、先天性肌强直和先天性副肌强直。肌电图呈高频重复放电并渐见减弱至平静。

四、诱发电位及其临床应用

诱发电位（evoked potential，EP）是神经电生理研究中的新发现。神经系统接受多次感觉刺激时生物电活动发生改变，通过平均叠加记录下来称为诱发电位。

（一）概述

1. 诱发电位的产生　诱发电位的结构基础是神经元，神经元是神经系统的基本组成核心，它能产生、扩布神经冲动并将神经冲动传递给其他神经元或效应细胞。但神经元种类繁多，形状各异，而其结构包含胞体、树突和轴突 3 个细胞区。树突在胞体附近反复分支，为神经元提供接受传入信号的网络。轴突从胞体向远处延伸，引导兴奋朝远处延伸，为神经冲动传导提供通路。

诱发电位的产生与神经瞬时电信号沿神经纤维的传导有关。无髓鞘轴突传导通过已兴奋区（活动区）和未兴奋区（静息区）之间的电紧张性扩散和局部电流实现。一旦未兴奋区的去极化达到阈值，该区即可产生自发再生，由被动去极化转为主动去极化，依次向邻近的区域发展产生兴奋冲动的传导。有髓鞘轴突的传导方式也是如此，不同的是传导的方式是从一个郎飞结跳到另一个郎飞结，故其传导兴奋的速度较无髓鞘快速。

2. 诱发电位的分类　诱发电位可分为周围神经系统诱发电位和中枢神经系统诱发电位，后者又可分为脊髓、脑干和皮质 3 种，以刺激性质的不同分听觉诱发电位、视觉诱发电位和体感诱发电位等，以神经传导的方向分为感觉性诱发电位和运动性诱发电位，也可按潜伏期长短等来分类。

3. 诱发电位命名法　按诱发电位出现的先后顺序与极性来命名。以 P 表示正向波，N 表示负向波，如 P_1N_1、P_2N_2 等表示，第一个出现的正相波即称 P_1 波，视觉诱发电位常以此命名（图 3 - 12）。

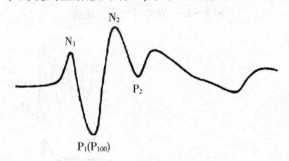

图 3 - 12　视觉诱发电位

按诱发电位的极性和平均潜伏时来命名。如 $N_9N_{20}P_{15}P_{40}$ 等，N_9 即是在平均潜伏时 9ms 出现的负向波，躯体感觉诱发电位常以此命名（图 3 - 13）。

按记录的部位命名如马尾电位、腰髓电位、颈髓电位等。按各诱发电位出现的先后以罗马字顺序命名即：Ⅰ、Ⅱ、Ⅲ、Ⅳ、Ⅴ等，脑干听觉诱发电位（图 3 - 14）常以此命名。

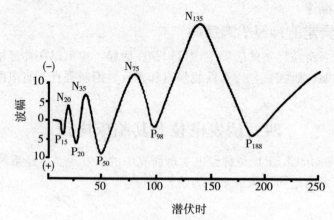

A.按诱发电位极性平均潜伏时命名

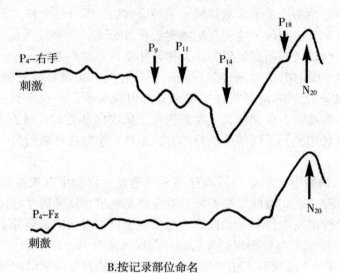

B.按记录部位命名

图 3 - 13　躯体感觉诱发电位

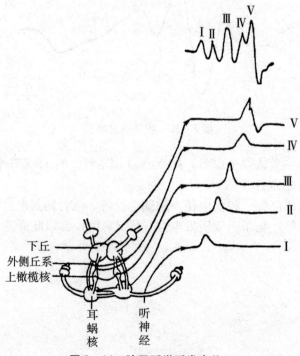

图 3 - 14　脑干听觉诱发电位

（二）诱发电位的神经发生源

人类诱发电位的神经发生源，更多的来自手术直接记录和临床病理或影像学相关研究。到目前为止，多数诱发电位的解剖学的发生源都尚未能肯定，只是短潜伏时诱发电位有些成分的主要解剖发生源相对明确。但需要记住，每一个成分可能由几个相邻解剖学结构所产生，而一个结构也可与几个波成分产生关系，尤其是头部记录的远场电位，决非单一的神经发生源。

1. 模式翻转诱发的视觉电位（PRVEP）　从后枕头皮记录到的模式翻转诱发的视觉电位（PRVEP）多数成分为枕叶皮质起源。它含有两种来源不同的成分。

（1）原始成分：即起自视觉感受器的视觉冲动，经外侧膝状体换元后直接达枕叶。

（2）辅助成分：亦称非特殊成分，起自视觉感受器的冲动，经网状结构和丘脑弥散性投射系统而达枕叶。

电极放置于枕叶外粗隆越远，所记录到的诱发电位含这种辅助成分就越多，所以准确安放电极可使这种辅助成分大为减少。

2. 脑干听觉诱发电位（BAEP）　各波的发生源主要在脑干同侧听系，由罗马数字标定 I～Ⅶ波。

（1）I波：与听神经颅外段的电活动有关，是动作电位或突触后电位。

（2）Ⅱ波：有两个发生源，一个是听神经颅内段，另一为耳蜗核的突触后电位。

（3）Ⅲ波：与上橄榄核或耳蜗核的电活动有关。

（4）Ⅳ波：与外侧丘脑系神经核团的电活动有关。

（5）Ⅴ波：除与外侧丘脑系有关，尚涉及下丘核的中央核团。

（6）Ⅵ波：为内侧膝状体突触后电位。

（7）Ⅶ波：涉及听放射和原始听皮质。

3. 短潜伏期体感诱发电位　体感诱发电位（SLSEP）是因反复刺激皮肤，多由中枢神经系统的体表投射部位记录而得，其成分分别代表脊髓、脑干和大脑皮质等部位，故可作为中枢神经系统主要诊断手段之一。它有上、下肢 SLSEP 之分。

（1）上肢 SLSEP：N_9 为臂丛，电位，用非头参考颈$_7$记录时，N_{11} 为颈髓后索远场电位，N_{20} 为体感皮层一级原发反应，是刺激对侧中央后回记录，在中央前回记录的 P_{22} 和 N_{30} 可能起源于 4 区域、6 区域及 9 区域。

（2）下肢 SLSEP：马尾电位为周围神经监护电位，其作用与上肢 N_9 类同，腰髓电位则起源于腰髓后角突触后电位，刺激胫后神经时对侧中央后回记录为 P_{40}，是一级体感皮质的原发反应。

五、诱发电位在临床上的应用价值

诱发电位是继脑电图和肌电图之后临床电生理学的第三大进展。临床上，诱发电位可用来协助确定中枢神经系统可疑病变，帮助病损定位，监护感觉、运动系统的功能状态，为预后和康复治疗提供确切指标，因此它是神经内科、神经外科、康复科等的有力工具，能为临床医疗、科研提供有价值的资料。

（一）视觉诱发电位的临床应用

1. 视神经炎和球后视神经炎　PRVEP 对视神经的脱髓鞘疾病很敏感，有 90% 以上的患者都有 PRVEP 异常。

2. 多发性硬化　是中枢神经系统的脱髓鞘疾病，临床表现为四肢无力甚至瘫痪，智力意识均有不同程度下降迟钝，有学者提示 95% 以上的患者 PRVEP 异常，而且异常变化显著，P_{100} 延长达 30ms 以上。

3. 弥散性神经系统病变　包括：①脊髓小脑变性；②肾上腺白质营养不良；③进行性神经性腓骨肌萎缩症；④帕金森病；⑤慢性遗传性舞蹈病；⑥恶性贫血；⑦慢性肾病；⑧脊髓病，尤其是慢性病变患者；⑨脑肿瘤和脑梗死等。以往对这些疾病不了解其有视觉系统的损害，但经检测都发现有 PRVEP 异常，无疑给这些疾病提供了又一个临床客观指标，同时给治疗方案也提出了新的要求。

（二）听觉诱发电位的临床应用

脑干听觉诱发电位 BAEP 可以提供听力学和神经学两方面的资料，常用于下列神经系统疾病的检测。

1. 听神经痛 是 BAEP 最敏感的检测的病变。

2. 小脑脑桥脚肿瘤 如果已出现脑干和颅神经症状，这时不难诊断，如果肿瘤较小时，则 BAEP 便会帮助早期发现。

3. 脑干髓内肿瘤 BAEP 的阳性率很高。

4. 脑干血管病 脑干出血，脑干梗死，BAEP 异常率更高。另外，过性脑缺血发作或可逆性卒中发作，阳性表现文献报告不一致，但可提供异常变化指标。

5. 脑死亡 BAEP 各波均不能引出或 I 波可见，此时可判定脑死亡。

6. 其他 多发性硬化、脑桥中央髓鞘溶解症、白质营养不良。

（三）体感诱发电位的临床应用

体感诱发电位在临床上应用很广泛，亦即从皮质到末梢的神经功能均可通过调整记录电极，精确地检测不同节段部位的情况，给临床一个明确的指标和解释。

当周围神经、神经丛、神经根、脊髓前角和后索、脑干以及皮质受损时，从不同部位记录相应的改变。尤其是大脑皮质和皮质下神经元受损时，SEP 晚成分会有异常改变，它比脑电图更敏感，更易于比较和分析。因此，临床上对如下疾病均可进行 SEP 检测：①各种周围感觉、运动神经病损；②各种原因所致神经根和脊髓受损疾患；③各系统的脱髓鞘疾病；④颅脑疾病和损伤（包括脑血管意外疾病）；⑤各种中毒和中枢神经系统损害、癫痫、精神疾病及心理研究等；⑥昏迷及死亡等。

（刘营营）

第四章

神经系统疾病的治疗新技术和新方法

第一节 颈内动脉内膜剥脱术

颈内动脉内膜剥脱术（carotid endarterectomy，CEA）是通过外科手段在直观下将堵塞在颈动脉内的粥样硬化斑块去除，预防由于狭窄或斑块脱落引起脑卒中的一种方法。

1954 年进行第一次的颈动脉内膜剥脱术（CEA），在随后的几十年里，大量的 CEA 手术得以开展，到 1985 年，手术的数量已经达到 10 万余例。但是，没有大规模的临床试验验证 CEA 是否优于内科非手术治疗。北美症状性颈内动脉狭窄内膜剥脱研究（North American Symptomatic Endarterectomy Trial，NASCET）和欧洲颈动脉外科研究（The European Carotid Surgery Trial，ECST）先后在 20 世纪进行了 CEA 与内科（主要使用阿司匹林）非手术治疗的疗效对比，两研究均证明对于狭窄程度在 70%～99% 的症状性颈内动脉狭窄的患者，CEA 组严重卒中的危险和所有卒中的危险均明显下降，CEA 明显优于内科非手术治疗。无症状性颈动脉粥样硬化研究（Asymptomatic Carotid Atherosclerosis Study，ACAS）入选 1 662 例颈动脉狭窄 >60% 的无症状患者，进行手术和药物治疗的对比，在平均随访 2.7 年后，同侧卒中、围术期卒中或死亡的风险在外科手术组患者为 5.1%，药物治疗组患者为 11.0%，提示对于无症状狭窄的患者 CEA 治疗可以使之获益。欧美的研究结论推动了 CEA 在治疗此类疾病中的应用，一度曾经为治疗此类疾病的标准术式。

随着颈内动脉支架手术（CAS）在颈内动脉狭窄患者治疗中的开展，特别是发明保护装置之后，使得 CAS 的安全性得以明显改善，CEA 的地位受到了挑战，对于 CAS 与 CEA 孰优孰劣的争论已经进行了十余年，为证明两者的优劣，国际上也进行了大量研究。CREST 研究国际多中心随机对照研究，比较了 CEA 与 CAS 的安全性与疗效，结果提示症状性患者主要终点事件（30d 死亡、卒中、心肌梗死及 4 年的同侧卒中）发病率两种治疗方法没有区别，并且提示 CEA、CAS 分别更适合年龄 >70 岁和 <70 岁的患者；SAPPHIRE 研究提示对于 CEA 高危患者 CAS 在有保护装置协助下其围术期的死亡、卒中、心肌梗死的总发病率低于 CEA 组（分别为 4.4% 和 9.9%），主要终点事件（死亡、卒中、心肌梗死等）发生率明显低于 CEA（分别为 12.0% 和 20.1%）。

近些年由于药物治疗飞速发展，治疗更加的规范，有学者认为其疗效较 CEA 并不差，目前缺乏对 CEA 与最好的内科非手术治疗的比较。

1. 手术适应证　如下所述。

（1）在过去的 6 个月内症状性同侧严重颈动脉狭窄（70%～99%）的患者。

（2）在过去 6 个月内症状性同侧中度颈动脉狭窄（50%～69%）的患者，要根据患者的具体情况（年龄、性别、肥胖、伴发疾病）决定是否手术。

（3）无症状的颈动脉狭窄患者（脑血管造影 >60%，多普勒超声造影 >70%）。

2. 手术禁忌证　如下所述。

（1）难控制的高血压：血压高于 24/15kPa（180/110mmHg）时不宜手术。

（2）6 个月以内心肌梗死、心绞痛、充血性心力衰竭。

（3）慢性肾功能衰竭、严重肺功能不全、肝功能不全。

（4）特别肥胖、颈强直者。

（5）责任血管侧大面积脑梗死，对侧肢体严重残疾。

（6）恶性肿瘤晚期。

（7）对侧 ICA 闭塞。

3. CEA 手术并发症　如下所述。

（1）局部神经损伤：不常见，且多为持续数周至数月的可逆性短暂神经功能缺失，常见受损的神经有喉返神经、面神经、舌咽神经、迷走神经等。精细的外科技术以及丰富的解剖学知识，应用锐性剥离及常规使用双极电凝，将有助于预防大多数脑神经损伤的发生。

（2）高灌注综合征：一般出现在有严重狭窄和长期低灌注的患者，该类患者狭窄的颈内动脉自主调节功能减退，不能根据血压的波动而调节血管的收缩与舒张。表现为头痛、昏睡、癫痫、脑水肿、脑出血等。严格控制血压是最直接有效的方法。

（3）脑梗死或 TIA：表现为突发的中枢神经受损症状和体征，多为是栓塞，原因有术中斑块脱落及术后动脉闭塞。

（4）伤口局部血肿：是常见的并发症，因伤口血肿一般相对较小，几乎很少引起不适，大的血肿、明显的局部压迫症状或有扩散倾向的需要紧急处理。

（5）高血压：很重要的并发症，能够增加术后并发症的危险，如颈部血肿和高灌注综合征，可能由于手术影响了颈动脉窦压力感受器的敏感性。因此，除术前要积极控制高血压外，在分离颈总动脉时应仔细，避免损伤迷走神经和颈动脉窦压力感受器。

（6）低血压：通常都能在 24～48h 恢复。补液或输注升压药物效果较好，严重低血压者应排除心肌梗死的可能性。

（7）狭窄复发：颈动脉内膜剥脱术后可以再次出现有症状或无症状性狭窄，复发的原因可分为局部或全身性因素，而重要的局部决定性因素之一则是颈动脉内膜剥脱部位的残余病灶。因此，手术时应尽可能地将病变斑块剥除干净。

CEA 作为治疗颈内动脉开口部位狭窄最重要的外科治疗方法，已经被证明确实有效，但是由于存在手术风险，由 AHA 公布了 CEA 的质量标准：手术医生须年手术 25 台以上，围术期卒中发生率和病死率须控制在：症状性狭窄患者 <6%、无症状性狭窄患者 <3%。目前尚缺乏 CEA 与最好内科治疗的疗效观察对比。

（王荣菊）

第二节　缺血性脑血管病的血管内治疗

脑供血动脉的狭窄近些年在缺血性脑血管病的重要位置日益受到重视，动脉的狭窄主要通过降低了脑灌注和脑供血量、栓塞、狭窄远端血栓清除能力的下降导致缺血性事件的发生，因此清除狭窄，改善不稳定的狭窄处的斑块，能够提高脑供血和灌注，减少栓塞事件的发生，从而起到预防缺血性脑血管病的发生。对于颈内动脉开口部位的狭窄，可以采用颈内动脉内膜剥脱术（CEA）进行治疗，而其他部位的狭窄到目前为止外科内膜剥脱术尚无法进行有效的干预。近些年来，已经被证明行之有效的治疗心血管病的方法开始在缺血性脑血管病中得到广泛尝试，主要包括血管成形术和动脉溶栓/取栓术。血管内治疗对设备的要求更高，且非有经验的团队不能为之。

（一）脑供血动脉的血管成形术

1979 年，球囊血管成形术首次应用于颈动脉狭窄的治疗。1989 年，首个球囊扩张支架在颈动脉中成功应用。脑供血动脉的血管成形术是通过机械（球囊扩张、球囊扩张联合支架置入等）的方法改善影响供血动脉的病变（动脉狭窄、动脉夹层、动脉闭塞等），目前主要采用的方法是球囊扩张联合支架置入术。

1. 血管成形术适应证　症状性颈内动脉狭窄（>70%），不适合进行 CEA 治疗（主要是外科治疗的高危人群）；症状性颅内动脉狭窄（＞70%）及症状性颅外椎动脉狭窄。

2. 血管成形术禁忌证　并发颅内外肿瘤或 AVM、目标血管侧大脑半球功能严重受损、4 周内发生过卒中、无合适的血管入路、患者或患者家属不配合。

3. 血管成形术的并发症及危险　死亡、心肌梗死、动脉损伤、短暂性脑缺血发作、脑梗死、脑出血和高灌注综合征等。

脑供血动脉的血管成形术近些年来随着器械的发展，其发展迅速，越来越显示了其优越性，对颈内动脉狭窄的甚至可以与 CEA 相媲美，但是其受手术者的综合医学水平和操作技巧的影响很大，所以在对脑供血动脉的血管成形术的术者进行严格有效的培训是很重要的。关于 CEA 与 CAS 的优劣争论可能会持续很长的时间，但是治疗的微创化是医学的发展方向，笔者相信随着 CAS 培训的系统化、术式的规范化，有可能会取代 CEA。大规模的临床试验多在与 CEA 进行比较，但是尚缺乏其与最好的内科治疗相比较的大规模临床试验证据。

（二）动脉内溶栓、动脉内器械取栓术/碎栓术

静脉 t-PA 溶栓是急性缺血性卒中的有效治疗方法，但其存在明显局限性，主要包括溶栓时间窗短（4.5h）、再通率低、用药量大等。鉴于以上缺点，一些研究人员开始关注动脉内溶栓药物的应用，包括尿激酶（UK）、t-PA 和 pro-UK 等。动脉溶栓开始于 1983 年，是近年研究的热点。目前多采用超选择性血管内溶栓，造影确定闭塞部位后，经微导管接在血栓内注药，使得血栓局部较高的药物浓度，提高血管再通率，溶栓过程中反复血管造影，可即时监测血管再通和再通后有无狭窄等。关于动脉内溶栓的典范是 PROACT I 和 PROACT II 研究，两者比较了动脉内 pro-UK＋静脉内肝素与动脉内安慰剂＋静脉内肝素的效果。与静脉溶栓相比，动脉溶栓有较高的血管再通率，且症状性 ICH 的比例与 NINDS t-PA 研究相似。还有一些关于动脉溶栓的研究结果提示，发病后 3～4h 开始治疗可获得较高的血管再通率及较好的预后。

动脉内器械碎栓/取栓术比血管内药物溶栓治疗更具优势。它操作更快，只需数 min 就能实现血管再通，而动脉溶栓治疗则需要时间较长。器械溶栓颅内和全身出血的发生率也更低，再通率更高，对于大血管采用机械方法更有效。取栓/碎栓术不仅能够直接取出血栓，而且还通过破碎血栓或通过血栓，增加溶栓药物与血栓的接触，从而增强纤溶药物的药理作用。血管内器械干预治疗可分为血管内器械取栓、器械碎栓及两者联合三方面，这方面器械有 Microsnare、Neuronet、Penumbra、Merci Retriever、Angiolet 等。脑缺血多种机械取栓研究（MERCI）为国际性、多中心、前瞻临床研究。该研究的对象是发病 8h 以内、存在大血管闭塞的急性卒中患者，且为不适宜接受静脉 rt-PA 溶栓或静脉溶栓治疗未成功的患者。研究结果提示静脉 rt-PA 溶栓后进行机械取栓和仅采用机械取栓是同样安全的，对于不适宜静脉 rt-PA 溶栓治疗以及静脉溶栓失败的急性缺血性卒中患者，采用第一代和第二代 MERCI 装置进行机械取栓，对于病变血管的开通是有效的。

1. 动脉内溶栓和动脉内器械取栓术/碎栓术的适应证　发病 8h 内由大脑中动脉闭塞导致的严重脑卒中不适宜静脉溶栓的患者；发病 24h 内后循环闭塞导致严重脑卒中的且不适合静脉溶栓的患者；没有使用溶栓药和动脉内治疗的禁忌证。

2. 动脉内溶栓和动脉内器械取栓术/碎栓术的禁忌证　超过时间窗的严重卒中患者；NIHSS 评分＞30 分，＜4 分；6 周内有卒中发作史、卒中发生时有癫痫发作、临床提示蛛网膜下腔出血；颅内出血史或颅内肿瘤、难治性高血压、30d 内曾行外科手术或创伤、90d 内曾有头部外伤、14d 内有出血或活动性出血、口服抗凝 INR＞1.5。

3. 动脉内溶栓和动脉内器械取栓术/碎栓术的并发症同血管成形术　动脉内溶栓和动脉内器械取栓术/碎栓术仍存在局限性，其中最主要的局限性在于自发病至开始治疗的时间差及治疗开始至出现血管再通的时间延误。如，在 PROACT II 研究中，自发病至开始治疗的时间差中位数＞5h；该技术对术者和其合作团队及仪器的要求更高，需要熟练的介入操作和丰富的脑血管病相关知识。另外，有些研究表明，血管再通并不意味着良好的临床结局，血管再通还不能替代临床终点作为疗效评价的指标。

（王荣菊）

第三节 功能神经外科在神经内科的应用

采用手术的方法修正神经系统功能异常的医学分支是为功能神经外科学（Functional Neurosurgery），早期亦称生理神经外科学、应用神经生理学。功能神经外科是运用各种手术或技术对中枢神经系统的某些结构进行刺激、破坏或重建，实现新的各系统平衡，达到缓解症状、恢复神经功能的目的，改善中枢神经系统的功能失调。

最早开展功能性神经外科工作是 Horsley，但真正将功能神经外科工作用于临床是 1947 年 Spiegel 和 Wycis。20 世纪 60 年代中期开始，随着各种定向仪的研制成功，较以前更加准确，疗效明显提高。

1. 功能神经外科的适应证 药物治疗效果差的帕金森病、难治性癫痫、微血管减压术能够治疗的疾病（三叉神经痛、面肌痉挛、舌咽神经体痛）、癌性疼痛及顽固性疼痛、小儿脑瘫等。

2. 功能神经外科的禁忌证 尽管功能神经外科手术在帕金森病、癫痫和疼痛等功能性脑病的治疗上获得了巨大的成功，但尚有部分功能性脑病不能采用功能神经外科手术，如：

（1）患者不满 18 岁或超过 65 岁。

（2）并发有其他急慢性疾病，如酗酒、镇静药及违法药物的滥用。

（3）并发偏执型或边缘型、反社会型、表演型的个性异常是相对的手术禁忌证，逃避或强迫症型个性异常不是禁忌证，随焦虑症的治疗成功该组症状可以消除。

（4）并发中枢神经系统病变，如脑萎缩、痴呆或肿瘤。

3. 功能神经外科的检测方法 如下所述。

（1）电生理技术的临床应用：神经电生理技术（肌电图、诱发电位及细胞内、外放电记录技术等）使手术的靶点更为精确，而且还应用于手术患者的选择和术后疗效的预测和评估，广泛应用于运动障碍病、癫痫、疼痛等疾病的手术靶点的选择和确认。应用微电极技术有助于靶点的最终确认。

（2）实时磁共振成像（interventional MR imaging, iMRI）技术：利用开放式磁共振仪进行磁共振成像（MRI）影像实时引导手术，使得操作台上即可以清晰地看到所要定位的手术靶点，三维重建技术为手术提供了良好的角度和方向，提高了手术的疗效。但是 iMRI 设备和检查费较昂贵，限制了它的普及和应用；对患者体动敏感，易产生伪影，不适于对急诊和危重患者进行检查。

（3）功能性磁成像（functional MR imaging, fMRI）技术：可以一次成像同时获得解剖与功能影像，被广泛地用于人脑正常生理功能、脑肿瘤和癫痫的术前评价，协助制订手术方案并最大程度保留神经功能。但其扫描时间长，空间分辨力不够理想；对体内有磁金属或起搏器的特殊患者不能使用。

（4）正电子发射扫描技术（PET）：PET 扫描技术通过扫描颅内各分区的代谢情况，来判定病变的范围和程度。目前已在癫痫的手术中广泛应用。但是其体层面有限，造价高，正电子核素大都由加速器产生，半衰期短，制作和标记条件要求高。

4. 功能神经外科植入材料 如下所述。

（1）脑深部电刺激电极：利用脑立体定向手术在脑内某一个特殊的位置植入电极，通过高频电刺激，抑制异常电活动的神经元，从而起到治病的作用，称为深部脑刺激技术（deep brain stimulation, DBS）。由于不破坏脑组织，为患者保留了今后接受其他新的治疗的机会。目前已经广泛应用于帕金森病、原发性震颤、癫痫、肌张力障碍等疾病的治疗。

（2）迷走神经刺激器（VNS）：VNS 类似于 DBS，主要用于各种类型的癫痫患者，控制癫痫发作，有效率在 60%～80%，刺激电极安装在颈部迷走神经上，延伸导线连接安装在胸前锁骨下的刺激器，刺激参数通过体外程控仪控制，可根据术后的病情调节刺激参数，满意控制癫痫。其特点为手术损伤小。

（3）微电脑泵（microcomputer pump）：根据症状和病种差异，选择植入的部位和药物。可以在体外程控状态下，根据病情的需要，调节注射药物的速度。

（4）脊髓和周围神经电刺激：装置类似于 DBS，主要用于顽固性疼痛的治疗。避免了长期口服镇痛药的不良反应，难度不高，易开展。

（王荣菊）

第四节　立体定向技术

一、立体定向技术的发展

立体定向技术是利用空间一点的立体定向原理，通过影像学定位和测算，确定脑内某一解剖结构或病变部位，即靶点在颅腔内的坐标；再采用立体定向仪，将立体定向治疗专用的特殊器械与装置，如微电极、穿刺针、射频针等置入脑内特定靶点，制造毁损灶、消除病变等，以达到进行生理研究、诊断或治疗脑部疾病的目的。其主要特点是定位精确、创伤性小。立体定向术是常用来治疗功能性疾病，如运动障碍性疾病、癫痫、顽固性疼痛、难治性精神病、顽固性三叉神经痛等。由于立体定向技术多是采用毁损靶点病灶，达到治疗的目的，因此一般是药物及针灸、射频等治疗无效的情况下才采用。

立体定向技术的完善需要建立与之配套的立体定向计划系统，实际上是一种先进的神经影像融合计划系统，通常以 CT 或 MRI 作为基础图像，并结合脑电图、脑磁图、解剖图谱、神经导航、神经示踪等图像，经过影像学上的融合处理后，设计出不同的治疗路径、对即时的视图反馈信息进行研究、提供脑内靶点体积和结构的治疗前演示，评估不同的治疗入路，利于医生选择最佳路径，提高临床效果。

脑立体定向技术由 Horsley 与 Clarke 创始，当时是为了研究脑的解剖生理。其机制是将颅腔视为一个空间，脑内某一个解剖结构作为靶点。根据几何学的原理，定出靶点的三维坐标。1908 年试制成原始的实验用脑立体定向仪，成功地将电极送到脑内靶点。1947 年，美国学者 Spiegel 与 Wycis 首先应用自制的立体定向仪完成首例人脑立体定向手术，治疗帕金森病取得了成功。这是脑立体定向术发展史上的里程碑。1949 年，瑞典神经外科学家 Leksell 教授首先提出立体定向放射外科的构想，发明了第一代立体定向放射装置，并于 1951 年成功地将多束射线集中聚焦在三叉神经半月节上，治疗三叉神经痛，开创了立体定向放射外科治疗的先河。1955 年，Hassler 报道了刺激和电凝患者丘脑的研究结果，为治疗各种运动障碍性疾病选择靶点奠定了基础。但此阶段确定颅内病变的靶点坐标需要脑室造影，X 线摄片间接定位，然后换算成立体定向仪三维坐标，整个过程烦琐、费时、误差较大。治疗范围主要是功能性疾病。

1972 年 CT 问世以后，现代医学影像学进一步发展，立体定向治疗的发展进入了一个崭新的阶段，具体体现在：①CT 和 MRI 等数字化医疗影像技术为立体定向治疗的发展奠定了基础，把 CT 或 MRI 等影像学资料传输到计算机工作站或治疗计划系统，进行三维重建，直观显示靶点解剖结构和坐标，设计手术的具体参数。②CT、MRI 扫描可以直接显示颅内病变及其靶点，避免了脑室造影间接定位不够精确、术后并发症多的缺点，先进的立体定向仪借助 CT、MRI 引导，实际治疗的精确度误差已降至 ±（0.3～0.5）mm。CT、MRI 引导的立体定向治疗，也称开放的 CT 或 MRI，利用先进影像技术，随时直接观察靶点或利用探针间接定位靶点。螺旋 CT 及体积扫描技术的广泛应用，使得扫描速度和分辨率提高；MRI 软件和脉冲序列的开发，使得高速成像进一步完善，空间分辨率正在接近 CT 水平。这些进步，为立体定向术创造了良好的发展前景。③伴随着影像学引导技术的发展，立体定向仪也在不断更新，先进的立体定向仪头部框架（或基环）常常能够达到 CT 和 MRI 兼容。今后立体定向仪将继续朝着通用、精确、轻巧方向发展，与之配套的附属设备也将更加完善。

二、脑立体定向技术的基本原理

确定脑内任意解剖结构或病变，即治疗靶点在颅腔内的位置，首先要在脑内找到一个解剖位置相对恒定的结构作为治疗靶点定位的参考点。Ta－lairach 发现第三脑室周边结构的前连合（AC）、后连合（PC）及通过 AC－PC 连线的平面可作为颅腔内的基准面，前连合与后连合可以在 CT 或 MRI 片上显示，并可测量出 AC－PC 线长度。AC－PC 线的位置变动很少，正好位于脑的中线矢状面。AC－PC 线之中点，通常便作为颅腔内三维坐标的原点（O）。通过此原点与 AC－PC 线作为基准，可构成三个相互垂直的平面：①水中面（X），即通过 AC－PC 线的脑水中切面；②冠状面（Y），即通过 AC－PC 线中点（O）并与水平面相垂直的脑冠状切面；③矢状面（Z），即通过大脑两半球的垂直面，此垂直面与 AC－PC 线重叠。上述三个相互垂直平面的交汇点即 AC－PC 线中点，亦即坐标原点（O）；交汇的线段成为 X、Y、Z 线轴。由此可测量出脑内任一目标在 X、Y、Z 平面与线轴上所处的位置数据。由此测出的三个坐标数值，通常以 mm 计算，靶点的位置便确定了。病灶位置可采用立体定向仪所建立的立体定向治疗系统坐标中准确地显示出来：首先对患者进行 CT 或 MRI 扫描，初步确定病灶。随后，在患者的头颅上安装立体定向框架，形成一个三维空间坐标体系，使脑部结构包括在这个坐标体系内，将框架和患者一起进行 CT 或 MRI 扫描，得到带有框架坐标参数标记的患者颅脑 CT 或 MRI 的图像，然后在计算机工作站上实现三维重建。患者颅脑内的各个解剖结构在坐标系内都会有一个相应的坐标值，然后通过脑立体定向仪定义的机械数据来达到该坐标点，从而实现脑立体定向。

多模态图像融合技术在立体定向治疗计划系统中非常重要，在实施治疗前，将脑部的解剖图像与功能图像进行融合。磁共振功能成像技术（functional magnetic resonance imaging, fMRI）目前已广泛应用于脑的基础研究和临床治疗，可以对脑功能激活区进行准确的定位。fMRI 与弥散张量成像（diffusion tensor imaging, DTI）、脑磁图（magnetoencephalography, MEG）、经颅磁刺激（transcranial magnetic stimulation, TMS）等技术相结合，可得到更多的脑功能活动信息。弥散张量成像可据白质张量性质计算出白质纤维束，在三维空间内定量分析组织内的弥散运动，利用各向异性的特征无创跟踪脑白质纤维束，fMRI 与弥散张量成像技术可以建立激活区域的功能连接网络图，有利于解释结构与功能之间的关系。而脑磁图主要反映神经细胞在不同功能状态下产生的磁场变化，可以提供脑功能的即时信息和组织定位，fMRI 与脑磁图技术相结合可以弥补其时间分辨率的不足，可解决脑部区域性活动的时间问题。随着 fMRI 和图像后处理技术的不断改进和完善、高场磁共振机的发展，能够使 fMRI 试验的可重复性和空间定位的准确性大大提高。脑图谱成形以及纤维束跟踪图示等，可以显示大脑的重要功能区以及将解剖图像与功能图像完美的融合，并且勾画出连接各功能区的纤维束，便于医生避开这些组织，准确定位靶点，制订最佳的手术路径。

三、脑立体定向用于功能性疾病的治疗

1. 原发性帕金森病　立体定向术治疗帕金森病已有 50 年的历史，自从 Spiegel 和 Wycis 于 1947 年首次开展立体定向手术治疗帕金森病以来，许多学者做了大量的工作，脑内的几乎所有的核团都被尝试用来治疗帕金森病，到目前为止，最常用和最有效的核团有丘脑腹外侧核（VL）、丘脑腹中间核（VIM）、苍白球（Gpi）和丘脑底核（STN）。20 世纪 80 年代后期，影像学技术的发展和微电极的电生理记录在术中的应用，使核团靶点的定位更加精确，实现了功能定位；其中苍白球腹后内侧部的毁损手术（PVP）对帕金森病的症状改善比较全面，主要表现在僵直和运动迟缓方面，改善为 90% 左右，对震颤和运动并发症也有良好的效果。但核团毁损手术有一定的局限性，术后不可避免出现症状复发，而且双侧 PVP 治疗可能出现严重的并发症，如吞咽困难、言语障碍等。1987 年，法国的 Benabid 首次采用脑深部电刺激（deep brain stimulation, DBS）治疗特发性震颤（ET）取得了突破，后又成功地治疗了帕金森病，DBS 被认为是继左旋多巴问世以来治疗帕金森病最重要的进步，它的优点是非破坏性、可逆性，可行双侧治疗，对症状的改善非常全面，特别是中线症状，不良反应小、并发症少，不存在复发问题，长期有效。通过临床观察和随访，STN 被认为是治疗帕金森病最理想的靶点，DBS 有望最终取代毁损手术。

2. 伽马刀放射外科治疗　该治疗是采用立体定向技术，将 20 个 ^{60}CO 放射源的 γ 射线集中聚焦照射到靶点，毁损病灶，而对周围正常脑组织，几乎没有任何损伤。目前主要治疗帕金森病，根据患者的不同表现，采用毁损不同核团，如以震颤为主的帕金森病，治疗的靶点是在丘脑运动区中的丘脑腹后核或腹中间核；晚期帕金森病，尤其是用多巴丝肼（美多巴）疗效减退后出现僵硬、运动迟缓，毁损靶点

是苍白球内侧核。

3. 三叉神经痛立体定向放射外科治疗 有Ⅰ级、Ⅱ级和Ⅲ级的证据支持立体定向放射外科治疗难治性三叉神经痛。

目标人群：典型三叉神经痛男女患者，药物难治，常伴有内科并发症及高龄等外科治疗风险；经过其他外科手术治疗后的疼痛复发者。

患者有典型的三叉神经痛，经过适当的药物治疗，可推荐患者行伽马刀治疗，特别是患者伴有并存疾病、进行经皮穿刺毁损三叉神经节有不良反应风险。患者经过药物治疗后不能控制疼痛发作时，可按照自己意愿选择创伤小的伽马刀治疗。伽马刀治疗后继续口服同剂量药物直到疼痛缓解，并且要随访，如果疼痛持续缓解可逐渐减少药物剂量。伽马刀治疗后疼痛复发者或患者对伽马刀治疗的初期有部分疗效者，仍可再次伽马刀治疗，两次伽马刀照射之间的安全间隔时间是6个月。主要不良反应不十分常见，有面部麻木（<10%）、神经变性疼痛（<1%）等。

4. 癫痫 脑立体定向手术治疗癫痫的机制有3个方面：通过立体定向技术确定致痫灶的位置并实施手术毁损；破坏传导癫痫的途径，以阻断痫性放电传播；毁损脑内特定结构，从而减少大脑半球皮质的兴奋性，或增加对其他结构的抑制。其中临床最常用的主要是阻断癫痫放电扩散途径的脑立体定向手术，毁损的靶点一般为杏仁核、海马、Forel H、穹隆和前连合等区域，有效率50%~77%。

伽马刀治疗癫痫的适应证比较局限，主要是颞叶内癫痫、局灶性癫痫，致痫灶单一，定位明确，治疗范围不宜>4cm。

伽马刀治疗癫痫的禁忌证：癫痫样放电广泛而弥散；定位不明确；致痫灶>4cm。

5. 立体定向术用于其他神经内科疾病的治疗 该方法适用于一些经各种治疗无效的顽固性疼痛，恶性肿瘤引起的癌痛、精神性疼痛等；肌张力障碍；精神方面疾病。

（王荣菊）

第五节 神经导航技术

神经导航（neuronavigation，NN）是指采用各种技术，术前设计手术方案、术中实时指导手术操作的精确定位技术，意义在于确定病变的位置和边界以保证手术的微创化及完整切除。

神经导航主要有3种：立体定向仪神经导航、磁共振影像神经导航、超声波声像神经导航。

常规神经导航技术是应用解剖影像，精确定位脑内靶目标，实现颅脑手术微创化。功能神经导航是利用多图像融合技术，把靶目标的解剖图像、功能皮质和传导束图像（经功能影像检查获得）三者融合一起，结合导航定位技术，实现既要全切病灶，又要保留脑功能结构（功能皮质和皮质下传导束）和功能。功能神经导航可保护患者术后肢体活动、语言、视觉等不受影响。

神经导航手术临床应用于颅内肿瘤及神经内科某些疾病的治疗，如帕金森病、肌张力障碍、精神方面疾病等。

（王荣菊）

第六节 神经干细胞移植

神经干细胞（neural stem cells，NSCs）是具有自我更新和多向分化潜能的一类细胞，在适当条件下可以分化为神经元、星形胶质细胞及少突胶质细胞。NSCs的概念由Reynolds和Richards在1992年首先提出，彻底改变了以往认为成年人中枢神经系统不能再生的认识，为神经系统损伤类疾病提供了一种新的治疗途径。

Gage将NSCs的特性概括为三点：①其可以生成神经组织或来源于神经系统；②有自我更新能力；③可通过不对称细胞分裂产生新细胞。

神经干细胞不仅能促进神经元的再生和脑组织的修复，而且通过基因修饰还可用于神经系统疾病的基因治疗，表达外源性的神经递质、神经营养因子及代谢性酶，为许多难以治疗的神经系统疾病提供了新的治疗途径。

NSCs 来源较多，主要通过以下的途径获得：①来源于骨髓间质干细胞和多能成体祖细胞及脐血细胞，脐带血造血干细胞易分离，为神经干细胞移植较好的细胞来源；②来源于神经组织，已证实，成体哺乳动物中枢神经系统中存在两个神经干细胞聚集区，侧脑室下区和海马齿状回的颗粒下层；③从胚胎细胞和胚胎生殖细胞等经定向诱导分化而来。

NSCs 的具有多向分化潜能，通过不对称分裂分化成神经元、星形胶质细胞和少突胶质细胞三种主要神经组成部分；NSCs 具有自我复制和自我维持的能力，在一定条件下通过对称分裂维持干细胞库的稳定；NSCs 为未分化的原始细胞，不表达成熟细胞抗原，具有低免疫原性，故移植后相对较少发生异体排异反应，有利于其存活。

NSCs 的增生、迁移和分化不仅受细胞自身基因调控，还与细胞所处的微环境密切相关，分化过程中需要多种生长因子的协同作用，中枢神经系统中各种因子对发育期细胞都有着非常重要的影响。

NSCs 由于具有增生分化的可塑性，移植后的神经干细胞可以在神经系统内良好存活，能够大量增殖、迁移到不同的部位，分化成为相应的细胞类型，从而修复缺失的神经元和神经胶质，所以，NSCs 成为神经系统细胞移植的良好来源。成年人脑中确实存在神经干细胞，在一定的条件下（如注入诱导因子）可以进行增生、迁移和分化，分化出新神经元，可替代损伤的神经元而发挥功能。而且还可以在体外通过转基因技术对 NSCs 进行基因转导，可携带多个外源基因到体内，整合到宿主脑组织中并在宿主脑内迁移，使其成为基因治疗的良好载体。

目前，使用 NSCs 移植治疗神经科疾病的尝试很多。颅脑外伤和脑血管病导致的神经系统的后遗症，目前缺乏好的治疗策略，NSCs 移植为此类疾病提供了新的思路。有学者已经通过动物实验证明，NSCs 移植对改善脑卒中后遗症，国内报道临床使用蛛网膜下隙注射 NSCs 可以改善卒中患者后遗症状。

NSCs 移植治疗帕金森病，不仅可以补充凋亡的多巴胺能神经元，而且可以分泌神经营养因子减缓多巴胺能神经元的凋亡，从而长期改善患者的症状，通过基因工程将神经营养基因转入 NSCs，经移植进入脑内可以增加 NSCs 的分泌，可促进多巴胺能神经元分泌多巴胺，还可对多巴胺能神经元起到保护作用。

国内外的神经科学工作者已经使用 NSCs 移植治疗中枢神经系统慢性退变性疾病（帕金森病、亨廷顿病、阿尔茨海默病）、癫痫、多发硬化、血管性痴呆以及中枢神经系统肿瘤等进行动物治疗试验，有的已经进行了有益的临床尝试，治疗效果尚可。

NSCs 移植虽然前景很令我们向往，但是有许多问题没有解决。缺乏足够的证据来评价 NSCs 移植在神经功能恢复方面所起的作用。没有直接证据证明移植后能获得成熟神经元的全部特征或者获得功能性神经元。NSCs 移植在动物实验及临床观察时，均发现移植细胞存活时间较短、存活率不高、治疗效果不确切等缺陷。

（王荣菊）

第七节 基因治疗

基因治疗（gene therapy）是指通过在特定靶细胞中表达该细胞本来不表达的基因，或采用特定方式关闭、抑制异常表达基因，达到治疗疾病目的的治疗方法。基因治疗中枢神经系统疾病作为一种新的治疗方法，具有广阔的研究、应用和开发前景。

但血-脑屏障的存在，许多具有潜在治疗价值的 siRNA 或 DNA 不能从外周循环顺利转运到脑内。常规的脑部基因治疗手段是将基因载体通过立体定位手术直接注射入脑内。这种方法的弊端是基因扩散范围小，且难以控制，不利于基因治疗在人体的应用。非侵入性的方法是将 siRNA 或 DNA 从外周血管转运入中枢神经系统内。

近些年，随着基因研究的发展，各国学者对神经系统疾病进行了大量的研究，目前主要集中于癫痫和帕金森病，亦有学者对脊髓损伤修复、神经胶质瘤治疗、肌萎缩侧索硬化、亨廷顿病、脊髓小脑性共济失调、家族性阿尔茨海默病等进行了动物实验研究。

癫痫发作是基因治疗的重要靶点，病毒载体介导的基因治疗能产生神经元的稳定转导，影响神经元的兴奋性。由于促生长激素神经肽和神经肽 Y，能调节神经元的兴奋性，故很多学者把研究的方向放在两者的基因表达因子对抗癫痫方面的作用。有学者已经使用该种方法在动物实验中取得疗效。还有的学者通过病毒载体达到保护神经系统损伤的神经元凋亡和死亡的效果，特别是海马。基因治疗对癫痫的治疗将会主要集中于对难治性癫痫的治疗。

帕金森病病变部位局限，受累神经元较为单一，被认为是适合进行基因治疗。基因治疗帕金森病主要有 3 条途径：①引入保护基因，使多巴胺能细胞免受损害；②导入神经营养因子基因，维持多巴胺能细胞功能和延长寿命；③导入调控和/或分泌基因，表达酪氨酸羟化酶分泌多巴胺。同时也可以进行多基因联合转移提高疗效。目前帕金森病基因治疗还处于动物实验阶段，常用转移载体包括病毒载体（腺病毒载体、单纯疱疹病毒载体、腺相关病毒载体以及反转录病毒载体）、质粒载体，转基因路径主要包括直接法和间接法，前者就是直接将目标基因转入动物治疗靶区，后者则将目标基因首先在体外转入适当的靶细胞，再将转基因靶细胞植入动物脑内，常用的是直接法。

基因治疗应用于临床治疗尚存在许多问题，如如何确定治疗时机、如何对目标基因进行调控。因此，这种新的治疗技术在临床的广泛应用仍需时日。

（王荣菊）

第五章

神经内科常见症状与体征

第一节 头痛

头痛是神经系统临床常见的最常见症状之一，引起头痛的病因较多。

一、病史

（一）头痛部位

全头痛提示高血压、脑肿瘤、颅内感染及肌紧张性头痛；一侧头痛提示偏头痛、耳源性头痛、牙源性头痛、颞动脉炎等；前头痛多提示鼻窦炎、痛性眼肌麻痹。

（二）头痛性质及程度

波动性头痛常见于偏头痛；剧烈头痛见于蛛网膜下隙出血、偏头痛及急性颅高压；中度头痛见于慢性炎症、肿瘤；轻度头痛多为紧张性头痛。

（三）病程

头痛时间越长，症状波动，功能性头痛可能性大；头痛时间短，症状持续并有加重趋势，器质病可能性大。

（四）起病速度

急性起病多为偏头痛，脑出血、蛛网膜下隙出血；慢性起病为肿瘤、慢性炎症。

（五）伴随症状

头痛伴恶心、呕吐可为偏头痛、脑出血、蛛网膜下隙出血；伴头晕多为颅后窝病变；伴动眼神经麻痹多为动脉瘤。

（六）诱发、加重和缓解因素

咳嗽后加重多为高颅压；坐起头痛加重多为低颅压；紧张、睡眠不足可诱发紧张性头痛；压迫颞动脉可缓解偏头痛。

二、症状体征

头痛无神经系统体征多是功能性头痛；伴脑膜刺激征见脑膜炎、蛛网膜下隙出血；眼球突出、眼外肌麻痹、球结膜充血见于痛性眼肌麻痹；伴 Brun 征多为第四脑室活瓣性病变；一侧头痛伴对侧肢体运动障碍脑出血可能性大；慢性头痛伴癫痫发作提示脑囊虫病、脑肿瘤等。

（安雅臣）

第二节 眩晕

眩晕这种症状是机体对空间关系的感觉障碍或平衡感觉障碍。临床上可将其分为2种：①前庭系统性眩晕（亦称真性眩晕），是由前庭神经系统病变（包括前庭末梢器、前庭神经及其中枢）所引起，表现为有运动幻觉的眩晕，例如有旋转、摇晃、移动感。②非前庭性眩晕（亦称一般性眩晕），常由心血管疾病或全身性疾病所引起，表现为头昏、头胀、头重脚轻、眼花等，无外环境或自身旋转的运动觉。

前庭系统性眩晕中，通常又将内耳前庭至前庭神经脑外段之间病变所引起的眩晕，称周围性眩晕。前庭神经脑内段、前庭神经核及其联系纤维、小脑、大脑等的病变所引起的眩晕，称为中枢性眩晕。

周围性眩晕表现特征为眩晕呈旋转性或向上、下、左、右晃动的感觉，典型的真性眩晕为感到周围景物向一定方向旋转，即他动性旋转性眩晕，眩晕一般持续数分钟或数日，很少超过数周。眩晕程度多较重，以至于不能起身或睁眼。眼球震颤明显，呈水平性或旋转性，有快、慢相，常伴有耳鸣、听力减退和迷走神经激惹的症状，如恶心、呕吐、脸色苍白、出冷汗、血压下降，躯体多向眼震慢相侧倾倒。前庭功能检查呈无反应或反应减弱。前庭周围性眩晕常见疾病有：内耳眩晕症，良性发作性位置性眩晕，中耳炎所致的迷路炎，前庭神经元炎等。

中枢性眩晕临床表现特征为眩晕呈旋转性或摇摆感、倾斜感、地动感，眩晕持续时间较长，可在数月以上。眩晕程度较轻，眼震呈水平、旋转、垂直或混合性，可无快慢相，眼震可持续数月至数年。眩晕程度与眼震不一致，可伴轻度耳鸣及听力减退，迷走神经激惹症状亦较轻，躯体发生倾倒方向不定。前庭功能检查多呈正常反应，前庭功能各项检查之间表现为反应分离。中枢性眩晕常见于脑干炎症、脑血管病、多发性硬化及颅内肿瘤等。

一、内耳眩晕症

内耳眩晕症又称梅尼埃综合征，为内耳迷路的膜迷路积水所引起。其发病原因可能为血循环障碍、自主神经功能紊乱、代谢障碍、变态反应、病毒感染等。大多数患者初次发病都在 50 岁以前，以发生于青壮年为多，男性多于女性。发病率占眩晕患者的 9.7% ~ 30.0%。本病临床特征为发作性眩晕，波动性、渐进性、感音性听力减退、耳鸣，耳聋，发作时常伴头痛、恶心、呕吐、腹泻、面色苍白、脉搏慢而弱及血压降低等。眩晕发作时患者往往卧床，不敢睁眼、翻身和转头，每次眩晕发作历时 1 ~ 2d，即逐渐减轻而自行缓解。发作间歇长短不一，间歇期内一般无症状。

内耳眩晕症的原因至今未明确。治疗方法分为内科治疗与手术治疗 2 大类。

（一）内科治疗

1. 一般治疗　卧床休息，饮食以半流质为宜，酌情给予静脉输液以维持营养，尽可能避开外界环境的各种刺激。

2. 镇静剂及安定剂　应用目的在于清除患者焦虑不安情绪，抑制前庭敏感度，以减轻眩晕，另外尚有止吐作用。常用药物有巴比妥 0.03g，每日 3 次；地西泮 2.5mg，每日 3 次；异丙嗪 25mg，氯丙嗪 12.5 ~ 25.0mg 或奋乃静 2mg，每日 2 ~ 3 次。

3. 影响内淋巴电解质平衡　如下所述。

（1）限制水和盐分摄入：部分患者可以有效地控制发作或减轻发作强度，24h 液体摄入不超过 1 500ml，禁止吃含盐较多的食物，有人建议每日盐限制在 0.8 ~ 1.0g。

（2）利尿剂：是利尿脱水的一种有效方法。研究表明：耳蜗血管及蜗旋韧带和内淋巴管的细胞与肾小管的细胞结构相似，利尿剂可同时影响耳蜗与肾脏的离子交换。常用氢氯噻嗪 25mg，每日 3 次，螺内酯 20mg，每日 3 次，或呋塞米 20mg，每日 1 ~ 2 次。乙酰唑胺为碳酸酐酶抑制剂，致使钠钾及重碳酸盐类易于排出，故有减低内淋巴渗透压及利尿作用。于治疗前 3d 控制患者饮水及氯化钠摄入量，首剂为空腹一次服 500mg，以后每次 250mg，每日 3 ~ 4 次，10d 为一个疗程。服药后第 8d，可渐增加食物内的氯化钠含量。除口服法外，亦可用乙酰唑胺 500mg 溶于 10% 葡萄糖液 250ml 中做静脉滴注，每 6h 1 次，根据病情可连续应用 3 ~ 4 次，然后改用口服法。Jackson 等认为对内耳有毒性作用的利尿药如呋塞米、依他尼酸等不宜应用，眩晕急性发作期间可用肾上腺皮质激素地塞米松 10mg 静脉滴注，每日 1 次，可迅速缓解症状。

4. 影响耳蜗血管壁的渗透性　根据交感神经兴奋性过高导致耳蜗血管纹毛细血管收缩缺氧，继而渗透性增高的学说，可采用血管扩张药，以改善耳蜗血循环，降低毛细血管渗透性。常用地巴唑、罂粟碱、烟酸、倍他司汀、山莨菪碱以及中药毛冬青、葛根等。

5. 钙离子通道拮抗剂　它具有选择性阻断病变细胞膜的钙离子通道，且有改善内耳循环的作用。常用：盐酸氟桂利嗪 5mg，每晚 1 次，口服或尼莫地平等静脉滴注。

6. 影响终末感觉器官和中枢神经系统活动性　如下所述。

（1）抗胆碱能药物：作用于自主神经系统，对控制前庭症状效果较明显。东莨菪碱 0.3mg，溴丙胺太林（普鲁本辛）15mg，阿托品 0.5mg，口服，每日 3 次；山莨菪碱 5~10mg，肌内注射，每日 1 次。其中以东莨菪碱抗眩晕作用最强，不良反应小，可列为首选药。

（2）抗组胺药物：控制前庭症状最好。其抗眩晕机制可能是通过对中枢和周围神经系统乙酰胆碱的拮抗作用。常用药物有：苯海拉明每次 25~50mg，异丙嗪每次 12.5mg，茶苯海明片，本品含氨茶碱苯海拉明 50mg/片，每次 1~2 片，每日 3 次，小儿酌减。盐酸氯苯丁嗪（安其敏）每次 25~50mg，每日 2~3 次，作用时间长而持久，具有镇吐作用。除以上常用药物外，曾有人试用桂利嗪和地芬尼多，桂利嗪对前庭功能有显著抑制作用，对外周性病因引起的眩晕效果好，每次 15~30mg，每日 3 次，尚具有镇静作用；地芬尼多抑制前庭神经核的兴奋性，每次 25~50mg，每日 3 次。硫乙拉嗪止吐作用强，口服成人每次 10mg，服用 3~4d 后可完全控制恶心、头晕等症状。

（3）麻醉类药物：利多卡因对控制自主神经症状、眩晕耳鸣效果明显。急性期应用可明显缓解症状，用法为 1mg/kg 配成 0.5%~1.0% 溶液，缓慢静推（注入 5~6mg/min），或 40~80mg 溶于 5% 葡萄糖液 500ml 中静脉滴注。

7. 中医治疗　中医学论述眩晕病因以肝风、痰湿、虚损三者为主，治疗方面概括于下：

（1）由于脏腑失和，痰火上扰，治宜和胆清火，除痰止眩，方剂为温胆汤加减。

（2）由于脾失健运，水浊中阻，治宜运脾引水，化湿除病，方剂为半夏天麻白术汤加减。

（3）肝炎应以泻肝胆，清热为治，如龙胆泻肝汤。

（4）肾阴不足应滋肾壮水，用六味地黄丸。

8. 间歇期治疗　应注意休息，避免过度疲劳和情绪激动，低盐饮食，对发作频繁者，应继续应用上述药物治疗，以巩固疗效、减少发作次数。

（二）手术治疗

对反复发作的眩晕，或无间歇期已长期不能工作者，或听力丧失至少在 30dB 以上，语言辨别率 < 50%，用药物等保守治疗半年以上无效者，应采用手术治疗。治疗原则为破坏迷路的前庭部分，尽可能保留听力。Fish 把内耳眩晕症的手术治疗归纳为 3 种：

（1）保守性：内淋巴囊分流、减压与切开。

（2）半破坏性：前庭神经和前庭神经节切断术。该法可防止眩晕进一步发作而不影响其尚存的听力，用于两侧病变或一侧病变而希望保留其听力者。

（3）破坏性：迷路切除术和耳蜗前庭神经切除术，该法能持久地缓解眩晕症状，但因可导致手术侧耳聋，仅适用于单侧病变，且听力已严重而持久地受损者，双侧病变则不宜采用。

二、良性发作性位置性眩晕

在一个特定头位或头位变换时产生的眩晕称之为位置性眩晕，可分为 2 类，一类由中枢神经系统疾患引起，另一类由前庭外周性病变引起，称为良性发作性位置性眩晕。

良性发作性位置性眩晕常发生于 50~60 岁，女性多于男性。在眩晕患者中占 18%，在睁眼做体位试验所见到的位置性眼球震颤中，有 80% 是本病。眩晕具有周围性、位置性的特点，让患者采取能诱发出眩晕的体位，一般在 3~6s 后即出现眼球震颤，为旋转性或水平旋转性和易疲劳性。有些患者体位试验或在某种头位时可出现短暂的眩晕。本病呈良性、自限性病程，一般为数周或数月，但可复发。治疗原则：

（1）一般药物治疗：如扩张血管剂及镇静药物，如地西泮、茶苯海拉明等。

（2）眩晕体操：定时做转头或卧于致晕侧，反复、逐渐进行，可以减轻症状。

（3）手术治疗：如眩晕发作较重，影响工作和生活，可以考虑做患侧半规管前神经切断术。

三、前庭神经元炎

该病为前庭神经元病毒感染所致，发病部位在前庭神经节或其上方前庭径路的向心部分，多发于青壮年，发病年龄一般较内耳眩晕症患者为早。43％患者在发生眩晕之前有上呼吸道感染史，有时两者可同时发生。临床症状表现为眩晕、恶心、呕吐，患者不敢睁眼，闭目卧床，动则症状加重。检查可见持续性眼球震颤，前庭功能变温试验不正常，以病侧前庭功能减低明显。治疗要针对眩晕及感染因素。眩晕的治疗可用镇静剂。若有病毒或细菌感染，可用抗病毒及抗生素治疗，可给予血管扩张剂及激素治疗，预后良好，症状多在 3～4 周内缓解。

四、药物中毒性眩晕

由全身或耳局部应用耳毒性药物引起的眩晕，与药物直接损害前庭末梢感觉细胞有关，耳蜗也可同时受累。常见药物有：降低心输出量药物，降血压药尤其是交感神经节阻滞剂，造成视物或听声失真而引起幻觉的药物，镇静剂中有吩噻嗪、三环类和苯二氮䓬类，催眠类药物以及含乙醇饮料等，均可影响前庭神经系统及运动协调功能。

然而，多数引起眩晕的药物，其诱发眩晕的机制均是其对迷路的毒性作用。常见的有氨基糖苷类抗生素（链霉素、庆大霉素和卡那霉素、新霉素）、利尿剂、水杨酸类和奎宁等。

（安雅臣）

第三节 晕厥

晕厥是一组由于一过性大脑半球及脑干血液供应减少，导致的伴有姿势张力消失的短暂发作性意识丧失综合征，是临床较常见的症状之一。

一、病因及分类

临床上根据晕厥的病因及发病机制不同分为 4 类（表 5-1）。

表 5-1 晕厥的病因及分类

分类	常见引起晕厥的病因及疾病	
反射性晕厥	1. 血管迷走性晕厥（单纯性晕厥） 2. 直立性低血压性晕厥 3. 特发性直立性低血压性晕厥 （Shy - Drager 综合征） 4. 颈动脉窦性晕厥	5. 排尿性晕厥 6. 吞咽性晕厥 7. 咳嗽性晕厥 8. 舌咽神经痛性晕厥
心源性晕厥	1. 心律失常 2. 心瓣膜病 3. 心绞痛与心肌梗死 4. 原发性心肌病	5. 先天性心脏病 6. 左房黏液瘤及巨大血栓形成 7. 心包填塞 8. 肺动脉高压
脑源性晕厥	1. 各种严重脑血管闭塞性疾病 2. 主动脉弓综合征 3. 短暂性脑缺血发作	4. 高血压性脑病 5. 基底动脉性偏头痛 6. 脑干病变
其他晕厥	1. 哭泣性晕厥 2. 过度换气综合征	3. 低血糖性晕厥 4. 严重贫血性晕厥

二、临床特点

（一）典型晕厥的临床特点

晕厥发作的临床表现及程度不尽相同，这主要取决于发病机制及发作时的背景情况，晕厥一般具有突然发病、持续短暂、自发且不需任何特殊治疗即可完全恢复的特点。典型晕厥可分为 3 期。

1. 发作前期　可出现短暂而明显的自主神经症状和脑功能低下症状，如头晕、眩晕、面色苍白、出汗、恶心、神志恍惚、视物模糊、耳鸣、全身无力、打哈欠、上腹部不适等。此先兆持续数秒至数十秒。此时如患者取头低位躺卧姿势可防止发作。

2. 发作期　患者感觉眼前发黑、站立不稳，出现短暂的意识丧失而倒地。意识丧失数秒至数十秒，超过 15 可发生阵挛动作，而后迅速恢复。发作时可伴有血压下降、脉缓而细弱、瞳孔散大、肌张力减低等，可有流涎、尿失禁等，但神经系统检查无阳性体征。此期一般持续 1～2min。

3. 恢复期　患者意识转清，可仍有面色苍白、恶心、出汗、周身无力等，甚至头痛、呕吐及括约肌失禁等。此期持续时间取决于晕厥发作的程度，轻者仅延续数秒钟，重者可长达数十分钟。晕厥发作后不遗留任何后遗症。

（二）常见晕厥的临床表现

1. 血管迷走性晕厥　是各类晕厥中最常见的类型，较多见于年轻体弱的女性。常有明显的诱因，如情绪紧张、恐惧、疼痛、注射、看到流血、闷热、疲劳、站立过久等。可有长短不一的前驱症状，继之出现意识丧失、跌倒，血压迅速下降，脉弱缓，患者很快恢复意识，如在 10～30min 内试图让患者坐起或站立，可导致晕厥再次发生。

2. 心源性晕厥　此类晕厥是由于心脏停搏、严重心律失常、心肌缺血、心脏排出受阻等原因引起血流动力学紊乱，导致一过性脑血供减少。患者多无前驱症状，发生特别迅速，与直立体位无关，有相应的心脏疾病症状和体征。

（三）晕厥与痫性发作的鉴别

晕厥与痫性发作的临床表现存在一定的相似之处，有时容易混淆，但两者有着完全不同的病因及发病机制，相应的治疗差别很大，因此对它们的鉴别尤为重要。晕厥与痫性发作的鉴别要点见表 5-2。

表 5-2　晕厥与痫性发作临床特点比较

临床特征	晕厥	痫性发作
先兆症状	较长，可数十秒	短，数秒
发作与体位关系	多站立时发作	无关
发作时间	白天较多	白天黑夜均可，睡眠时较多
发作时皮肤颜色	苍白	青紫或正常
抽搐	少见	常见
尿失禁	少见	常见
舌咬伤	几乎无	常见
发作后意识模糊	少见	常见，可历时较长
发作后头痛	无	常见
神经系统定位体征	无	可有
心血管异常	常有	无
发作间期脑电图异常	罕见	常有

（安雅臣）

第四节 耳鸣

一、概述

耳鸣是神经科和耳科临床上常见的症状之一，是指外界并无任何音响刺激而患者却有持续音响感觉而言。造成耳鸣的病因很多，发病机制尚不清楚，耳鸣多属主观症状，客观检查较为困难。耳鸣与幻听不同，幻听虽在早期也有以耳鸣为首发症状的，但经历一定时间后就可以有具体的声响出现，如谈话声、流水声、钟表声等。在听觉传导通路上任何部位的刺激性病变均可出现耳鸣。耳鸣可分为低音性和高音性两类。低音性耳鸣表现为嗡嗡之声，与神经系统疾患关系不大，多为外耳道、中耳部病变所致；而高音性耳鸣表现为吹口哨音或蝉鸣，多见于神经系统疾病的早期。神经系统疾病中以小脑脑桥角病变最为常见，如肿瘤（特别是听神经瘤）、蛛网膜炎等。当颅内压增高时，尤其是颅后窝病变，常有耳鸣，多为双侧性，严重程度与颅内压增高的症状平行，当颅内压缓解时，耳鸣也可消失。在面神经麻痹的恢复期，由于镫骨肌发生异常收缩，也可出现耳鸣，为低音调。此外，神经症和精神病也常有耳鸣症状。耳部疾患，特别是内耳眩晕症，耵聍栓塞、中耳炎、鼓膜凹陷等常可伴耳鸣症状，同时常伴耳聋。奎宁、水杨酸和链霉素等药物中毒时所致的耳鸣多为双侧性，高音调，常伴耳聋，且进行性加重。颈部疾病，如颈动脉瘤、颈动脉受压或狭窄、颈静脉球体瘤、颈椎病等所致的耳鸣称为颈性耳鸣，常位于同侧，多为低音调，可与心脏搏动一致，又称搏动性耳鸣，有时在颈部可听到血管性杂音，这种杂音可由于压迫颈动脉而暂时消失。椎基底动脉供血不足，特别是影响到内听动脉时常可引起耳鸣，常伴有眩晕、耳聋等。此外，噪声也是耳鸣的常见诱因。

二、治疗

（一）手术治疗

对颅后窝占位性病变，特别是小脑脑桥角肿瘤所致的耳鸣，进行手术治疗，切除肿瘤。对颈部的动脉瘤或静脉瘤所致的搏动性耳鸣，也应手术治疗，对用药物治疗无效的严重的内耳眩晕症所致的顽固性耳鸣、眩晕也可采用内淋巴囊减压术或前庭神经切断术等予以治疗。

（二）药物治疗

1. 双氯麦角碱 又称海特琴。日本报道用双氯麦角碱治疗各种原因所致的内耳性耳鸣获得良好效果。双氯麦角碱能改善或增加内耳血流而使症状改善，每次给予双氯麦角碱2mg，每日3次，饭后服用，连用2～8周，无明显不良反应。

2. 利多卡因 能改善内耳的微循环而使症状缓解或消失。1～3mg/kg稀释于25%葡萄糖20～40ml，以每分钟≤20mg的速度静脉注射。注完后卧床，每日1次，5d为一个疗程，2个疗程之间隔2d。Schmidt报道用利多卡因4mg/kg静脉点滴，每日1次，连用5d，共治疗108例耳鸣患者，其中持续耳鸣超过3个月的慢性耳鸣78例，急性耳鸣30例，结果84例耳鸣减轻，痛苦感严重的耳鸣患者从60例减少到32例。

3. 乙酰胆碱 除具有扩张末梢血管外，尚有抑制内耳毛细胞的作用，从橄榄核发出的橄榄耳蜗束的大部分末梢终止于毛细胞，毛细胞能分辨最微细的声波频率差异，因此它对耳鸣很敏感。乙酰胆碱能抑制由橄榄核传出的异常冲动，故用于治疗耳鸣。剂量为1～2ml，皮下注射，每日1次。

4. 卡马西平 该药对中枢神经和周围神经均有阻滞作用，可用来降低中枢神经系统兴奋性因而能治疗耳鸣。余增福报道用卡马西平治疗耳鸣50例（其中链霉素中毒4例、庆大霉素中毒6例）。剂量为每次100mg，每日2次。用于60岁以下的患者；或者每次100mg，每日1次，用于60岁以上的患者。若耳鸣较重，可于当晚睡前加服50mg，1个月为一个疗程。总有效率为80%。在治疗过程中可出现轻微的头晕、恶心、呕吐、上腹部不适、手麻、白细胞减少、嗜睡等不良反应。1～2d可消失，若3～5d

后仍不消失，即应减量或停药。

5. 弥可保　该药为维生素 B_{12} 的一种新制剂，含有甲基 B_{12}，日本左藤报道用弥可保治疗 25 例耳鸣患者，发现与精神安定剂并用疗效较好。

6. 胞磷胆碱（CDP - 胆碱）　所谓神经性耳聋包括老年性耳聋、暴发性耳聋、听神经损伤、头部外伤后耳聋、药物中毒以及内耳眩晕症等所致的耳聋。神经性耳聋常伴有耳鸣、眩晕等症状。Makishima 等报道用 CDP - 胆碱治疗 41 例神经性耳聋患者，剂量为 CDP - 胆碱 300mg 加入 25% 葡萄糖 20ml，静脉注射，每日 1 次，连用 12d 为一疗程。总有效率达 67.6%，好转率耳聋占 27%，耳鸣占 71.7%，眩晕占 100%。可见 CDP - 胆碱对耳鸣和眩晕的效果更好些。

7. 其他药物　据文献报道用来治疗耳鸣的药物还有血管扩张剂，如尼莫地平每次 30mg，每日 3 次；盐酸倍他啶每次 4～8mg，每日 3 次；桂利嗪每次 25mg，每日 3 次；镇静剂，如丙氯拉嗪每次 5～10mg，每日 3 次；地西泮每次 2.5～5.0mg，每日 3 次；止吐剂可用甲氧氯普胺每次 10mg，每日 3 次；也可用三环抗抑郁剂，如阿米替林每次 25mg，每日 3 次或盐酸丙米嗪每次 25mg，每日 3 次。

（安雅臣）

第五节　瘫痪

瘫痪是神经系统障碍的主要症状，是神经科临床最常见的器质性疾病的早期症状。它表现为随意动的障碍，是由上、下运动神经元损害引起的。表现为肢体力弱的瘫痪称为轻瘫或不完全性瘫痪，随意运动完全丧失称为完全性瘫痪。

瘫痪的程度按肌力来分类，临床上常用的是五度六级分类法。其判定方法是：让患者尽力去活动其肢体，观察患者各关节伸屈等动作时肌肉收缩情况及关节的活动和克服阻力的情况。

各种刺激所造成的反射性活动，不能作为判断肌力的标准。各度肌力的表现为如下。

0 度——完全性瘫痪，无任何动作。

Ⅰ度——可见或仅在触摸中感到肌肉轻微的收缩，但不能牵动关节产生肢体运动。

Ⅱ度——肢体仅能在床上移动，不能抬离床面，即只能克服摩擦力，不能克服地心引力。

Ⅲ度——肢体能够抬离床面做主动运动，但不能克服阻力，即只能克服重力。

Ⅳ度——肢体能够克服一定的阻力进行活动，但较正常时差。

Ⅴ度——正常肌力，可因人而异，体力劳动者肌力较强，妇女、老人肌力相应较差，所以判定有无肌力减退应与平时情况对照，应与健侧肢体对照。

上、下运动神经元病变均可引起其支配区的肌肉瘫痪，但临床特点却截然不同，二者的鉴别在临床上具有重要的意义，应特别提及的是，在上运动神经元损害时，如为急性病变，常有"神经休克"现象存在。此时表现为类似下运动神经元瘫痪的症状，如肌张力减退、腱反射减弱或消失，病理征不能引出。这些表现一般经 2～4 周逐渐形成上动神经元瘫痪的特点。此现象临床很常见，所以在表现为瘫痪症状的急性患者，应结合运动系统的受累部位及其他系统症状综合判断，才能做出比较准确的定位。比如遇到急性两下肢瘫痪的患者，尽管肌张力低、腱反射消失及无病理反射，也应首先想到脊髓的横贯性损害累及双侧锥体束所致，因为下运动神经无疾病同时累及双侧时的情况较少见，再加上查到了脊髓的感觉平面以膀胱症状为主的自主神经障碍，则定位可以明确。

瘫痪要与疼痛或骨关节病变而引起的肢体活动受限相区别，与锥体外系引起的肢体活动不灵相区别。紧张症的精神患者呈不食、不动的木僵状态，癔症患者的随意运动丧失等均不是真正的瘫痪，应予鉴别。

一、偏瘫

（一）临床表现

偏瘫是由大脑运动区皮质、皮质下白质及内囊损害引起的，包括同侧头面部瘫痪在内的一侧上、下肢瘫。它是临床上最常见的一种偏瘫，在头面部出现病灶对侧的中枢性面瘫和中枢性舌瘫，在躯干和肢体出现病灶对侧的上运动神经元性的上、下肢瘫。

常表现为肌张力增高，腱反射亢进，病理征阳性，常以肢体远端瘫痪更重。由于其邻近结构的损害，常伴有同部位的感觉障碍，如痛、温觉的减退或丧失，深感觉障碍及皮质觉的障碍；有侧视麻痹，表现为双眼偏向病灶侧；主侧半球病变时可伴有运动性或感觉性语言障碍。

临床上一些瘫痪很轻，一般检查方法不易确定时，可采用轻瘫试验来证实。上肢检查时，嘱患者双上肢平伸，掌心向下，短时间持续后可见偏瘫侧小指轻度外展，或者见偏瘫侧肢体轻度下落。下肢检查时，让患者仰卧于检查台上，双髋、膝关节屈曲，下肢悬空可见瘫痪侧肢体轻度下垂。对昏迷患者可观察其体位，偏瘫侧的足有外旋；做坠落试验时，可见偏瘫侧肢体呈自由落体运动，即同时放开抬起的两侧肢体，正常侧肢体下落有一个似放下的过程，而偏瘫侧则无阻力的落下。另外，痛刺激时也可根据肢体反应情况来判断偏瘫侧。

（二）症状鉴别

（1）交叉瘫由脑干病变引起，表现为一侧肢体的偏瘫，同时出现另一侧头面部运动障碍，所以称为交叉瘫，此症状另题讨论。

（2）脊髓半侧病变又称为脊髓半切征或布朗－塞卡（Brown－Sequard）综合征。由于脊髓一侧的各种传导束损害，临床表现为损害平面以下同侧的上运动神经元性瘫痪，同侧的深感觉障碍及对侧的痛、温觉缺失。颈髓的病变可出现病灶同侧的上下肢偏瘫；胸髓以下病变出现病灶同侧的下肢瘫。该症状与截瘫同为脊髓病变的症状，所以把它与截瘫一起讨论。

（三）定位诊断

1. 内囊 该处神经纤维集中，除锥体束的下行纤维外，还有感觉系统的上行纤维、视觉传导纤维通过，所以病变时出现典型的"三偏综合征"，即病灶对侧的偏瘫、对侧的偏身感觉障碍和两侧对侧偏盲。有意识障碍的患者偏盲和偏身感觉障碍不能被发现时，仅表现为偏瘫。内囊区比较小的病灶，如腔隙性脑梗死、多发性硬化也可仅累及运动纤维造成单纯的偏瘫，可不伴感觉和视野障碍。

2. 皮质及皮质下白质 在额叶后部中央前回的运动中枢占有从大脑内侧面旁中央小叶至大脑背外侧部外侧裂处的一个很长的区域，因此病变时常不能同时受损，临床上表现为头面部、上肢、下肢的瘫痪程度不一致，或表现为某一肢体为主的瘫痪，也称为单瘫。皮质及皮质下病变导致的瘫痪常伴有瘫痪区域的感觉障碍。

（四）定性诊断

1. 急性偏瘫 如下所述。

（1）脑出血：是指非外伤性脑实质内出血。内囊是最常见的出血部位，所以大多数患者都表现为偏瘫。该病发病年龄在50~70岁，多有高血压史，寒冷季节发病较多。起病常突然而无预感，多在体力活动或精神激动时发病，大多数在数分钟或数小时内发展至高峰。急性期以颅内压增高而致的头痛、呕吐、头晕、意识障碍等全脑症状为主，常伴有血压明显增高，脑膜刺激征阳性，甚至有脑疝形成。局灶症状与出血部位相关。CT可见高密度出血影。

（2）脑血栓形成：是急性脑血管病中最常见的类型。常以偏瘫为主要表现。它是在颅内外血管壁病变的基础上形成血栓，阻塞血流而致。本病多见于50~60岁患有动脉粥样硬化者，多伴有高血脂、冠心病或糖尿病。常于睡眠中或安静休息时发病，多数病例在1~3d内达到高峰，患者通常意识清晰，头痛、呕吐不明显，由于梗死血管不同，症状各异。

脑血栓形成根据其病程和累及范围又分以下几类。①完全性脑卒中：是指起病6h内病情即达高峰，病情一般较重，可有昏迷。②进展性脑卒中：指局限性脑缺血逐渐进展，数天内呈阶梯式加重。③缓慢进展型脑卒中：在起病2周以后症状仍逐渐进展，常与全身或局部因素所致的脑灌流减少侧支循环代偿欠佳及血栓向心性逐渐扩展等有关。④可逆性缺血性神经功能缺失型脑卒中：患者症状体征持续超过24h，但在2~3周内完全恢复，不留后遗症。⑤大块梗死型脑卒中：由于较大动脉或广泛性脑梗死引起，往往伴有明显的脑水肿，颅内压增高，可发生出血性梗死。患者意识丧失，病情严重，常难与脑出血鉴别。⑥腔隙性梗死：是由直径为 100～400pm 的深穿支血管闭塞而产生的微梗死，而致脑部形成小的囊腔，一般腔隙的直径多在 10mm 以下。多发性的腔隙则称为腔隙状态。因其损害部位较小，临床症状比较单一，一般较轻，甚至无临床症状。脑部 CT 对本病的确诊有帮助。

（3）脑栓塞：指栓子经血液循环进入脑血管而致动脉阻塞引起的脑功能障碍。栓子来源主要为心源性的，如风湿性心脏病、细菌性心内膜炎、心房颤动等，所以患者常伴心力衰竭、心律不齐等心脏症状。另外动脉粥样硬化的斑块、脓栓、脂肪栓、气栓、癌性栓子等均可致病。

其临床表现同脑血栓形成，但突然起病是其主要特征，在数秒或数分内症状发展到高峰，另外可见原发病的相应症状。

2. 急性一过性偏瘫　常见于短暂性脑缺血发作（TIA），是指某一区域脑组织因血液供应不足导致其功能发生短暂的障碍，表现为突然发作的局灶性症状和体征，大多持续数分钟至数小时，在 24h 内完全恢复，可反复发作。如累及的是颈内动脉系统，常见的症状为单瘫或不完全性偏瘫，感觉障碍多为感觉异常或减退，也可表现为失语、偏盲。椎基底动脉系统症状常为眩晕，视力、视野症状常为双侧性，可出现复视、共济失调、平衡障碍、口吃、吞咽困难等，也可出现交叉性的运动和感觉障碍。

3. 亚急性伴有发热症状　颅内感染的各类脑炎、脑脓肿都可累及一侧半球，出现偏瘫体征，常为几天时间的急性起病，有感染史或发热，有头痛、呕吐、意识障碍等全脑症状，由于病灶常较弥散，各类症状都可出现，如癫痫发作、感觉障碍、失语、颅神经麻痹、共济失调、精神症状等。脑脊液常表现为压力不同程度的增高、蛋白细胞增高，如为细菌性感染还有糖和氯化物的降低。CT 可协助诊断。

4. 逐渐加重的偏瘫　常见于颅内占位性病变，包括脑肿瘤、囊肿、肉芽肿、硬膜下或硬膜外血肿等占位性病，它们如累及了一侧半球的中央前回或其纤维，即可导致偏瘫，临床常有头痛、呕吐、头晕、视力障碍等颅内压高的症状，血肿常伴有外伤史，而炎性肉芽肿常有感染病史。头颅 CT 是确诊的依据。

二、交叉瘫

（一）临床表现

交叉瘫是由一侧脑干病变引起，既累及本侧该平面的颅神经运动核，又累及尚未交叉至对侧的皮质脊髓束及皮质延髓束，出现交叉性瘫，表现为病变平面的同侧下运动神经元颅神经瘫痪及对侧身体的上运动神经元瘫痪。如脑桥病变时，它累及同侧的面神经核及纤维形成同侧周围性面瘫，又引起对侧舌瘫及上下肢的上运动神经元瘫痪。

（二）症状鉴别

在延髓下段由于锥体交叉处的病变引起上下肢的交叉性瘫，均为上运动神经元瘫痪。它由于延髓下段一侧病变时损坏了交叉后支配上肢的纤维及未交叉的支配下肢的纤维，所以出现同侧上肢中枢性瘫和对侧下肢中枢性瘫。

（三）定位诊断

根据脑干不同颅神经的损害可判断脑干病变的位置，颅神经核、脑干内纤维及相邻结构的损害可构成许多综合征。

1. 中脑　如下所述。

（1）中脑腹侧部综合征（Weber 综合征）：位于大脑脚底的内侧，表现为同侧动眼神经麻痹和对侧中枢性面瘫、舌瘫和上下肢瘫。

（2）中脑背侧部综合征（Claude 综合征）：病变位于红核，表现为同侧动眼神经麻痹和对侧的肢体共济失调。

（3）中脑顶盖综合征（Parinaud 综合征）：病变位于四叠体，早期症状主要为两眼不能协同向上仰视或伴两眼会聚麻痹。

2. 脑桥　如下所述。

（1）脑桥外侧部综合征（Millard–Gubler综合征）：病变位于脑桥的腹外侧部，表现为同侧的外展神经麻痹和周围性面瘫、对侧的中枢性舌瘫和上下肢体瘫痪。

（2）脑桥内部综合征（Foville综合征）：病变位于一侧脑桥近中线处，表现为同侧外展神经麻痹和对侧上下肢中枢性瘫。

（3）脑桥背盖部综合征（Raymonod–Cestan综合征）：病变位于脑桥背盖部的背侧部。邻近第四脑室底部，表现为同侧外展神经麻痹、周围性面瘫；病变稍高时出现同侧小脑性共济失调，还表现为对侧肢体本体感觉障碍，也可因损害内侧纵束而产生双眼水平协同运动麻痹。

3. 延髓　如下所述。

（1）延髓背外侧综合征（Wallenberg综合征）：是延髓中最常见的一种综合征，病变位于延髓背外侧部。主要临床表现为眩晕、呕吐、眼球震颤、饮水呛咳、吞咽困难、声音嘶哑、同侧咽反射消失、同侧共济失调、交叉性感觉障碍及同侧霍纳征。

（2）延髓前部综合征：病变位于延髓前部橄榄体内侧，表现为同侧的周围性舌瘫和对侧上下肢的偏瘫。

（3）延髓后部综合征：病变位于延髓后部一侧近中线处，近第四脑室底部，此处为后组颅神经核所在区，可发生部分颅神经麻痹，病变扩展至脊丘束时，可伴对侧半身痛、温觉障碍。

（4）延髓半侧损害综合征（Babinski Nageotte综合征）：为延髓半侧比较广泛的损害。表现为病灶对侧偏瘫与分离性偏身感觉障碍、血管运动障碍，病灶的同侧有面部感觉障碍，小脑性共济失调，霍纳征，软腭、咽及舌肌麻痹。

4. 脑干内外损害的鉴别　如下所述。

（1）由脑干内病变所引起的交叉性瘫，一般其颅神经与肢体瘫痪的发生先后及程度往往差别不远，而脑干外病变，颅神经损害症状往往发生早且较明显，对侧偏瘫往往发生较迟而程度较轻。

（2）脑干内病变的颅神经损害多呈核性损害症状，而脑干外病变呈核下性症状。

（3）脑干内病变常有脑干内结构损害表现，如内侧纵束损害引起的核间性眼肌麻痹，交感神经损害引起的霍纳征等。脑干外病变一般无此类症状。

（4）根据颅神经在脑干内外不同的组合来鉴别，比如第5、第7、第8颅神经核在脑干内分布比较散，不易同时受累，而在脑桥小脑角处却比较集中，可同时受损。

（四）定性诊断

1. 急性症状　如下所述。

（1）闭塞性脑血管病：以延髓多见，中脑的侧支循环较丰富，所以闭塞性血管病少见。小脑后下动脉血栓形成延髓背外侧综合征，为脑血栓形成的一个类型，多数是由椎动脉闭塞引起，部分由椎动脉和小脑后下动脉的并发闭塞所致，少数由小脑后下动脉的单独闭塞引起。其临床表现常为晨起时发现的眩晕、站立不稳、饮水呛咳及吞咽困难、声音嘶哑，检查可发现比较典型的延髓背外侧综合征的症状，临床常见。

（2）脑桥出血：脑干的出血以脑桥最多见，是脑出血的一个类型，常于动态下突然起病。轻症者早期检查时可发现单侧脑桥损害的特征，如出血侧的面和展神经麻痹及对侧肢体弛缓性偏瘫，头和双眼凝视瘫痪侧，出血量常在5ml以下，预后较好。重症脑桥出血多很快波及对侧，患者迅速进入昏迷，四肢瘫痪，大多呈弛缓性，少数呈去大脑强直，双侧病理征阳性，双侧瞳孔极度缩小呈"针尖样"，持续高热，明显呼吸障碍，病情迅速恶化，多数在24～48h内死亡。

（3）脑桥中央髓鞘溶解症：病变为脑桥基底部有一个大而对称的脱髓鞘病灶，而轴突、神经细胞和血管相对较完整。因主要损害锥体束，故临床表现为迅速进行的假性延髓麻痹及四肢弛缓性瘫痪，其病因不明，一般认为由乙醇中毒及营养不良所引起。

2. 亚急性症状　常见于脑干炎症即脑干炎，与大脑的炎症同时存在即称脑干脑炎。大多数起病较急，可有发热或上呼吸道感染等前驱症状。病变易侵犯脑干背侧位的旁正中区，发生动眼神经及外展神经麻痹，也可引起背外侧区的前庭核损害，腹外侧区的三叉神经感觉及运动核损害，以及面神经和迷走神经的运动核损害。常同时或相继损害2个或2个以上的颅神经核，病变常局限于一侧脑干或两侧均受损。颅神经损害常为脑干炎的主要表现，传导束也可受累，但较颅神经损害轻，其中以锥体束及前庭小脑束受损而发生偏瘫和共济失调较多见。本病常见于青壮年，起病为急性或亚急性，多个症状同时加重，达一定程度后开始好转，常在数周或数月内恢复，早期脑脊液可有白细胞和蛋白的轻度增加。

3. 慢性症状　如下所述。

（1）常见于脑干肿瘤：小儿多见，病情呈进行性发展，脑桥部位较多，其次为中脑及延髓。起病时可局限于一侧，常表现为单一的颅神经麻痹，因脑干肿瘤多呈浸润性生长的神经胶质细胞瘤，随着肿瘤生长更多的症状相继出现，它们提示了肿瘤生长的速度和方向。症状可累及双侧，而且可以侵犯脑干的任何部位，病情比较严重时常表现为双侧外展神经麻痹、侧视麻痹和双侧锥体束征。大部分病例无视盘水肿，少数至晚期才出现视盘水肿。CT对确诊有帮助。

（2）神经系统变性病：较其他系统多见，以往曾将多种不明原因的神经系统慢性进等有关。其特点为起病及进展均缓慢，有好发年龄，常选择性地侵犯神经组织某一系统如运动神经元病，它只侵犯上、下运动神经元，而与之相邻的结构毫不受损。①运动神经元病：它的延髓麻痹型表现为第9、第10、第12颅神经受损，患者表现为言语障碍及吞咽困难，包括讲话不清、带鼻音或声音嘶哑、饮水呛咳不能进食。检查可见舌肌麻痹、萎缩及肌束颤动，软腭声带麻痹，咽反射迟钝或消失。延髓以上双侧锥体束病变时可出现假性延髓性麻痹，也可累及眼外肌与面肌。②延髓空洞症：为脊髓空洞症侵入脑干的病变引起，是一种慢性进行性的变性病，病因未明。延髓病变常损害疑核、舌下神经核及三叉神经脊束核，因此常有一侧或双侧的舌肌麻痹和萎缩，软腭、咽喉及声带麻痹。面部的感觉障碍常自近颈段的节段开始，而鼻尖及口唇部最后才受损。由于前庭核受损，常出现眼球震颤。

三、截瘫

（一）临床表现

从广义上看四肢瘫或两下肢瘫都叫截瘫，一般所谓截瘫多指两下肢瘫。截瘫按病变部位分为脑性截瘫、脊髓性截瘫、周围神经性截瘫。此处重点讨论脊髓性截瘫。脊髓横贯性损害时累及各传导束，表现为典型的截瘫，即损害平面以下双侧上运动神经元性瘫，肌张力增高，腱反射亢进，病理征阳性。如为急性损害可表现为"脊髓休克"。脊髓横贯性损害还表现为损害平面以下的各种感觉减退或丧失，伴以膀胱功能障碍为主的自主神经障碍。病损还会累及一段灰质，所以前角受损时表现为截瘫平面的上端有一段下运动神经元瘫痪的症状，表现为肌束颤动、肌肉萎缩和无力。慢性脊髓病变致痉挛性截瘫，除表现为上运动神经元性瘫外，还出现行走时两腿交叉，即剪刀步态。典型的脊髓半侧损害表现为一侧的肢体瘫痪。但临床上典型症状很少，多为双侧肢体受累，症状与截瘫类似，因为都是脊髓病，所以在此一起讨论。脊髓半侧损害也称脊髓半切征或称为布朗－塞卡（Brown－Seguard）综合征。它表现为病灶损害平面以下同侧肢体的上运动神经元瘫和深感觉障碍，对侧的痛、温觉障碍，在损害平面的上端同侧可有节段性的根性疼痛及感觉过敏带。不典型的病例虽为双侧症状，但常有两侧肢体受累的先后不同、受累的程度不同等特点，与脊髓横贯性损害有一定的区别。

（二）症状鉴别

1. 脑性截瘫　由双侧大脑半球病变引起。旁中央小叶病变双侧旁中央小叶相距极近。容易同时受累，表现为双下肢远端的瘫痪、感觉障碍、排尿障碍，与脊髓截瘫相似，但其病变的上界一般不明显，尤其是感觉障碍无明确平面，再加伴有脑部的其他症状，如头痛、头晕等，可以鉴别。常见病因有大脑镰的肿瘤、大脑前动脉闭塞、上矢状窦血栓等。CT常可帮助明确诊断。

2. 周围神经性截瘫　由双侧对称的脊神经损害引起。

（1）马尾病变：它为椎管内脊神经根的病变，症状也表现为两下肢瘫痪，但为下运动神经元性瘫，与圆锥病变相似，但它起病常从单侧下肢开始，有神经根的刺激性症状，如发作性的会阴部、股部或小腿部的疼痛，排便障碍常不明显。主要病因为椎管内的肿瘤、囊肿和脊蛛网膜粘连。

（2）周围神经病变：如吉兰－巴雷综合征、多神经炎、糖尿病性神经炎等，它们也可表现为两下肢或四肢弛缓型瘫，但无传导束型感觉障碍，而是末梢型或神经干型的感觉障碍，一般无排便障碍。

3. 肌肉疾病　各种肌肉疾病常累及的是四肢，但多以下肢近端的肌肉为主，在疾病早期最被注重的往往是下肢无力，所以也类似截瘫，但不伴感觉障碍和自主神经障碍，应仔细检查鉴别。

（三）定位诊断

1. 脊髓各节段损害症状　如下所述。

（1）高颈髓（颈$_{1~4}$）：出现损害平面以下各种感觉缺失，四肢呈上运动神经元性瘫痪，括约肌障碍，四肢和躯干多无汗。常伴有枕部疼痛及头部活动受限。颈$_{3~5}$节段受损，将出现膈肌瘫痪，腹式呼吸减弱或消失。此外，如三叉神经脊束核受损则出现同侧面部外侧痛、温觉障碍，如副神经核受累，可见同侧胸锁乳突肌及斜方肌无力和萎缩。病变如向上累及延髓及小脑时，可出现吞咽困难、饮水呛咳、共济失调、眼球震颤，甚至呼吸循环衰竭而死亡。

（2）颈膨大（颈$_5$~胸$_2$）：双上肢呈下运动神经元性瘫痪，双下肢呈上运动神经元性瘫痪，损害平面以下各种感觉缺失及括约肌障碍。可伴有双肩部及双上肢的神经根性疼痛。颈$_8$、胸$_1$受损时常出现霍纳征。上肢腱反射的改变有助于受损节段的定位。

（3）胸髓（胸$_{3~12}$）：胸$_{4~5}$水平是血供较差最易发病的部位。损害时，平面以下各种感觉缺失，双下肢呈上运动神经元性瘫痪，有括约肌障碍；受损节段常伴有束带感。

（4）腰膨大（腰$_1$~骶$_2$）：受损时出现双下肢下运动神经元性瘫痪，双下肢及会阴部各种感觉缺失，括约肌障碍；如损害平面在腰$_{2~4}$则膝反射往往消失；在腰$_3$~骶$_1$则跟腱反射消失；如骶$_{1~3}$受损则出现阳痿。

（5）脊髓圆锥（骶$_{3~5}$和尾节）：损害时出现会阴部及肛门周围感觉缺失，髓内病变可出现分离性感觉障碍，肛门反射消失和性功能障碍。脊髓圆锥为括约肌功能的副交感中枢，该处病变可出现充盈性尿失禁，还可出现阳痿。

2. 脊髓的横位定位　如下所述。

（1）髓内病变：神经根刺激性症状相对少见，症状多为双侧。感觉障碍通常呈下行性进展，常出现分离性感觉障碍，受压节段支配的肌肉萎缩明显，括约肌功能障碍较早出现且程度严重。腰穿时椎管梗阻程度较轻，脑脊液蛋白含量增高不明显。

（2）髓外硬脊膜内病变：神经根刺激或压迫症状发生率高，可能在较长的时间内是唯一的症状。脊髓损害常自一侧开始，早期多表现为脊髓半侧损害症状。感觉障碍呈上行性进展，受压节段肌肉萎缩相对不明显，括约肌功能障碍出现较晚，椎管梗阻程度较重，脑脊液蛋白含量增高明显，一般病程进展较慢。

（3）硬脊膜外病变：可有神经根刺激征，但更多伴随局部脊膜刺激症状。脊髓损害的症状较晚发生，常出现在椎管已有明显或完全梗阻之后，感觉障碍亦呈上行发展，受压节段肌肉萎缩不明显，括约肌功能障碍出现较晚，脑脊液蛋白含量增高不显著。

（四）定性诊断

1. 急性起病　如下所述。

1）脊髓炎性疾病

（1）急性脊髓炎：是脊髓的非特异性炎症，以急性横贯性脊髓损害为特征。病前常有感染史，起病较急，于几小时至几天达高峰。病灶常位于胸段，表现为两下肢瘫，也可为颈段，出现四肢瘫并累及呼吸，也见于腰骶段。早期的截瘫常表现为脊髓休克状态，有明确的传导束型深浅感觉障碍，在损害平面有束带感。损害平面以下有自主神经损害症状，膀胱功能障碍较明显，早期常表现为尿潴留，随着脊髓休克的度过，逐渐形成尿失禁，椎管内一般无梗阻，蛋白和白细胞可以正常或轻度增高。经几个月时间大部分患者可基本痊愈，少部分会留有严重的后遗症。

（2）急性硬膜外脓肿：由于其他部位的化脓性病灶通过血行而引起硬膜外脓肿。起病较急，伴高热和全身中毒症状，病灶相应部位的脊柱剧烈疼痛，且有明显压痛和叩击痛。神经系统早期症状常为剧烈的根性疼痛，继而出现截瘫。脑脊液蛋白含量增高，椎管梗阻明显。

（3）急性化脓性脊髓炎：为脊髓化脓性炎症，容易形成脊髓脓肿。多继发于附近组织的化脓性感染、血源性感染和淋巴系统感染。病变多位于胸段，发病时先出现高热、寒战等全身感染中毒症状，继而出现脊髓的横贯性症状，早期为脊髓休克表现。脑脊液呈化脓样改变。

2）脊髓前动脉闭塞：为急性起病，也可在数小时或数天内逐渐起病。其症状与急性脊髓炎类似，表现为截瘫，偶为单侧性，括约肌功能障碍，痛、温觉障碍常较轻。由于脊髓后索是脊髓后动脉血，所以深感觉保留，这种分离性感觉障碍是该病的特征。

3）椎管内出血：根据出血的部位，椎管内出血可分为硬膜外、硬膜下、蛛网膜下隙及脊髓内出血。其原因为血管畸形、外伤、出血性疾病、抗凝血治疗的并发症等。硬膜外及硬膜下出血以外伤多见，临床表现为急、慢性的脊髓压迫症表现。脊髓蛛网膜下隙出血表现为突然的剧烈背痛，可有撕裂样神经根痛及暂时的轻瘫，脑脊液呈血性。脊髓内出血起病突然，发生剧烈的背痛，随之数分钟或数小时内出现病变水平以下的瘫痪、感觉丧失及大小便障碍，早期呈现脊髓休克，脑脊液呈血性。

2. 慢性起病　如下所述。

（1）脊髓压迫症：脊髓本身或周围组织的病变压迫脊髓所致脊髓横贯性损害者，称为脊髓压迫症。其临床表现的主要特点是进行性脊髓横贯性损害和椎管梗阻。引起脊髓压迫症的常见病因为脊椎病变，其中以脊柱结核最多见，其次是脊椎肿瘤，大多属转移性，其他为脊柱外伤，如脊椎骨折、脱位或椎间盘脱出；脊髓肿瘤是指椎管内的各种肿瘤。

（2）脊髓蛛网膜粘连：也称脊蛛网膜炎，因各种感染和理化刺激所引起。多为慢性病程，病变多累及脊髓数个节段或全长的蛛网膜。其囊肿型构成脊髓压迫症。粘连型累及神经根，出现下运动神经元瘫和多节段性感觉障碍。脑脊液常有梗阻现象和蛋白的明显增高，椎管造影可明确诊断。

（3）多发性硬化：是一个神经白质脱髓鞘性的自身免疫疾病，起病常在成年早期，具有一种迁延的、不规则的、有时是每况愈下的病程，常为缓解复发的病史。起病形式可急可缓，表现为多个神经部位的症状。视神经和脊髓联合病变在国内最常见，构成了视神经脊髓炎，临床表现为视力障碍，视神经萎缩和急性脊髓炎的表现。其诊断主要依据临床的多病灶和缓解复发的病史。

（4）运动神经元病：它是一组主要侵犯上、下两级运动神经元的慢性变性病，感觉系统不受侵犯。该病多于中年后起病，男多于女，主要临床表现为肌萎缩、肌力弱和锥体束征的不同组合而出现的不同的临床类型。肌萎缩性侧索硬化为最常见的一个类型，首发症状常在上肢远端，逐渐向近端发展，表现为上肢的肌肉萎缩和无力，但肌张力虽低，腱反射往往增高，并可引出霍夫曼征。在肌肉萎缩区可出现粗大的肌束颤动，患者自述为肉跳。双下肢常为上运动神经元损害征。可出现延髓麻痹。

（5）脊髓亚急性联合变性：它是由维生素 B_{12} 缺乏而引起的神经系统变性，主要病变在脊髓的后索、侧索，临床表现以深感觉缺失、感觉性共济失调及痉挛性截瘫为主，常伴有周围性感觉障碍。

（6）遗传性痉挛性截瘫：多呈常染色体显性遗传，大多在儿童期起病，主要表现为逐渐进展的下肢痉挛性瘫痪，呈剪刀步态，多数有弓形足，无感觉障碍。该疾病缓慢进展，晚期上肢和延髓也会受累。

3. 其他脊髓病　如下所述。

（1）放射性脊髓病：是由于应用放射线治疗恶性肿瘤时引起的脊髓病变，它常有一段潜伏期（1个月～6年），起病可急可缓，常先表现为肢体的疼痛和麻木，症状持续进展，则出现受累平面以下的痛、温觉障碍和截瘫，深感觉常无改变。受累的脊髓节段可有前角受累的症状，表现为肌肉萎缩、反射减弱、肌束震颤等。放射治疗后出现脊髓受累的症状体征，为该病诊断的主要依据。

（2）肝性脊髓病：指肝硬化患者继门腔静脉吻合、脾肾静脉吻合术后或自然吻合后出现的脊髓病。多见于30～50岁男性，首先表现为肝硬化的症状和体征，而后表现为反复发作的一过性意识障碍和精神症状（肝性脑病），最后出现脊髓受累。脊髓病变主要表现为锥体束障碍的症状和体征，即下肢出现不同程度的上运动神经元瘫痪。一般无感觉障碍和括约肌障碍。

（3）枕大孔区畸形：它为先天畸形病，常于成年起病，表现为双侧锥体束征、肢体感觉障碍、小脑性共济失调及后组颅神经症状。

四、四肢瘫

（一）临床表现

四肢瘫表现为两侧肢体的瘫，但两侧或上、下肢瘫痪程度可不一致。可由脑部的双侧病变、高颈髓的病变致四肢瘫，而多发性周围神经病和肌肉肌病也可致肢瘫，此处主要讨论后两类的四肢瘫。多发性周围神经病导致的瘫痪多为两侧对称，表现为下运动神经元损害、肌张力减低、腱反射减弱或消失和肌肉萎缩，尤其在慢性周围神经病变时肌萎缩特别明显。它常伴末梢型感觉障碍，表现为手套、袜子样的痛觉减退；还伴有自主神经损害，表现为皮肤、毛发和泌汗的障碍。肌肉疾病所累及的四肢瘫常以近端为主，往往伴有明显的躯干肌肉无力，如颈肌不能支撑头部。它也表现为肌张力的减低，也可因肌无力表现为腱反射减弱，肌肉可出现萎缩，也可表现为假性肥大。它不伴客观的感觉障碍和自主神经障碍，可以有肌肉压痛。

（二）症状鉴别

1. 双侧脑部病变　由双侧大脑半球或脑干病变引起，实际上是双侧偏瘫或双侧的交叉瘫，所以四肢都受累，表现为上运动神经元性瘫痪，但临床常表现为两侧病变起病先后不同，症状轻重不同，伴有假性延髓性麻痹症状，患者还常有意识障碍、精神障碍或痴呆等脑的症状。一般认为由各种脑部的血管病、炎症、变性病或肿瘤引起。

2. 颈髓病变　它可累及四肢，两侧症状常为对称。脊髓病变常有明确的感觉平面和以膀胱功能障碍为主的自主神经功能障碍，已在截瘫中论述，这是与其他部位病变造成四肢瘫痪的主要区别。

（三）定位诊断

1. 末梢型神经损伤　表现为四肢远端对称性的运动、感觉和自主神经障碍，以手套、袜子样的痛、温觉障碍为其特点，伴有深感觉障碍、下运动神经元性的瘫痪及皮肤、泌汗改变。

2. 脊神经根型　为两侧不对称性下运动神经元瘫痪，常伴有根性痛，拉塞克征阳性，感觉障碍呈节段型的或末梢型的，常伴自主神经障碍，大小便障碍较少。

3. 肌肉病变　表现为弛缓性瘫痪，腱反射常减弱，无病理反射，无感觉障碍和自主神经障碍。瘫痪常以四肢近端及躯干为主，可以有肌肉萎缩，假性肥大是肌营养不良的特征性表现。

（四）定性诊断

1. 急性起病　如下所述。

（1）急性感染性脱髓鞘性多发性神经根神经病（AIDP）：也称吉兰–巴雷综合征。它是由免疫异常引起的周围神经脱髓鞘性疾病。该病在青年和儿童多见，四季都可发生，以夏、秋两季较多。病前常有感染史，呈急性起病，1～2周内达高峰，其突出表现为四肢对称性下运动神经元性瘫痪，常由下肢开始，起病后可很快累及呼吸肌而危及生命。感觉障碍常较轻，以手套、袜子样的痛觉减退和神经根的刺激性症状为主。半数以上病例出现颅神经障碍，多为双侧，各颅神经均可受累，以面神经和舌咽迷走神经最多见，导致面瘫和吞咽障碍，自主神经可受累，出现多汗或少汗，皮肤营养障碍，偶有大小便障碍。它可影响心脏，引起心动过速。脑脊液有蛋白细胞分离现象。

（2）周期性瘫痪：也称为低钾性麻痹，它主要由于血清钾的降低而引起骨骼肌麻痹。本病呈反复发作，每次可持续几小时至几天，主要表现为四肢近端为主的瘫痪，一般不累及头面部肌肉，无感觉障碍，发作时血清钾的明显降低为本病特征。该病可由遗传引起，也可为甲状腺功能亢进、醛固酮增多症、肾小管酸中毒、利尿等引起。

2. 亚急性起病　如下所述。

（1）多发性神经炎：也称末梢神经炎。表现为肢体远端的运动、感觉和自主神经障碍。其病因很多，如感染、代谢、中毒、变态反应、肿瘤等均可引起。

（2）脊髓灰质炎：也称小儿麻痹它为脊髓前角细胞病毒感染所致的下运动神经元性瘫痪，有时表现为四肢瘫，但常为单瘫或不对称性的瘫痪。

3. 亚急性起病伴反复发作　重症肌无力，它是神经肌肉传递障碍的获得性自身免疫性疾病。其临床特征为横纹肌的病态疲劳，表现为晨轻晚重，劳累后加重，休息后减轻。眼外肌受累是最常见的一个类型，表现为单侧或双侧眼睑下垂、眼球活动障碍，咽肌、咀嚼肌也可受累，全身型表现为四肢无力，重症者可出现呼吸肌麻痹。临床诊断除典型表现外，可经疲劳试验或药物试验确诊。注射新斯的明或依酚氯铵症状可明显缓解，肌电图的衰减改变为客观指标。

4. 慢性起病　如下所述。

（1）脊髓性脊肌萎缩症：它为运动神经元病的一个类型，表现为肢体对称性的下运动神经元性瘫痪，有典型的肌束震颤为该病的特征。

（2）多发性肌炎：本病是以骨骼肌的间质性炎症和肌纤维的变性为特征的疾病。一部分伴有皮肤病变，即称为皮肌炎。本病可能与自身免疫有关，也可由肿瘤和结缔组织病引起。该病女性多见，起病隐袭，常伴有低热和关节痛。表现为以肢体近端和躯干肌肉瘫痪为主的症状，肌肉压痛明显，肌肉萎缩出现较晚。急性期可见血清肌酸磷酸激酶和免疫球蛋白增高，尿中肌蛋白出现，肌酸增加。肌电图和肌肉活检有助于诊断。

（3）肌营养不良症：是一组由遗传因素所致的肌肉变性病，表现为不同分布、程度和进行速度的骨骼肌无力和萎缩，也可涉及心肌。分多个型：①假肥大型（Duchenne 型），为儿童中最常见的一类肌病，属性连锁隐性遗传，均影响男孩，常于 3～4 岁起病，表现为缓慢进展的下肢无力，行走缓慢，不能奔跑，易绊倒，行走时呈"鸭步"。②肢带型，呈常染色体隐性遗传，各年龄均可发病，但以 10～30 岁多见，临床主要表现为骨盆带和肩胛带肌肉萎缩和无力，进展较慢，通常至中年时才出现运动的严重障碍。③面肩肱型，性别无差异，为成年人中最常见的肌营养不良症，通常在青春期起病，首先影响面部和肩胛带肌肉，呈现特殊的"肌病面容"。④眼肌型，表现为持续性、缓慢进展的眼外肌麻痹。

五、单瘫、多肢瘫

（一）临床表现

一个肢体的瘫痪称为单瘫。单瘫可由大脑皮质病变引起，也可由脊髓半侧损害所致，更多地为脊髓的前角、周围神经病所引起的下运动神经元性瘫痪。后者为此处重点讨论的内容。由于周围神经为混合性神经，所以常伴有相应区域的感觉障碍。多个不对称的肢体瘫痪称为多肢瘫，它常由几个单瘫的肢体组合而成。一般均为下运动神经元性瘫痪。

（二）症状鉴别

1. 皮质性单瘫　支配上、下肢及头面部的运动中枢在中央前回的皮质有个较广泛的区域，因此各种病变常累及其一段，表现为上运动神经元性单瘫，比如中央前回中段的病变表现为对侧上肢的运动障碍。其临床症状往往是以某一肢体为主的偏瘫，早期常有局灶性癫痫的症状，常伴瘫痪部位的感觉障碍，它的界限不明确，甚至累及整个半身。皮质性单瘫可由大脑半球的血管病、肿瘤、炎症、外伤等引起。

2. 脊髓半侧损害　胸段的脊髓半侧损害可出现同侧下肢的上运动神经元性损害，常伴同侧的深感觉障碍和对侧下肢的痛、温觉障碍，即布郎－塞卡征。临床症状一般不典型，常为不对称性的两下肢症状，其病因为脊髓的各种原因病变，可参阅截瘫内容。

3. 骨、关节病变　如肩周炎、髋关节结核、膝关节病变等，均可影响肢体的运动。但它们并不表现为肌肉的无力，而是由于疼痛、关节活动障碍所致的运动障碍，应给予鉴别。

（三）定位诊断

1. 脊髓前角　表现为下运动神经元性瘫痪，可累及单个肢体或多个肢体，慢性病变可出现肌束震颤，表现为肌肉中少数肌纤维的非节律性不自主收缩，患者感觉该处有肌肉跳动感。前角病变一般不伴根性痛，无感觉障碍。

2. 前根　呈节段性分布，偶有肌束颤动。前根损害的病因大多继发于脊髓被膜或脊椎骨质的病变，因此后根也常同时受损，出现根性疼痛或节段性感觉障碍。

3. 神经丛　神经丛是运动和感觉的混合神经，因此损害后瘫痪与相应的神经丛相关，常为单肢瘫，表现为肌张力低、腱反射减弱及肌肉萎缩，伴相同区域的感觉障碍。臂丛损害出现上肢的瘫痪，腰丛主要支配股肌和大腿肌群，而骶丛支配小腿肌群和臀部肌群。

4. 神经干　为混合神经，损伤后常表现为肌群的瘫痪，如桡神经支配腕伸肌群，损伤后出现腕关节下垂，同时伴有该神经支配的皮肤感觉障碍。神经干损伤多为外伤性，本身病变以神经炎为多。

(四) 定性诊断

1. 急性起病　如下所述。

(1) 脊髓灰质炎：为脊髓前角的病毒感染性疾病。患者多为儿童，故又称小儿麻痹。临床表现为早期出现一般感染症状，表现为发热、头痛等，经 1～3d 病毒侵入神经系统后再度出现感染症状和脊髓前角细胞受累症状。肢体呈弛缓性瘫，多发生在下肢；在一侧时，各肌组受累的程度不一致；双侧时，可能不对称。若累及三肢、四肢，程度也不完全一致，感觉和排便正常。早期脑脊液表现为蛋白细胞的轻度增高。

(2) 臂丛神经麻痹：外伤是其主要病因，炎症也可累及，表现为肩关节下垂、上臂呈内收内旋、前臂伸而旋前的姿势，伴上肢桡侧皮肤感觉减退。

(3) 周围神经麻痹：指上、下肢单发的周围神经瘫痪，最常见的原因是外伤和血液循环障碍，有的原因不明。表现为与该神经相关的肌群瘫痪和斑片样的感觉障碍。其神经的定位可根据损伤的肌群与神经的关系及皮肤感觉障碍区与神经的关系判断为某神经的损伤。

2. 亚急性或慢性起病　如下所述。

(1) 脊柱疾病颈椎病：腰椎间盘突出、脊柱裂和脊椎骨质增生、脊柱的肿瘤与结核均可压迫神经根，出现单个肢体瘫痪。

(2) 前斜角肌和颈肋综合征：也称胸出口综合征，由臂丛下干和锁骨下动脉被前或中斜角肌、颈肋等压迫所致的症状，主要表现为由肩胛向下放射到手的尺侧和上肢的疼痛，手肌萎缩。也因锁骨下动脉和静脉的压迫出现脉搏的改变、远端发绀、水肿、苍白、静脉怒张等症状。

(3) 其他椎管内病变：①脊髓蛛网膜炎：也称脊髓蛛网膜粘连，可累及神经根造成根性的瘫痪节段感觉障碍。②脊髓空洞症：最常累及的是后角，造成节段性感觉障碍，也可累及前角细胞，出现下运动神经元瘫痪。

(4) 运动神经元病：常为四肢瘫，但其早期也可为单肢开始，表现为单瘫的症状。

瘫痪的治疗主要靠病因治疗和自然恢复，另外可加康复治疗促进恢复。

（安雅臣）

第六节　共济失调

一、概念

因小脑、本体感觉和前庭功能障碍引起的运动不协调和笨拙称共济失调。

特点：患者肌力正常，但四肢、躯干及咽喉肌运动不协调，引起姿势、步态和语言障碍。

共济运动：依靠小脑、深感觉、前庭和锥体外系统的参与完成。损害小脑、深感觉、前庭和锥体外系可出现共济失调。

小脑主要参与完成精巧动作。当大脑皮质每发出一次随意运动的指令时，小脑同时发出制动性冲动，协调大脑完成准确的运动或动作。临床上共济失调分为小脑性、深感觉性、大脑性和前庭性。

二、共济失调的分类和表现

（一）小脑性共济失调

1. 小脑的发生、结构联系及功能定位　小脑是皮质下重要的运动调节中枢。与大脑皮质、前庭、脊髓联系密切，古小脑（绒球小结→前庭神经核→前庭小脑）维持躯体平衡及眼球运动；旧小脑（蚓部→脊髓→脊髓小脑）维持躯体平衡；新小脑（半球→大脑皮质→皮质小脑）维持肢体协调运动。小脑不能直接产生运动性冲动，起到调节下行运动系统的作用。

2. 小脑性共济失调　随意运动的不规则（协调运动障碍）如速度、节律、幅度和力量，伴有肌张力减低、言语障碍及眼球运动障碍。

3. 临床表现　如下所述。

（1）姿势和步态的异常：①躯干性共济失调（姿势性共济失调）：小脑蚓部病变。即站立不稳、步态蹒跚、两足远离叉开、左右摇晃不定，并举起上肢以维持平衡。②病位：损害上蚓部易向前倾倒，损害下蚓部易向后倾倒，损害小脑半球时行走向患侧倾斜。严重躯干共济失调者难以坐稳。

（2）协调运动障碍：①临床特征：随意运动的协调性障碍，上肢较下肢重，远端比近端重，完成精细动作较粗大动作困难。在动作的初始和终止时明显表现出运动的速度、节律、幅度和力量不平稳。②辨距不良：两点间的距离辨别不清。③意向性震颤：手或手指运动指向目标时震颤明显。④协同不能：不能协调地完成复杂的精细动作。⑤轮替运动：异常。⑥书写障碍：笔画不匀，字愈写愈大。以上运动异常组成典型的小脑笨拙综合征。

（3）言语障碍：①临床特征：因发音器官的唇、舌、喉肌共济失调所致。②吟诗样语言：说话缓慢，含糊不清，声音断续、顿挫。③爆发性语言：声音呈爆发性。

（4）眼运动障碍：①临床特征：眼球运动肌的共济运动失调引起粗大的共济失调性眼球震颤。损害与前庭的联系时，可产生双眼来回摆动。②下跳性眼震：偶见。③反弹性眼震：偶见。

（5）肌张力减低：①临床特征：不能维持姿势或体位，较小的力量可使肢体移动，运动幅度增大，行走时上肢摆动的幅度增大，腱反射呈钟摆样。②常见疾病：急性小脑病变。③回弹现象：患者前臂在抵抗外力收缩时，如果外力突然撤去，患者前臂不能立即放松，出现不能控制的打击动作。

（二）大脑性共济失调

额桥束和颞枕桥束联系大脑的额、颞、枕叶和小脑半球，损害时出现共济失调，但大脑性共济失调不如小脑性共济失调症状明显，较少出现眼球震颤。

1. 额叶性共济失调　如下所述。

（1）病变部位：额叶或额桥小脑束。

（2）临床表现：同小脑性共济失调，如步态不稳、向后或向一侧倾倒、体位性平衡障碍；对侧肢体共济失调，腱反射亢进、肌张力增高、病理反射阳性，或额叶损害的精神症状、强握反射和强直性跖反射等。

2. 顶叶性共济失调　如下所述。

（1）病变部位：顶叶。

（2）临床表现：对侧患肢共济失调，闭眼时症状明显，深感觉障碍呈一过性或不严重；损害两侧旁中央小叶后部时双下肢感觉性共济失调及大小便障碍。

3. 颞叶性共济失调　较轻，早期不易发现，可一过性平衡障碍。

（三）感觉性共济失调

1. 临床特征　脊髓后索损害引起深感觉障碍，不能辨别肢体的位置及运动方向，重要的反射冲动丧失。

2. 临床表现　如下所述。

（1）站立不稳。

（2）迈步不知远近，落脚不知深浅。常目视地面，黑暗处步行更加不稳。

（3）特点：通过视觉辅助症状可减轻，睁眼时共济失调不明显，闭眼时明显。闭目难立征阳性，当闭眼时身体立即向前后左右各方向摇晃，幅度较大，甚至倾倒；检查音叉震动觉及关节位置觉缺失。

（四）前庭性共济失调

1. 病变部位　损害前庭引起身体空间定向功能丧失所致。

2. 临床表现　如下所述。

（1）平衡障碍为主，当站立或步行时躯体易向病侧倾斜，摇晃不稳，沿直线行走时更为明显，头位改变则加重症状。

（2）四肢共济运动：多正常。

（3）特点：眩晕、呕吐、眼球震颤明显，双上肢自发性指误。

（4）前庭功能检查：内耳变温（冷热水）试验或旋转试验反应减退或消失。

（5）病变越接近内耳迷路，共济失调症状越明显。

（安雅臣）

第七节　不自主运动

一、概念

意识清醒的状态下，出现不能自行控制的骨骼肌异常运动称不自主运动。睡眠时停止，情绪激动时增强。

二、病变部位

在锥体外系。锥体系以外与协调运动相关的结构和下行通路，包括基底节、小脑及脑干中诸多核团均为锥体外系。

三、解剖与生理

（一）联系环路

基底节调节运动功能的主要结构基础是纹状体与运动皮质之间的联系环路。包括：

（1）皮质→新纹状体→苍白球（内）→丘脑→皮质回路。

（2）皮质→新纹状体→苍白球（内）→丘脑底核→苍白球（内）→丘脑→皮质回路。

（3）皮质→新纹状体→黑质→丘脑→皮质回路。

（二）神经递质

各种神经递质如谷氨酸、多巴胺和 γ-氨基丁酸等实现其间的联系与功能平衡。

四、临床症状

（一）静止性震颤

1. 概念　指静止时主动肌与拮抗肌交替收缩引起的节律性颤动，多见于帕金森病。

2. 颤动频率　4~6次/s。

3. 特征性体征　静止时出现，紧张时加重，随意运动时减轻，睡眠时消失，手指震颤如搓丸状；部位：手指、四肢、下颌、唇、颈部等。

（二）肌强直

肌强直或称强直性肌张力增高。帕金森患者的伸肌和屈肌张力均增高，出现铅管样强直，即向各方向被动运动遇到的阻力相同；齿轮样强直震颤时，被动运动遇到的阻力断续相间。

（三）舞蹈症

1. 概念　肢体及头面部迅速、无节律、不规则、粗大的不能随意控制的动作称为舞蹈症。

2. 临床表现　转颈、耸肩、挤牛奶样抓握（手指间断性屈伸）、摆手和伸臂等舞蹈样动作。可有扮鬼脸动作，上肢较重；肢体张力低，步态不稳且不规则。重者舞蹈样步态即从一侧向另一侧快速粗大的跳动。

3. 加重或缓解因素　随意运动或情绪激动时加重，安静时减轻，睡眠时消失。

4. 常见疾病　小舞蹈病、Huntington 舞蹈病、药物诱发的舞蹈症如神经安定剂（酚噻嗪类、氟哌啶醇）。偏侧舞蹈症是局限于身体一侧的舞蹈症，脑卒中、肿瘤等常见。

（四）手足徐动症

1. 概念　指肢体远端游走性的肌张力增高或减低的手足徐动动作。

2. 临床表现　手足缓慢如蚯蚓爬行的扭转样蠕动，手指缓慢逐个相继屈曲；伴有肢体远端过度伸张如腕过屈、手指过伸，奇怪的姿势和动作；可伴有异常舌运动的怪相、发音不清等。

3. 常见疾病　神经系统变性疾病最常见，如 Huntington 舞蹈病、Wilson 病、苍白球－黑质色素变性（Hallervorden – Spatz）病等，慢性中毒如酚噻嗪类、氟哌啶醇及肝性脑病等；偏侧手足徐动症多见于脑卒中疾病。

（五）偏身投掷运动

1. 临床特征　粗大的无规律的跨越和投掷样运动。

2. 病变部位　对侧丘脑底核及与其联系的苍白球外侧部急性损害，如梗死或小量出血。

（六）肌张力障碍

1. 概念　由于异常肌收缩引起缓慢扭转样不自主运动或姿势异常。

2. 常见疾病　Huntington 舞蹈病、Wilson 病、帕金森综合征、苍白球－黑质色素变性（Hallervorden – Spatz）病、酚噻嗪等药物中毒。

（七）扭转痉挛又称扭转性肌张力障碍

1. 概念　因身体同时收缩某一部位主动肌和拮抗肌，产生姿势固定，特点为躯干和肢体近端扭曲。

2. 临床表现　手过伸或过屈、头侧屈或后伸、足内翻、躯干屈曲扭转、眼睛紧闭及固定的怪异表情，依靠支撑站立和行走。

3. 常见疾病　原发性遗传性疾病如早期 Huntington 舞蹈病、Wilson 病、Hallervorden – Spatz 病等，或继发于产伤、脑炎、核黄疸等。

（八）遗传性变形性肌张力障碍

少见的最严重的一种类型。

（九）痉挛性斜颈

或称局限性肌张力障碍，是扭转性肌张力障碍变异型。由于颈部肌肉痉挛性收缩，头部不自主的缓慢转动和弯曲。

（十）抽动秽语综合征

1. 发病年龄　儿童多见。

2. 临床表现　初起多以面部肌肉突发性快速无目的重复性抽动，逐渐耸肩、扭颈等。伴有不自主发声（发音肌抽搐），或伴有秽语，频繁者一日十几次至数百次抽动，症状的程度呈波动性变化。

（安雅臣）

第八节 认知障碍

认知（cognition）是理解和认识的技能，是做出判断和决定的能力，它包括记忆力、定向力、创造力、计划和组织能力、解决问题的能力、灵活性和抽象思维能力。脑的损害可出现认知功能的障碍（认知和知觉功能的障碍）。认知障碍（cognitive disturbance）的内容非常广泛。本节仅介绍轻度认知损害（mild cognitive impairment，MCI）、血管性认知损害（vascular cognitive impairment，VCI）和痴呆（dementia）。

一、轻度认知损害

轻度认知损害是 1982 年 Reisberg 等在编制认知功能障碍分级量表即总体衰退量表（global deterioration scale，CDS）时首次使用的，他们将认知功能和社会职业功能有轻度损害，但日常生活无明显影响的老年人归为 MCI。也可认为 MCI 是正常衰老与痴呆间之间的过渡状态。

针对老年人痴呆前状态的认知障碍，曾经有很多术语，如年龄相关记忆损害（age associated memory impairment，AAMI）、年龄相关记忆减退（age related memory decline，ARMD）、年龄相关认知减退（age related cognitive decline，ARCD）、良性老年遗忘（benign senescent forgetfulness，BSF）、非痴呆认知损害（cognitive impairment no dementia，CIND）、轻度认知障碍（mild cognitive disorder，MCD）、轻度神经认知障碍（mild neurocognitive disorder，MND）、可疑痴呆（questionable dementia，QD）、亚临床认知损害（subclinical cognitive impairment，SCD）等。10 余年来，基本统一为 MCI。

（一）诊断

Petersen 等（1999）首先提出 MCI 临床诊断标准，包括："有记忆减退的主诉，有记忆减退的客观证据，总体认知功能未受影响，日常活动能力正常和非痴呆"5 个方面。其作为遗忘型 MCI 的诊断标准，目前仍然得到广泛应用。Petersen 于 2004 年对 MCI 诊断标准做了修订并进一步提出 MCI 可以区分为四个亚型。同年 MCI 国际工作组提出了 MCI 广义诊断标准及诊断流程，诊断标准包括：①认知功能障碍，但未达到痴呆的诊断标准（不符合DSM-Ⅳ和ICD-10 的痴呆诊断标准）；②认知功能衰退：患者和/或知情人报告且客观检查证实存在认知损害，和/或间隔一段时间检查发现有认知功能减退的证据；③基本日常生活能力保持正常，复杂的工具性能力可有轻微受损。该标准不再强调记忆损害作为 MCI 的诊断必备条件，并提出复杂工具性能力在 MCI 患者的变化。值得注意的是它提到了随访的重要性。欧洲阿尔茨海默病协会（EADC）MCI 工作小组确立的 MCI 概念及诊断程序与上述标准相似。

最近的研究认为 AD 诊断可以划分为三个阶段，第一阶段是"临床前 AD（preclinical AD）"，患者已经有生物学指标改变，是最早期的信号，在这个阶段，还没有临床诊断标准；第二阶段是"AD 型 MCI 或预期发展为 AD 的 MCI（MCI due to AD）"，患者的记忆和思维能力的轻度改变，能够被观察到、被评估，但是，日常生活和功能没有损害；第三阶段是"AD 型痴呆（Dementia due to AD）"，患者的记忆、思维和行为症状已经损害患者的日常生活和功能。

2011 年出版的美国国立衰老与阿尔茨海默病协会推荐的 MCI 诊断标准，将 MCI 诊断标准区分为核心临床标准（core clinical criteria）和临床研究用标准（clinical research criteria），后者结合了生物学指标，仅用于发病机制和药物临床试验的研究中。由于生物学指标及其正常值不是每个单位都容易获得，临床研究用标准还不能推广普及。

临床研究用 MCI 标准将 MCI 试用性地区分为 3 种类型：

1. 很可能 MCI　符合 MCI 核心临床标准，同时，分子生物学指标和神经损伤指标均呈阳性，该患者发展为 AD 有"最高的可能性"，因此，这部分患者称为"很可能 AD 型 MCI"诊断。

2. 有可能 MCI　符合 MCI 核心临床标准，反映 Aβ 沉积的指标阳性而未检测神经损伤，或者相反，神经损伤指标阳性而反映 Aβ 沉积的指标未检测。由于生物学指标检测不全，随着时间推移发展为 AD 的可能性是中等的，因此这部分患者被称为"有可能 MCI"。

3. 不发展为 AD 的 MCI 反映 Aβ 沉积和神经损伤的指标均为阴性，未来发展为 AD 的可能性最低，但是，这种 MCI 患者仍然有患 AD 的可能性，其病因值得进一步研究。

（二）检查与随访

MCI 的核心问题是能否衍变为老年痴呆，因此临床检查与各种辅助检查均十分必要。

1. 认知检查 在神经心理检查中，情景记忆的延迟记忆（而不是即刻记忆或长时记忆）损害是最具 AD 预测价值的指标，是 AD 前驱期核心症状。目前用来评估情景记忆的常用方法有：听觉词语学习测验（auditory verbal learning test，AVLT）、逻辑记忆测验（logical memory，LM）、Rey – Osterrieth 复杂图形测验（complex figure test，CFT）、词语配对联想学习测验、韦氏记忆测验修订版（Wechsler Memory Scale Revised，WMS – R，1987）、Alzheimer 病联合登记组织（Consortium to Establish a Registry for Alzheimer Disease，CERAD）采用 CERAD 的 10 词语回忆分测验（CERAD – CWL，要求对 10 个词语进行长时延迟回忆）（Shankle，2005）。根据这些量表的检查结果，各国和各作者报道的 MCI 发生率和转化率均有不同。例如，60 岁以上的 MCI 发生率为 5.3% ~ 24.3%，年转化为老年痴呆的发生率为 3.0% ~ 15.3%。

2. 神经影像学检查 如下所述。

（1）皮质厚度测量以精确反映全脑皮质厚度的变化：随着 MCI 向 AD 的进展，脑皮质厚度越来越薄，在颞叶区的变化最为显著，健康老年人 > MCI > AD 患者。使用皮质厚度测量方法获得的皮质萎缩的定量指数为 AD 的诊治提供了重要的衡量指标。研究显示，与年龄相关的灰质丢失主要发生在前额叶、颞叶中部和纹状体皮质等。横向和纵向像素形态分析方法（voxel based morphometry，VBM）显示正常衰老过程中，额叶和顶叶灰质的年丢失率分别为 0.38% 和 0.55%，颞叶和枕叶灰质的年丢失率分别为 0.31% 和 0.09%。Chetelat 等报告，MCI 患者全脑灰质年丢失率为 0% ~ 4%，处于正常老年（< 1%）和 AD 患者（5.3 ± 2.3%）之间。Karas 等应用 VBM 对 MCI 患者进行随访，发现 3 年后有 46% 的患者发展为 AD，颞中叶萎缩是转化为 AD 患者的特点，左侧颞叶及左侧顶叶皮质萎缩是预测转化的独立因素。在 MCI 阶段若出现扣带后回、海马体尾部、颞顶叶、楔前叶等部位皮质萎缩，提示该 MCI 患者易转化为 AD。因此，应用 VBM 可以早期预测哪些 MCI 患者能向 AD 转化，早期进行干预，从而能抑制 AD 的发生。

（2）功能性磁共振成像（fMRI）：与正常相比，MCI 患者完成任务时主要激活了海马、后扣带回、后侧颞顶区域等，这与 AD 的典型病理改变一致。但与 fMRI 不一致。类似的结果也在 AD 高危基因 ApoEε4 携带者中发现。因此，海马及其他与 AD 发病相关的脑区激活模式的改变，可能是预测老年人认知状态连续变化的指标。

（3）磁共振波谱（MRS）：MRS 可对活体组织进行准确、无创的检查，可用于研究脑的生化及代谢方面变化，从而提高 MCI 病理生理的认识。AD 及 MCI 中代谢的主要评价对象是 N – 乙酰天冬氨酸（NAA）、肌醇（MI）、胆碱类化合物和肌酸。一般认为，灰质 NAA 水平反映了神经元缺失和代谢状态的改变，白质内 NAA 浓度减低反映轴索损伤。NAA 浓度改变也可用于反映不同疾病状态下神经元数量的变化，在神经元受损伤的疾病均可出现 NAA 浓度的降低。因此，NAA 下降在 MCI 的诊断中有重要的价值。MI 主要存于神经胶质细胞中，是维持神经胶质细胞渗透压的物质，并被认为是神经胶质细胞的标志。大多数研究发现 MCI 患者的大脑半球脑组织存在广泛的 NAA 含量减少，MI 含量增加，与正常老年组相比差异具有统计学意义。

（4）扩散张量成像（DTD）：能够用三维空间描述组织的各向异性特点，精确地显示白质纤维走行方向、纤维束的密度以及髓鞘的厚度。在认知病变的早期，DTI 有望为临床早期发现病灶以及病程监测和疗效评估等提供新的依据。在正常脑老化者，DTI 的异常出现于额叶特别是额叶白质、扣带前回和胼胝体膝部，而对于 AD 患者，DTI 的异常则集中表现在海马旁回、颞叶白质、胼胝体压部和扣带后回等后部区域，MCI 的 DTI 异常表现与 AD 的类似，均在后部区域显示异常信号。

（5）单光子发射计算机体层摄影（SPECT）：有研究显示，顶叶、后扣带回低灌注是 MCI 进展为 AD 的危险因素，并认为进展型轻度认知功能损害（PMCI）与稳定型轻度认知功能损害（SMCI 在

SPECT 显像中存在不同的灌注缺损模式，这一发现可能有助于 AD 的早期诊断）。

（6）正电子发射体层摄影（PET）：PET 是一种借助于扫描放射性示踪剂在人体内的活动，获取细胞活动或代谢的信息，并用以成像的核医学手段。应用分子影像技术，以 β 淀粉样蛋白标记观察 AD 和 MCI 的变化是近年的热点。

3. 事件相关电位（ERP） ERP 指人注意到某客体并对其进行高级认知加工（如思维、情感、记忆、判断）时记录下来的认知脑电位。研究表明，MCI 和正常老年人听觉 ERP，包括刺激前准备电位（RP）、刺激后诱发电位（P50、N100、P200、N200 和 P300）和反应时间，对刺激反应的准确程度相当，尽管 MCI 组反应时间有增加趋势，但两者差异无统计学意义；MCI 组 P50、P300 潜伏期都比对照组明显延长，P50 的波幅也增加，表明 MCI 老年人部分脑诱发电位（RP、N100、N200 和 P200）有健康老年人的特点，其他改变（P300 潜伏期延长，反应时间变慢）则类似于 AD 患者。

4. 生物学指标检测 MCI 的血液学检查的目的是识别可逆性病因，一般认为痴呆病因中 8% 部分可逆，3% 完全可逆。生物学指标检测包括脑脊液 Tau、Aβ、Aβ 前体蛋白和胆碱乙酰转移酶活性等。

综上各种用于 MCI 的检查方法，各有优缺点和实用价值，现比较如表 5 - 3。

表 5 - 3 各种 MCI 检查方法的优点和缺点

类别	指标	优点	缺点
认知测验	情景记忆如词语延迟回忆、故事延迟回忆、联想学习；语义记忆如语义流畅性、名人面孔识别；执行功能如心理加工速度	易接受、易获得	临床前患者不够敏感
结构影像学	MRI 容积测量；颞叶内侧视觉评估量表；脑萎缩程度；弥散加权 MRI	易接受、较高敏感性	特异性偏低
功能影像学	SPECT 扣带回和左额叶区血流量、PET 颞顶叶区葡萄糖代谢、fMRI、功能网络分析	易接受、较高敏感性	特异性偏低
分子影像学	PIB - PET 等	敏感性和特异性高	费用高，设备依赖
电生理学检查	EEG 反映的 θ、α、β 活动，事件相关电位	易接受、易获得	敏感性和特异性偏低
CSF	Aβ 与 tau 蛋白检测	敏感性和特异性高	创伤性，接受差

（三）治疗

MCI 的治疗分为药物治疗和非药物治疗。增加 MCI 患者的脑力劳动和体力活动，均能够有效地降低患 AD 的危险性。俄勒冈州老年病研究所一项 5 年随访研究发现，不管是智能训练还是加强体能训练，MCI 患者进展为痴呆的危险性均下降。所以，临床治疗与家庭康复都应将两者有机结合。

有大量的临床试验研究是将一些用于治疗 AD 的药物也用于 MCI 治疗。这些药物包括乙酰胆碱酯酶抑制剂（AChEI）、抗谷氨酸能药物、益智药、抗氧化剂、抗炎药物、中医治疗和理疗等。荟萃分析 AChEI 治疗 MCI 的 4 项经典研究，发现药物治疗组的转化率为 15.4%，安慰剂对照的转化率为 20.4%，两组之间有显著差异。常用的药物有石杉碱甲、银杏叶片、多奈哌齐（安理申）、卡巴拉汀、加兰他敏等。

二、血管性认知损害

由血管因素导致或与之伴随的认知功能损害被称为血管性认知功能损害（vascular cognitive impairment，VCI）。VCI 可单独发生或与 AD 伴发。而且，脑血管病理与 AD 病理间似乎存在很强的相互作用，同时有两种病理改变的患者的认知功能损害比只有一种病理改变者更明显。因为大部分血管性危险因素是可以干预的，所以 VCI 和伴有血管因素的 AD 是可以预防，或者可延迟、缓解其发展的。早期有关脑血管疾病相关认知功能损害的诊断与治疗只聚焦于痴呆即血管性痴呆（VaD）这种严重的认知功能损害，近年来，那些表现为非痴呆的 VCI 患者得到重视，并被认为是临床试验的最佳对象。

（一）分类

VCI 分类的意见尚不统一，现就本病的严重度、病因和具体疾病进行归类。详见表 5-4。

表 5-4　VCI 的分类

严重度分类	病因学分类	疾病
VCI-R（VCI 危险人群）	心血管	冠状动脉旁路移植术、心脏骤停、急性心肌梗死
	脑血管	一过性缺血发作（TIA）、慢性偏头痛
	全身性	高血压或严重低血压、糖尿病、低血氧-低灌注性（如血容量不足、失血性休克）、肥胖症
	精神性	血管性抑郁
VCI-ND（非痴呆 血管性认知损害）	大血管缺血性	皮质性脑梗死、多发性脑梗死、关键部位梗死等
	小血管缺血性	Bingswanger 病，伴有皮质下梗死和白质脑病的常染色体显性遗传脑动脉病（CADASIL）、腔隙性脑梗死等
VCI-D（血管 性痴呆）	出血性	脑出血、蛛网膜下隙出血、脑淀粉样血管病、慢性硬膜下血肿等
	脑静脉血管 病性	脑静脉窦血栓形成、脑动静脉畸形等
	血管炎	变态反应性血管炎、感染性血管炎（如结核性、梅毒性血管炎）
VCI-M（混合性 痴呆）	退行性痴呆+ 血管性因素	AD+血管性因素、FTLD+血管性因素、LBD+血管性因素、PDD+血管性因素、其他退行性痴呆（MSA、PSP、CBD、海马硬化）+血管性因素
	血管性痴呆+ 退行性因素	血管性痴呆+退行性因素

（二）临床及实验室评估

VCI 涵盖了范围很广的认知功能损害，从非痴呆的相对较轻的 VCI（又称为 VCI-ND）到较为严重的血管性痴呆，或者是脑血管疾病与阿尔茨海默病等其他痴呆疾病的混合。VCI 的认知功能缺陷涉及认知领域的各个方面，但或许"执行"功能的缺陷更为突出，表现为信息处理缓慢、不同工作转换能力的受损以及掌握和应用信息能力（例如工作记忆）的缺陷。因此神经心理学评估既需要对广泛形式的认知能力敏感，又要特别适合对执行功能的评估。限时的执行功能测查尤其适用于评估 VCI 的认知功能损害，因为患者的信息处理缓慢突出。

2006 年美国国立神经疾病和卒中研究所与加拿大卒中网（NINDS-CSN）提出的 60min 检查方案可以用于不同认知领域的研究，其内容涉及 4 个方面：执行/活动、语言、视空间和记忆，以及神经行为学改变的测定和情绪测定。实用的 60min 检查方案包括 MMSE、Hopkins 词汇学习测验（修订版）、Rev-Osterrieth 复杂图形、波士顿命名测验、字母流畅性、动物流畅性、WAIS-Ⅲ 数字符号编码、连线测验、简单反应和选择反应时间、认知功能衰退老人的知情者问卷简式、神经精神科问卷（NPI）、流行病学研究中心抑郁量表（CESD）。

VCI 的神经影像学表现与 AD 不同，没有统一的 VCI 特有的放射学特征。

VCI 结构影像特点为有脑血管疾病病变表现，多位于额叶皮质、顶叶皮质、角回、枕叶、海马、基底节区、丘脑，单个或多个大小不等的缺血性病灶。明显的白质低密度影伴局灶性梗死也较为常见。VCI 功能的影像学改变很大程度与脑血管病病理基础相关。故病变部位不固定，病变形式多样。常显示脑内单一或多发的局限性异常信号影，也可为全脑病变。

脑脊液（CSF）中的候选标志物包括：①血清清蛋白比率，反映颅内小血管血-脑屏障的破坏程度；②硫酸脑苷脂，反映白质的脱髓鞘；③神经微丝，反映轴突变性；④基质金属蛋白酶（MMPs），反映脑血管病相关的细胞外基质变化。虽然这些标志对 VCI 诊断的特异性不高，但单独或联合运用能增加诊断的肯定性。此外，VCI 患者的 CSF 中没有 Tau 蛋白和磷酸化的 Tau 蛋白的升高，而可与 AD 患者相区别。

（三）预防与治疗

脑血管病的危险因素和脑血管病本身都是 VCI 的主要病因。因此，通过控制脑血管病的危险因素（例如高血压、糖尿病、高脂血症等），减少脑血管病的发生，是 VCI 一级预防的根本途径。二级预防是对于已经出现卒中或 VCI 的患者，进行血管危险因素的干预以防止再次出现卒中从而预防 VCI 的发生或减缓 VCI 的进展。

VCI 的治疗在于加强训练和自我调节。鉴于 VCI 有血管性痴呆之发展趋势，和血管性痴呆的发病机制亦与乙酰胆碱通路的损坏有关的理论，国际上亦有人应用抗胆碱酯酶药物和 NMDA 受体拮抗剂（美金刚）等治疗，但结果很不一致。目前广为接受的治疗措施为：①口服尼莫地平 30～60mg，每日 3 次；②奥拉西坦，400～800mg，每日 2～3 次。此外，已酮可可碱、石杉碱甲等均可应用。有抑郁症状者服用抗抑郁药物。

三、痴呆

痴呆（dementia）是一种综合征，代表在意识清醒状态下的持续性全面的智能，包括记忆、语言、视空、人格异常、认知能力的降低，常伴行为和感知异常，表现为判断力、分析能力、综合能力和解决问题的全面衰退和社会交往、日常生活能力减退和不能。

痴呆的发病率随人口的老龄化而逐步增高，在整个人群中，痴呆的发病率为 4%～5%。我国资料提示，55 岁以上患病率为 2.67%～4.60%，65 岁以上为 4.3%～7.3%。80 岁以上的老年人中痴呆的患病率高达 20%～25%。95 岁以上的人群中几乎 50% 为痴呆，因此早期认识，诊断和治疗痴呆，开展积极的防治十分重要。

（一）分类

痴呆是复杂的临床综合征，分类方法很多，现就病变部位、病因及可治性进行分类。

1. 按引起痴呆的部位分类　如下所述。

（1）皮质性痴呆：包括：①阿尔茨海默病（Alzheimer 病）；②额颞叶痴呆。

（2）皮质下痴呆：包括：①帕金森氏病，进行性核上性麻痹 - Huntington 病，弥漫性 Lewy 体病，肝豆状核变性，脊髓小脑变性，原发性基底节变性等；②间脑肿瘤，正常压力性脑积水；③脑白质病变，如多发性硬化，海洛因脑病，中毒性脑病（CO 中毒，鱼胆中毒），HIV 脑病等；④皮质下血管病，腔隙状态，Binswanger 病，海马、丘脑或额叶底部等特殊部位脑梗死。

（3）混合型痴呆：包括：①多发性脑梗死性痴呆；②蛋白粒子病，包括 Creutzfeldt - Jacob 病，GSS，Kuru 病等；③麻痹性痴呆；④脑脓肿，脑寄生虫病等；⑤中毒和代谢性脑病，包括药物、工业中毒，全身性疾病，Vit B_{12} 缺乏，席汉病，Hashimoto 脑病等。

（4）其他：脑外伤后综合征，脑肿瘤以及抑郁症所致之假性痴呆综合征。

2. 按病因分类　如下所述。

（1）变性性疾病：包括：①阿尔茨海默病；②额颞痴呆、Pick 病；③路易体痴呆（Lewy body dementia，LBD）；④帕金森病；⑤关岛型帕金森病 - 肌萎缩侧索硬化 - 痴呆综合征；⑥进行性核上性麻痹（Steel - Richardson - Olzewsi 综合征）；⑦运动神经元病；⑧亨廷顿病；⑨多发性硬化；⑩苍白球黑质变性；⑪成人型家庭黑矇痴呆综合征（Kuf disease）；⑫肝豆状核变性（Wilson disease）；⑬异染性脑白质营养不良；⑭原发性丘脑变性；⑮原发性基底节钙化。

（2）血管性：包括：①多发梗死性痴呆（MID）；②大面积脑梗死性痴呆；③腔隙状态；④皮质下白质脑病（BD）；⑤脑淀粉样血管病；⑥结节性多动脉炎；⑦颞动脉炎；⑧复合型血管性痴呆（≥2 种上述病因）。

（3）神经系统损伤：包括：①拳击性痴呆；②闭合或开放性脑外伤后；③脑缺氧；④蛛网膜下隙出血；⑤一氧化碳中毒。

（4）感染：包括：①艾滋病并发痴呆；②克 - 雅病；③单纯疱疹性脑炎；④细菌或霉菌性脑膜炎/

脑炎后；⑤神经梅毒；⑥进行性多灶性白质脑病。

（5）中毒：包括：①酒依赖性痴呆；②重金属中毒；③有机溶液中毒。

（6）占位病变：包括：①慢性硬膜下血肿；②脑内原发或转移脑瘤。

（7）代谢/内分泌：包括：①维生素 B_{12} 缺乏；②叶酸缺乏。

（8）其他原因：包括：①正常颅压脑积水；②癫痫；③惠普尔病（Whipple disease）；④白塞综合征（Behcet syndrome）；⑤系统性红斑狼疮；⑥脑结节病；⑦混合性痴呆；⑧VD 并存 AD 或 AD 伴脑血管病。

3. 按可治与难治性分类　如下所述。

（1）难治性痴呆：包括：①阿尔茨海默病；②额颞痴呆，Pick 病；③多发梗死性痴呆；④大面积脑梗死性痴呆；⑤局限性脑叶萎缩（额颞叶痴呆）；⑥帕金森病；⑦弥漫性皮质路易体病；⑧亨廷顿病。

（2）可治性痴呆：包括：①抑郁性假性痴呆；②良性肿瘤，尤其额叶下脑膜瘤；③正常压力脑积水；④硬膜下出血；⑤维生素 B_1、维生素 B_{12}、维生素 B_6 缺乏；⑥内分泌疾病，如甲状腺功能减退、库欣病（肾上腺皮质功能亢进，垂体嗜碱细胞增生）、阿狄森病（肾上腺腺皮质功能不全）；⑦感染，如 AIDS 痴呆综合征、梅毒；⑧酒精中毒性痴呆；⑨肝豆状核变性。

（3）其他少见或不可治的疾病：包括：①进行性核上性麻痹，纹状体退行性变等；②非转移癌综合征；③Binswanger（皮质下动脉硬化性脑病）；④伴皮质下梗死和脑白质炎的脑常染色体显性动脉病（CADASIL）。

4. 按伴或不伴其他体征分类　如下所述。

（1）纯神经精神表现型痴呆：①阿尔茨海默病；②额颞痴呆，Pick 病；③进展性失语综合征。

（2）伴神经系统其他疾病的痴呆：如：①Huntington 舞蹈症，舞蹈手足徐动症；②多发性硬化，Schilder 病、肾上腺白质营养不良和相关的脱髓鞘病；③脂质沉积病（lipidostorage disorders）、小脑性共济失调；④肌阵挛性癫痫；⑤大脑－基底神经节变性（失用－强直症）；⑥伴有痉挛性截瘫的痴呆；⑦进行性核上性麻痹，帕金森病，肌萎缩侧索硬化（ALS）和 ALS－帕金森复合性痴呆；⑧其他罕见的遗传性、代谢性疾病。

（3）伴某些神经体征的痴呆：如：①多发性脑梗死，Binswanger 病；②脑转移瘤，脑脓肿；③脑外伤；④具帕金森病症状的 Lewy 体病；⑤正压性脑积水；⑥多灶性白质脑病；⑦病毒脑炎；⑧脑内肉芽肿，脑血管病。

（4）内科病相关性痴呆：如艾滋病（AIDS）、内分泌性障碍、维生素缺乏、梅毒、肝豆变性、药物中毒、酒精中毒、重金属中毒、边缘叶脑炎、透析性痴呆等。

（二）痴呆的病因、病理

痴呆的病因复杂，血管、遗传、炎症、代谢、中毒、营养等诸多因素均可为引起痴呆的原因。最为常见的老年痴呆（Alzheimer 病）的病因和发病机制尚不清楚，是当前研究的重点和方向。

Alzheimer 病的主要病理改变是弥漫性脑萎缩，皮质变薄，脑沟变深、宽，脑回变窄，尤以额、颞、顶叶为突出。切片中可见广泛存在于大脑半球新皮质中的老年斑（senile plaque），神经纤维缠结（neurofibrillary tangle，NFT），神经元数减少及空泡变性和淀粉样血管病性改变。老年斑内含有淀粉样蛋白（β－amyloid，Aβ）。该蛋白在神经元中的沉积引起神经细胞死亡，病变越重神经元死亡越多。神经纤维缠结有成对的细丝状的微管蛋白（tau protein）组成，这种神经缠结的多寡亦与疾病的严重程度呈正相关。老年斑和神经缠结均分布于正常人脑的新皮质中。在 AD 患者为什么增多尚不完全清楚。慢性炎症学说解释老年斑中 Aβ 的沉积，认为抗原－抗体免疫复合物的形成是 Aβ 在神经元中沉积的核心，Aβ 主动免疫治疗使老年斑减少，应用抗 Aβ 治疗也取得有效的实验效果。此外，Aβ 的代谢异常，特别是 β 分泌酶（β－secretase）的缺乏是促使 Aβ 不能溶解和在细胞沉积的原因，然而近年结果仍然否定了此种理论。

神经递质的异常改变是 Alzheimer 病临床相关的重要证据，Mevnet 基底核内的胆碱能神经元缺失，使之投射到中枢新皮层的乙酰胆碱（Acetylcholine，Ach）含量降低，胆碱合成相关的胆碱乙酰转移酶，乙酰胆碱酯酶的活性也降低。临床应用胆碱酯酶抑制性药物多奈哌齐、加兰他敏、石杉碱甲等改善症状均为此证据。

（三）临床表现

痴呆的临床表现较为杂乱，不同原因的痴呆表现和临床过程有所不同。一般认为，变性性痴呆均为进展型，没有明显的波动，血管源性痴呆病程波动，时好时坏，并与血管事件密切相关。就痴呆的总体症状而言，可归纳为记忆障碍、认知障碍和精神行为障碍三大范围。

1. 记忆障碍　是 Alzheimer 病最常见和最早症状之一，也是诊断本病的必要条件。记忆可分为工作记忆（working memory），情景记忆（episodic memory）和语义记忆（semantic memory）。在 AD 患者中情景记忆损害常为最早表现，特别是近事遗忘尤为突出，工作记忆亦受损害，因此患者无法学习和记忆新的知识，表现工作能力减退，进而出现语义记忆困难，对熟悉的地理名称、内容无法理解。记忆障碍的发展与新皮质结构的损害，特别是颞叶海马的结构破坏有关。

2. 认知障碍　表现为失语、失用和视空障碍。在 AD 患者中，常有说话口齿不清，词汇减少，找词困难，命名困难，表达词不达意，错语和理解障碍。多数患者阅读尚可保留，但理解困难。计算错误常常出现，表现为购物时付账错误，重则一般的日常生活处理均困难。视空障碍表现为地理方位认识困难，出门后常常找不到自己的家；穿衣服穿裤子穿错；简单的几何图形不认识，迷宫图形无法走出，照镜时不认识自己的脸孔，等等。AD 患者的失语、失用和视空障碍常与新皮质的顶颞区后半球皮质萎缩有关。

3. 精神行为障碍　是 AD 的重要表现之一。患者往往极度过敏，在早期出现猜疑、妄想、幻觉、易激惹、人格改变等。80% 的 AD 患者均有不同程度上述症状。抑郁亦是 AD 患者的常见表现，但不伴其他精神症状（记忆障碍，视空障碍和行为障碍）者，应考虑单纯抑郁症。抑郁而伴其他精神症状的 AD 常常终日忙碌，事无头绪，整天吵闹不休或寡言少动，也有不言不食或贪食等表现。

上述三组症状中，在 AD 患者的表现较为完整，尤以记忆和精神症状为突出。血管性痴呆患者的认知障碍较为突出，亦可以为临床鉴别诊断提供参考。

痴呆的实验室检查，除头颅 MRI 可见脑萎缩或特异性脑血管损害的证据外，尚无特异的可供诊断的实验室检查。功能 MRI 可为脑区功能分布，胆碱能神经元、Aβ 蛋白分布等提供皮质功能状况，为痴呆研究提供参考。

（四）诊断和鉴别诊断

痴呆的诊断要解决三个问题：①是否痴呆；②哪个部位的痴呆；③什么原因的痴呆。因此，首先应将痴呆与假性痴呆进行鉴别，其次是皮质性痴呆和皮质下痴呆，前皮质与后皮质痴呆进行鉴别，然后将可治性痴呆与难治性痴呆进行鉴别。痴呆患者应与抑郁症、反应性精神状态、甲状腺功能低下、维生素 B_{12} 缺乏等相鉴别。皮质性与皮质下的痴呆应借助是否伴其他神经精神体征予以鉴别。

根据下列标准对各种痴呆予以诊断。常见的痴呆类型有：

1. 阿尔茨海默病的诊断　目前应用的诊断标准有：①WHO 的 ICD - 10；②美国精神病协会的 DSM - Ⅳ；③NIH 的 NINCDS - ADRDA；④我国精神疾病诊断方案与诊断标准（CCMD - 3）。本文仅将 NIH 及我国的诊断标准予以介绍。NIH 的诊断标准如表 5 - 5。

表 5 - 5　NINCDS - ADRDA 阿尔茨海默病诊断标准

1. 可能 AD 诊断标准

（1）通过临床检查、痴呆量表和神经心理测验证实为痴呆

（2）至少有两方面的认知功能缺损

（3）记忆和其他认知功能进行性恶化

（4）无意识障碍

（5）40 ~ 90 岁之间发病，65 岁后常见

（6）无引起记忆和认知功能进行性缺损的其他系统疾病或大脑疾病

2. 支持可能 AD 诊断的临床特点

（1）进行性的认知功能，如语言（失语）、运动技能（失用）和感知能力（失认）缺损

（2）日常生活能力和行为方式改变

（3）有类似的家族史，尤其是经病理证实的家族史

（4）实验室常规脑脊液检查正常，EEG 正常／无特异性改变，CT 有脑萎缩的证据

3. 排除其他痴呆原因后，支持可能 AD 诊断的其他临床特点

（1）在进展型病程中出现平台期

（2）有些晚期患者出现神经系统体征，如肌张力增加、肌阵挛或步态异常

（3）疾病晚期出现癫痫

（4）CT 正常（与年龄相符）

4. 不肯定或不可能 AD 诊断的临床特点

（1）突然起病

（2）局灶性神经系统体征如偏瘫、感觉丧失、视野缺损在病程的早期出现

（3）癫痫发作或步态异常在发病时或疾病早期出现

5. 可考虑 AD 的诊断标准

（1）在痴呆症状群的基础上，无足以导致痴呆的神经、精神或系统性疾病，起病方式、临床表现或病程表现多样

（2）存在足以导致痴呆的继发性系统性或脑部疾病，但认为患者的痴呆不是这些疾病所致

（3）个别被确定为严重进行性认知功能缺损而又找不到其他原因时可考虑使用此标准

6. 肯定的 AD 诊断标准

（1）符合可能的 AD 诊断标准

（2）有活检或尸检的病理证据

我国制定的 AD 诊断标准如表 5-6。

表 5-6　中国精神疾病分类方案与诊断标准（CCMD-3）阿尔兹海默病诊断标准

1. 阿尔茨海默病（老年性痴呆）症状标准

（1）符合器质性精神障碍的诊断标准

（2）全面性智能损害

（3）无突然的卒中样发作，疾病早期无局灶性神经系统损害的体征

（4）无临床或特殊检查提示智能损害是由其他躯体或脑的疾病所致

（5）下列特征可支持诊断，但不是必备条件：①高级皮质功能受损，可有失语、失认或失用；②淡漠、缺乏主动性活动，或易激惹和社交行为失控；③晚期重症病例可能出现帕金森症状和癫痫发作；④躯体、神经系统，或实验室检查证明有脑萎缩

（6）尸解或神经病理学检查有助于确诊

严重标准：日常生活和社会功能明显受损

病程标准：起病缓慢，病情发展虽可暂停，但难以逆转

排除标准：排除脑血管病等其他脑器质性病变所致智能损害、抑郁症等精神障碍所致的假性痴呆、精神发育迟滞，或老年人良性健忘症

2. 阿尔茨海默病，老年前期型（阿尔茨海默病痴呆，老年前期型）诊断标准

（1）符合阿尔茨海默病的诊断标准，发病年龄小于 65 岁

（2）有颞叶、顶叶，或额叶受损的证据，除记忆损害外，可较早产生失语（遗忘性或感觉性）、失写、失读，或失用等症状

（3）发病较急，呈进行性发展

3. 阿尔茨海默病，老年型（阿尔茨海默病痴呆，老年型）诊断标准

（1）符合阿尔茨海默病的诊断标准，发病在 65 岁以后

（2）以记忆损害为主的全面智能损害

（3）潜隐起病，呈非常缓慢的进行性发展

4. 阿尔茨海默病，非典型或混合型（阿尔茨海默病痴呆，非典型或混合型）

（1）符合阿尔茨海默病的诊断标准

（2）临床表现不典型，如65岁以后起病却具有老年前期型临床特征或同时符合脑血管病所致痴呆的诊断标准，但又难以做出并列诊断者，可使用本编码

5. 其他或待分类的阿尔茨海默病（待分类阿尔茨海默病痴呆）

阿尔茨海默病无法确定为哪一型时

2. 血管性痴呆的诊断　目前应用的诊断标准有：NIH血管性痴呆诊断标准与我国制定的血管性痴呆诊断标准（表5-7，表5-8）。

表5-7　NINDS-AIREN血管性痴呆诊断标准

1. 可能的血管性痴呆诊断标准

1）痴呆

2）脑血管性疾病：神经系统检查有局灶性体征

脑影像学检查有脑血管疾病的依据，包括以下至少一项：

（1）多发性大血管梗死

（2）单一的关键部位梗死

（3）多发性基底节和白质腔隙性梗死

（4）广泛性白质病损

有以下二点中之一点可判定痴呆与脑血管病有关：

1）痴呆在一次可辨认的卒中后3个月内发病

2）认知功能突然恶化或认知功能缺陷呈波动性、阶梯进展

2. 支持可能的血管性痴呆的临床表现

（1）早期存在步态不稳

（2）走路不稳和频繁的无原因跌倒病史

（3）早期出现小便频繁和失禁

（4）假性球麻痹

（5）人格和情感改变

表5-8　中国精神疾病分类与诊断标准（CCMD-3）血管性痴呆诊断标准

1. 脑血管病所致精神障碍（血管性痴呆）

在脑血管壁病变基础上，加上血液成分或血液动力学改变，造成脑出血或缺血，导致精神障碍。一般进展较缓慢，病程波动，常因卒中引起病情急骤加重，代偿良好时症状可缓解，因此临床表现多种多样，但最终常发展为痴呆

诊断标准：

（1）符合器质性精神障碍的诊断标准

（2）认知缺陷分布不均，某些认知功能受损明显，另一些相对保留，如记忆受损明显，而判断、推理及信息处理可只受轻微损害，自知力可保持较好

（3）人格相对完整，但有些患者的人格改变明显，如自我中心、偏执、缺乏控制力、淡漠，或易激惹

（4）至少有局灶性脑损伤的证据，脑卒中史，单侧肢体痉挛性瘫痪，伸跖反射阳性，或假性球麻痹中的一项

（5）病史、检查或化验有脑血管病证据

（6）尸检或大脑神经病理学检查有助确诊

严重标准：日常生活和社会功能明显受损

病程标准：精神障碍的发生、发展及病程与脑血管疾病相关

排除标准：排除其他原因所致意识障碍、其他原因所致智能损害（如阿尔茨海默病）、情感性精神障碍、精神发育迟滞、硬脑膜下出血

2. 急性脑血管病所致精神障碍（急性血管性痴呆）

通常是在多次卒中后迅速发生的精神障碍，偶可由1次大脑脑出血所致，此后记忆和思维损害突出。典型病例有短暂脑缺血发作史，并有短暂意识障碍、一过性轻度瘫痪或视觉丧失。多在晚年起病

诊断标准：

（1）符合脑血管病所致精神障碍的诊断标准

（2）通常在多次脑卒中之后或偶尔在1次大量出血后迅速发展为智能损害

（3）通常在1个月内发展为痴呆（一般不超过3个月）

3. 皮层性血管性所致精神障碍（多发脑梗死性血管性痴呆）

最终发展为全面痴呆。脑组织常有多个较小的腔隙梗死灶

诊断标准：

（1）符合脑血管病所致精神障碍的诊断标准

（2）有脑血管病的证据，如多次缺血性卒中发作，局限性神经系统损害及脑影像学检查，如CT、MRI检查有阳性所见

（3）在数次脑实质的小缺血发作后，逐渐发生智能损害。早期为局限性智能损害，人格相对完整，晚期有人格改变并发展为全面性痴呆

（4）起病缓慢，病程波动或呈阶梯性，可有临床改善期，通常在6个月内发展为痴呆

4. 皮质下血管病所致精神障碍（脑皮质下血管性痴呆）

诊断标准：

（1）符合脑血管病所致精神障碍的诊断标准

（2）病变主要位于大脑半球深层白质，而大脑皮质保持完好

5. 皮质和皮质下血管病所致精神障碍（皮质和皮质下血管性痴呆）

根据临床特点和检查证明脑血管病所致精神障碍系皮质和皮质下混合损害所致

---

3. 额颞叶痴呆　病因不明，可能是正压性脑积水之后果。额颞叶痴呆的诊断如下。

（1）表现有下列行为和认知障碍：①早期出现人格改变，表现为反应激惹，情绪波动，行为控制困难。②早期出现并进行性加重的语言障碍，表现为表达，命名困难和词义不能理解。

（2）社会和工作能力较病前显著减退。

（3）病程逐步发展，功能持续减退。

（4）没有其他中枢神经病变，代谢性或药物滥用证据。

（5）认知功能减退不发生在谵妄或精神病发作期。

4. 帕金森病相关性痴呆　如下所述。

（1）Lewy体痴呆：临床表现记忆损害，病程波动，有丰富视幻觉和帕金森运动体征。主要为颞叶内侧面、前额叶皮质、黑质及网状丘脑通路受累，PET检查可见颞顶枕皮质代谢降低。

（2）进行性核上性麻痹：临床表现为眼球上视麻痹，构音和吞咽困难，步态和平衡困难，躯干僵直。主要病理改变为中脑、球部脑神经、苍白球、黑质和丘脑底核受累，MRI可见中脑萎缩。

（3）皮质基底节变性：除痴呆外，表现为一侧性肢体肌张力障碍，肌阵挛，皮质性感觉缺失、失用，自体不认，僵直及凝视麻痹等。主要病变为丘脑、丘脑底核、苍白球、顶/额叶新皮质以及中脑萎缩。头颅MRI可见局灶性不对称性皮质萎缩。

5. 皮质性与皮质下痴呆　皮质性痴呆和皮质下痴呆一般均具下列特征：①皮质性痴呆有失语、失用、失认和失定向的认知、视空障碍，而皮质下痴呆没有；②皮质性痴呆记忆障碍明显，特别是近事记忆障碍明显，而皮质下痴呆则表现健忘，回忆障碍；③皮质性痴呆的认知障碍，如情感、人格改变明显，一直不能胜任工作，皮质下痴呆则影响较轻，但有思维缓慢，解决问题能力下降等；④皮质性痴呆步态、行动正常，构音清晰，皮质下痴呆则常有构音困难，动作缓慢和姿势异常；⑤头颅MRI可见皮质性痴呆者有弥漫性脑萎缩，颞叶、额叶明显，皮质下痴呆仅见皮质下局灶受累或丘脑、脑干等萎缩。

6. 可治性与难治性痴呆 临床医师在接触患者时首先应考虑是原发的还是继发的痴呆，慢性的还是急性发生的痴呆。因此，临床可按下面思路进行临床诊断。

（1）其他内科疾病引起的痴呆：①感染性疾病，如艾滋病、prion 病、隐球菌脑膜炎等；②内分泌代谢病；③营养缺乏，维生素 B_1、维生素 B_{12} 缺乏；④梅毒性慢性脑膜脑炎，麻痹性痴呆；⑤肝豆状核变性；⑥慢性药物或 CO 中毒，重金属中毒；⑦副癌综合征；⑧透析性痴呆等。

（2）其他神经科疾病引起的痴呆：①不一定有神经症状的病，如：多发性硬化，脂质累积病，肌阵挛癫痫，海绵状脑病，大脑小脑变性，大脑基底节变性，痉挛性截瘫，进行性核上性麻痹，帕金森病，肌萎缩侧索硬化及其他少见的神经遗传病。②伴神经体征的病，如：脑梗死，脑肿瘤，脑外伤，Lewy 体病，正压性脑积水，进行性多灶性白质脑病，脑血管炎，肉芽肿，病毒脑炎等。

（3）痴呆为唯一表现的内科、神经科病：如 Alzheimer 病，Pick 病，进行性失语综合征，额颞痴呆，额叶痴呆及不明原因神经变性病。

（五）痴呆的治疗

痴呆的治疗包括预防、康复和药物治疗。早期 MCI、VCI 患者进行定期随访，加强认知功能训练，心脑血管病危险因子的预防、干预是延缓和减少痴呆发生的基本措施，特别是老年病者多运动，多动脑筋，多参与社会活动，对预防和减少痴呆发生很有好处。

药物治疗：种类繁多，主要有以下几类。

1. 抗胆碱酯酶药物 最常用的有：①石杉碱甲：口服，50～100μg，每日 2 次；②多奈哌齐（安理申）：口服，5～10mg，每晚 1 次；③卡巴拉汀（艾斯能）：口服 1.5～3.0mg，每日 2 次；④加兰他敏：12mg，每日 2 次。

2. 脑代谢促智药物 ①吡拉西坦（piracetan）（脑复康）：口服，每片 0.4g，常用为 0.8g，每日 2～3 次。②奥拉西坦（oxiracetan）：口服，每粒 0.4g，每次 0.8g，每日 2～3 次。③茴拉西坦（aniracetan）：口服，每片 0.5，每次 0.5～1.0g，每日 2 次。

3. 改善脑循环药物 ①尼莫地平（nimodipine）：口服，每片 20mg，每次 20mg，每日 2～3 次。②氟桂利嗪（flunarizine）（西比灵）：口服，每次 5mg，每日 1～2 次。③尼麦角林：口服，每次 30mg，每日 2 次。④己酮可可碱（pentoxifiline）：口服，100mg，400mg/片，每日 2～3 次。

4. 中药制剂 有银杏叶片、血栓通、川芎嗪、当归芍药散、二氧黄酮、肉苁蓉等。

（安雅臣）

第九节 意识障碍

一、意识障碍的概念

意识是中枢神经系统对内外环境中的刺激所做出的有意义的应答能力。它通过人的语言、躯体运动和行为表达出来。使人体能正确而清晰地认识自我和周围环境。对各种刺激能做出迅速、正确的反应。当这种应答能力减退或消失时就导致不同程度的意识障碍。

完整的意识由两个方面组成，即意识的内容和觉醒系统。意识的内容是大脑对来自自身和周围环境的多重感觉输入的高水平的整合，是高级的皮质活动，包括定向力、感知觉、注意、记忆、思维、情感、行为等，使人体和外界环境保持完整的联系。意识的觉醒系统是各种传入神经冲动激活大脑皮质，使其维持一定水平的兴奋性，使机体处于觉醒状态，临床上常说的昏迷、昏睡、嗜睡、警觉即视为不同的觉醒状态。

意识的改变从概念上分为两类，一类累及觉醒，即意识的"开关"，出现一系列从觉醒到昏迷的连续行为状态。临床上区别为清醒、嗜睡、昏睡及昏迷，这些状态是动态的，可随时间改变而改变，前后两者之间无截然的界限，其中昏睡和昏迷是严重的意识障碍；另一类累及意识的内容，即大脑的高级功能，涉及认知与情感，此类意识改变涉及谵妄、精神错乱、酩酊状态、痴呆和癔症等。

二、意识障碍的诊断

对意识障碍患者的评价首先要明确意识障碍的特点（如急性意识错乱状态、昏迷、痴呆、遗忘综合征等），其次就是明确病因。现将诊断步骤概括如下。

（一）病史采集

尤其对昏迷患者的病因判断极为重要，应尽可能地向患者的朋友、家属、目击者、救护人员询问患者发病当时的情况，既往病史以及患者的社会背景、生活环境。

1. 现病史　注意了解患者昏迷起病的缓急。急性起病，昏迷为首发症状，历时持久常为脑卒中、脑创伤、急性药物中毒、急性脑缺氧等。急性昏迷、历时短暂，提示痫性发作、脑震荡、高血压脑病、阿－斯综合征等。慢性昏迷或在某些疾病基础上逐渐发展变化而来，提示脑膜脑炎、脑肿瘤、慢性硬膜下血肿、感染中毒性脑病、慢性代谢性脑病（如尿毒症、肝性脑病、肺性脑病）等。

注意了解昏迷前出现的症状：昏迷前有突然剧烈头痛的，可能为蛛网膜下隙出血。昏迷前有突然眩晕、恶心、呕吐的，可能为脑干或小脑卒中。昏迷前伴有偏瘫的，可能为脑卒中、脑脓肿、脑肿瘤或某些病毒性脑炎、脱髓鞘脑病等。昏迷前伴有发热的，可能为脑膜脑炎、某些感染中毒性脑病、中暑、甲状腺危象、癌肿恶病质等。昏迷前伴有抽搐，可能为脑卒中、脑动静脉畸形、脑肿瘤、中枢神经系统感染、高血压性脑病、癫痫、妊娠子痫、脑缺氧、尿毒症、药物或乙醇戒断。昏迷前伴有精神症状，可能为肝性脑病、尿毒症、肺性脑病、血电解质紊乱、某些内分泌性脑病（肾上腺危象和甲状腺功能减退）或 Wernicke 脑病、脑炎、药物戒断。昏迷前伴有黑便的常见于上消化道出血，肝硬化患者常可诱发肝性脑病。昏迷前有恶心呕吐的，应考虑有无中毒的可能。

2. 既往史　更能提供意识障碍的病因线索。应尽可能地向家属，有时是通过既往的经治医生来询问。

（1）心血管系统：卒中、高血压、血管炎或心脏病或许能提示意识错乱状态和多发梗死性痴呆的血管性原因。

（2）糖尿病史：糖尿病患者认知紊乱常由高渗性酮症状态或胰岛素诱发低血糖所致。

（3）癫痫发作：癫痫病史对持续痫性发作、发作后意识模糊状态或意识障碍伴有脑外伤患者可能提供病因诊断。

（4）脑外伤史：近期脑外伤常致颅内出血，时间久些的脑外伤可产生遗忘综合征或慢性硬膜下血肿伴痴呆。

（5）乙醇史：对乙醇依赖的患者更易出现急性意识错乱状态，原因有乙醇中毒、戒断、醉酒后、醉酒后脑外伤、肝性脑病及 Wernicke 脑病。酗酒患者慢性记忆障碍可能为 Korsakoff 综合征。

（6）药物史：急性意识错乱状态也常常由药物所致。如胰岛素、镇静催眠剂、鸦片、抗抑郁药、抗精神病药、致幻觉剂或镇静药物的戒断。老年人对某些药物认知损害的不良反应更为敏感。而年轻人往往有很好的耐受性。

（7）精神疾病史：有精神障碍病史的患者出现的意识障碍常常是由于治疗精神病药物过量。如苯二氮䓬类药、抗抑郁药、抗精神病药。

（8）其他：对于性乱者、静脉注射药物者、输入被感染的血液及凝血因子血制品者及上述这些人的性伴侣、感染母亲的婴儿都有感染 AIDS 的危险。

发病时的周围环境和现场特点也应在病史中问及：①冬季，如北方冬天屋内生活取暖易导致 CO 中毒。②晨起发现昏迷的患者，应想到心脑血管病、CO 中毒、服毒、低血糖昏迷。③注意可能发生头部外伤的病史和现场。④注意患者周围的药瓶、未服完的药片、应收集呕吐物并准备化验。⑤周围温度环境，如高温作业、中暑等。

（二）一般体格检查

目的在于寻找昏迷的可能病因。

（1）生命体征：注意血压、脉搏、体温和呼吸变化。

（2）皮肤及黏膜。

（3）头部及颈部。

（4）口部及口味异常。

（5）胸、腹、心脏及肢体。

（三）神经系统检查

仔细查体，搜寻定位体征，以确定病变的部位。

（四）观察患者

观察患者是否处于一种自然、合适的体位，如果和自然的睡眠一样，意识障碍的程度可能不深。哈欠、喷嚏也有助于判断意识障碍的深浅。张口及下颌脱落常提示患者的意识障碍可能较重。

意识状态有以下几种情况。

（1）意识模糊：是一种常见的轻度意识障碍。有觉醒和内容两方面的变化，表现为淡漠、嗜睡、注意力不集中，思维欠清晰，伴有定向障碍。常见的病因为中毒、代谢紊乱，也有部分患者可以表现大脑皮质局灶损害的特征，尤其当右侧额叶损害较重时。

（2）谵妄：是一种最常见的精神错乱状态，表现为意识内容清晰度降低。特点为急性起病，病程波动的注意力异常，睡眠觉醒周期紊乱，语无伦次、情绪不稳，常有错觉和幻觉。临床上，谵妄必须与痴呆、感觉性失语及精神病相鉴别。

（3）嗜睡：觉醒的减退，是意识障碍的早期表现。对言语刺激有反应，能被唤醒，醒后能勉强配合检查，简单地回答问题，刺激停止后又入睡。

（4）昏睡：较重的痛觉或大声地语言刺激方可唤醒，并能做简短、含糊而不完全的答话，当刺激停止时，患者立即又进入昏睡。

（5）浅昏迷：仍有较少的无意识自发动作，对疼痛刺激有躲避反应及痛苦表情，但不能回答问题或执行简单的命令。各种反射存在，生命体征无明显改变。

（6）深昏迷：自发性动作完全消失，肌肉松弛，对外界刺激均无任何反应，各种反射均消失，病理征继续存在或消失，生命体征常有改变。

三、昏迷的鉴别诊断

（一）判断是否为昏迷

通过病史询问和体格检查，判断患者是否有昏迷。一般不会很困难，但一些精神病理状态和闭锁综合征，也可对刺激无反应，貌似昏迷，需加以鉴别。

（1）醒状昏迷：患者表现为双目睁开，眼睑开闭自如，眼球可以无目的的活动，似乎意识清醒，但其知觉、思维、语言、记忆、情感、意识等活动均完全丧失。呼之不应，而觉醒-睡眠周期保存。临床上包括：①去皮质综合征。多见于缺氧性脑病和脑外伤等，在疾病的恢复过程中皮质下中枢及脑干因受损较轻而先恢复，皮质广泛损害重仍处于抑制状态。②无动性缄默症。病变位于脑干上部和丘脑的网状激活系统，大脑半球及其传出通路则无病变。

（2）持久植物状态：是指大脑损害后仅保存间脑和脑干功能的意识障碍，多见于脑外伤患者，经去大脑皮质状态而得以长期生存。

（3）假性昏迷：意识并非真正消失，但不能表达和反应的一种精神状态，维持正常意识的神经结构并无受损，心理活动和觉醒状态保存。临床上貌似昏迷。

（4）心因性不反应状态：见于癔症和强烈的精神创伤之后，患者看似无反应，生理上觉醒状态保存，神经系统和其他检查正常。在检查者试图令患者睁开双眼时，会有主动的抵抗，脑电图检查正常。

（5）木僵状态：常见于精神分裂症，患者不言、不动、不食，甚至对强烈的刺激亦无反应。常伴有蜡样弯曲、违拗症等，并伴有发绀、流涎、体温过低、尿潴留等自主神经功能紊乱，缓解后患者可清晰回忆起发病时的情况。

（6）意志缺乏症：是一种严重的淡漠，行为上表现不讲话，无自主运动，严重的病例类似无动性缄默症，但患者能保持警觉并意识到自己的环境。

（7）癫痫伴发的精神障碍：可出现在癫痫发作前、发作时和发作后，也可以单独发生，表现有精神错乱、意识模糊、定向障碍、反应迟钝、幻觉等。

（8）闭锁综合征：见于脑桥基底部病变，患者四肢及脑桥以下脑神经均瘫痪，仅能以眼球运动示意。因大脑半球及脑干背盖部网状激活系统无损，故意识保持清醒，因患者不动不语而易被误诊为昏迷。

（二）判断病变部位

根据昏迷患者有无神经系统损害表现、颅内压增高和其他系统的表现，可推测导致昏迷的病因是在颅内还是颅外，颅内病变又可根据其范围和性质分为幕上、幕下，局灶性病变还是弥漫性病变。

四、昏迷的病因

昏迷是最严重的意识障碍，并不都是原发于中枢神经系统的损害，也多见于其他各科疾病中。了解昏迷可能的病因对于临床医生工作中配合抢救、处理昏迷患者具有指导意义。

五、昏迷的实验室检查

（一）常规检查

有助于昏迷病因的定性和鉴别诊断。包括血、尿、便分析，尿素氮和肌酐的测定，快速血糖、血钙、血钠检测及血气分析、肝功能、酶学、渗透压、心电图和胸片等。

（二）毒物的筛查

可对患者的尿、胃肠内容物进行毒物的检测。包括鸦片、巴比妥盐、镇静剂、抗抑郁药、可卡因和乙醇等。

（三）特殊检查

1. 头颅 X 线片　因价廉、操作简便、快速而不失为基层医院常用的检查手段，对脑外伤具有重要的诊断价值。能发现颅骨骨折，有无颅内异物和颅内积气。如果见到脑回压迹、颅缝分离、蝶鞍吸收和扩大、颅骨普遍性吸收萎缩、蛛网膜粒压迹增大等常提示有颅内压增高。

2. 脑电图　疑似脑炎、癫痫发作后昏迷状态的患者，可行脑电图检查。此外还有助于昏迷与闭锁综合征、癔症、紧张症的鉴别及脑死亡的判定。

3. 腰椎穿刺　高热伴脑膜刺激征者或暂时原因不明的昏迷患者应做腰椎穿刺以明确诊断。颅内压增高行腰椎穿刺后脑疝的发生率为 1% ~12%，如怀疑患者脑疝形成，应先行头颅 CT 检查，各好静脉注射甘露醇及抢救措施，以防发生脑疝。颅内压显著增高者，留取 2 ~3ml 脑脊液供生化、常规、涂片、培养用。对有出血倾向患者，穿刺可诱发脊髓硬膜外血肿。

4. 头颅 CT 检查　能迅速显示颅内结构，特别适用于颅脑外伤的急诊检查。在脑卒中的鉴别诊断中更有意义，虽然在脑梗死早期（24h 以内）可能难以完全显示梗死的部位，但对有无出血、出血的范围、中线结构有无移位、是否破入脑室等信息的提供有高度的准确性。不足之处对幕下结构显示不佳，对早期脑梗死、脑炎及等密度硬膜下出血等易漏诊。

5. 磁共振成像（MRI）　对后颅凹病变、脑肿瘤及脱髓鞘病灶比 CT 具有更高的灵敏度和准确度，尤其对脑肿瘤的诊断要优于 CT。对急性脑出血不如 CT，检查时间较长，因躁动或呼吸困难常使头位改变而影响图像质量。

6. 数字减影脑血管造影（DSA）　适用于疑似蛛网膜下隙出血的患者，可发现有无颅内动脉瘤或动静脉畸形。DSA 为有创性检查，并有一定的风险性。

（安雅臣）

第六章

脑血管疾病

第一节 短暂性脑缺血发作

短暂性脑缺血发作（transient ischemi attack，TIA）指急性发作的短暂性、局灶性的神经功能障碍或缺损，病因是由于供应该处脑组织（或视网膜）的血流暂时中断所致。TIA 预示患者处于发生脑梗死、心肌梗死和其他致死性血管性疾病的高度危险中。TIA 症状持续时间越长，24h 内完全恢复的概率就越低，脑梗死的发生率随之升高。大于 1h 的 TIA 比多次为时短暂的发作更为有害。所以 TIA 的早期诊断以及尽早、及时的治疗是很重要的。TIA 是脑血管疾病中最有治疗价值的病种。随着医学的进步，对于 TIA 的认识得到了很大提高。

一、历史背景

1951 年美国神经病学家 Fisher 首次提出命名，1958 年提出"TIA 可能持续几分钟到几小时，最常见是几秒钟到 5 或 10min"；同年美国国立卫生研究所委员会（NIH）定义 TIA 为一种脑缺血发作，局限性神经功能障碍持续时间 <1h；1964 年 Acheson 和 Hutchinson 提出 1h 作为 TIA 和中风的时间界限；1975 年 NIH 委员会将持续时间确定为 <24h。目前随着对 TIA 认识的深入，为强调 TIA 的严重性和紧迫状态，有人建议改用"小中风"、"暂时性中风"、"暂时性脑发作"和"先兆性中风"命名 TIA。最近更提出先兆脑梗死（threatening infarct of the brain，TIB）、迫近中风综合征（impending stroke syndrome）、紧急中风前综合征（emergency prestroke syndrome）等喻义准确和预示病情严重、紧急的名称。2002 年 Albers 提出"TIA 是由局部脑或视网膜缺血所引起的短暂的神经功能缺失发作，典型的临床症状持续不到 1h，且没有急性梗死的证据。相反，持续存在的临床症状或影像上有肯定的异常梗死就是卒中"。

二、定义

TIA 是由颅内血管病变引起的一过性或短暂性、局灶性脑或视网膜功能障碍；临床症状一般持续 10～15min，多在 1h 内，不超过 24h；不遗留神经功能缺损症状和体征；结构性（CT、MRI）检查无责任病灶。需要强调 TIA 指局部脑缺血，与全脑缺血所致的晕厥在病理生理上是完全不同的，症状学上也有一定的区别。

对于 24h 这个时间限定，目前越来越受到质疑。动物实验发现脑组织缺血 3h，局部的缺血损伤不可逆，出现选择性神经元坏死；大脑中动脉阻断缺血 30min，DWI 发现有异常，但病变是可逆的，2.5h 后即不可逆。临床研究证实 70% TIA 在 10min 内消失，绝大多数 TIA <1h，典型的症状持续数秒到 10～15min。TIA >1h 神经功能缺损恢复的概率非常低。近年研究发现前循环 TIA 平均发作 14min，后循环平均 8min。影像学研究表明超过 1h 的 TIA 发作多发现有新的实质性脑病损，同样说明有脑梗死病理改变的 TIA 患者临床上可表现为暂时性的体征。所以有人提出若遇发作超过 1h 的患者，应按急性脑梗死处理。因此，有人提出急性缺血性脑血管综合征（Acute Ischemic Cerebrovascular Syndrome）的概念来描述基于脑缺血这个病理生理基础上的一组临床症状。

三、病因

1. 动脉粥样硬化　老年人 TIA 的病因主要是动脉粥样硬化。
2. 动脉栓子　常由大动脉的溃疡型粥样硬化释放出的栓子阻塞远端动脉所致。
3. 源性栓子　最多见的原因为：①心房纤颤。②瓣膜疾病。③左心室血栓形成。
4. 病因　如下所述。
（1）血液成分的异常（如真性红细胞增多症、血小板减少症、抗心磷脂抗体综合征等）。
（2）血管炎或者 Moyamoya 病是青少年和儿童 TIA 的常见病因。
（3）夹层动脉瘤。
（4）血流动力学的改变：如任何原因的低血压、心律不齐、锁骨下盗血综合征和药物的不良反应。

四、发病机制

不同年龄组，发病机制有所不同。

（1）源于心脏、颈内动脉系统和颅内某些狭窄动脉的微栓塞和血栓形成学说：以颈内动脉系统颅外段的动脉粥样硬化性病变最常见，也是导致脑血流量减少的主要原因之一。微栓子的产生与颈动脉颅外段管腔狭窄的程度无关，而决定于斑块易脱落的程度。多发斑块为主要的影响因素；微栓子物质常为血凝块和动脉粥样硬化斑块。老年人 TIA 要多考虑动脉硬化。

（2）低灌注学说：必须有动脉硬化的基础或有血管相当程度的狭窄前提下发生；血管无法进行自动调节来保持脑血流恒定；或者低灌注时狭窄的血管更缺血而产生 TIA 的临床表现。

一般而言，颈内动脉系统多见微栓塞，椎基底动脉系统多见低灌注。

五、临床表现

大部分患者就诊往往在发病间歇期，没有任何阳性体征，诊断通常是依靠病史的回顾。TIA 的症状是多种多样的，取决于受累血管的分布。

（一）视网膜 TIA

RTIA 也称为发作性黑矇或短暂性单眼盲。短暂的单眼失明是颈内动脉分支眼动脉缺血的特征性症状，但是少见。患者主诉为短暂性视物模糊、眼前灰暗感或眼前云雾状。RTIA 的发作时间极短暂，一般 <15min，大部分为 1~5min，罕有超过 30min 的。阳性视觉现象如闪光、闪烁发光或城堡样闪光暗点一般为先兆性偏头痛的症状，但颈动脉狭窄超过 75% 的 RTIA 患者也可见此类阳性现象。短暂单眼失明发作时无其他神经功能缺损。患者就医前 RTIA 发作的次数和时间变化很大，从几天到 1 年，从几次到 100 次不等。RTIA 的预后较好，发作后出现偏瘫性中风和网膜性中风的危险性每年为 2%~4%，较偏瘫性 TIA 的危险率低（12%~13%）；当存在有轻度颈动脉狭窄时危险率为 2.3%；而存有严重颈动脉狭窄时前两年的危险率可高达 16.6%。

（二）颈动脉系统 TIA

颈动脉系统 TIA 亦称为短暂偏瘫发作（transient hemispheric attacks，THAs），最常见的症状群为偏侧肢体发作性瘫痪和感觉异常或单肢的发作性瘫痪，以面部和上肢受累严重；其次为对侧纯运动偏瘫、偏身纯感觉障碍，肢体远端受累较重，有时可是唯一表现。主侧颈动脉缺血可表现为失语，伴或不伴对侧偏瘫。偏盲也常发生于颈动脉缺血；认知功能障碍和行为障碍有时也可是其表现。THAs 的罕见形式是肢体摇摆（shaking），表现为反复发作的对侧上肢或腿的不自主和不规律的摇摆、颤抖、战栗、抽搐、拍打、摆动。这型 TIA 和癫痫发作难以鉴别。某些脑症状如"异己手综合征"，岛叶缺血的面部情感表情的丧失，顶叶的假性手足徐动症等，患者难以叙述，一般医生认识不足，多被忽略。

（三）椎-基底动脉系统

孤立的眩晕、头晕和恶心多不是 TIA 所造成，VBTIAs 可造成发作性眩晕，但同时或其他时间多伴有其他椎－基底动脉的症状和体征发作：包括前庭小脑症状，眼运动异常（如复视），单侧或双侧或交叉的运动和感觉症状、共济失调等。大脑后动脉缺血可表现为皮质性盲和视野缺损。另外，还可以出现猝倒症，常在迅速转头时突然出现双下肢无力而倒地，意识清楚，常在极短时间内自行起立，此发作可能是双侧脑干内网状结构缺血导致机体肌张力突然降低而发生。

六、影像学与 TIA

1. 头颅 MRI　TIA 发作后的 DWMRI 可以提示与临床症状相符脑区的高信号；症状持续时间越长，阳性率越高。

2. 经颅多普勒超声（TCD）　可以评价脑血管功能；可以发现颅外脑血管的狭窄或斑块。同时还可以根据血流检测过程中的异常信号血流，检测和监测有否栓子脱落及栓子的数量。对于颅内脑血管，多普勒超声检查仅仅可以间接反映颅内大血管的流速和流量，无法了解血管的狭窄，必须结合 MRA 或脑血管造影检查。

3. SPECT　TIA 发作间期由于神经元处于慢性低灌注状态，部分神经元的功能尚未完全恢复正常，SPECT 检查可以显示相应大脑区域放射性稀疏和/或缺损。

4. 脑血管造影　MRA 和 CTA 可以发现颅内或颅外血管的狭窄。选择性动脉血管造影是评估颅内外血管病最准确的方法，可以鉴别颅内血管炎、颈或椎动脉内膜分层等疾病。

七、诊断和鉴别诊断

TIA 发作的特征为：①好发于 60 岁以上的老年人，男性多于女性。②突然发病，发作持续时间 < 1h。③多有反复发作的病史。④神经功能缺损不呈进展性和扩展性（march of symptoms）。见表 6－1。

表 6－1　TIAS 的特征

持续时间（数分钟到数小时）
发作性（突然/逐渐进展/顿挫）
局灶性症状（正性症状/负性症状）
全脑症状（意识障碍）
单一症状，多发症状
刻板的，多变的
血管支配区域
伴随症状

若身体不同部分按顺序先后受累时，应考虑为偏头痛和癫痫发作。

鉴别诊断："类 TIA"的病因：①颅内出血：小的脑实质血肿或硬膜下血肿。②蛛网膜下隙出血（SAH）：预兆性发作，可能是由于小的，所谓"前哨"警兆渗漏（sentinel warning leaks）所致，如动脉瘤扩展，压迫附近的神经、脑组织或动脉内栓子脱离至动脉。③代谢异常：特别是高血糖和低血糖，药物效应。④脑微出血。⑤先兆性偏头痛。⑥部分性癫痫发作并发 Todd's 瘫痪。⑦躯体病样精神障碍。⑧其他：前庭病变、晕厥、周围神经病或神经根病变、眼球病变、周围血管病、动脉炎、中枢神经系统肿瘤等。

八、治疗

TIA 是卒中的高危因素，需对其积极进行治疗，整个治疗应尽可能个体化。治疗的目的是推迟或预防梗死（包括脑梗死和心肌梗死）的发生，治疗脑缺血和保护缺血后的细胞功能。

主要治疗措施：①控制危险因素。②药物治疗，抗血小板聚集、抗凝、降纤。③外科治疗，同时改善脑血流和保护脑细胞。

（一）危险因素的处理

寻找病因和相关的危险因子，同时进行积极治疗。其危险因素与脑卒中相同。

AHA 提出的 TIA 后危险因素干预方案：

并发糖尿病，血压 < 130/85mmHg（17.3kPa/11.3kPa）；LDL < 100mg/dl；fBG < 126；戒烟和酒；控制高血压；治疗心脏病；适量体育运动，每周至少 3 次，每次 30 ~ 60min。鉴于流行病和实验研究资料关于绝经后雌激素对于血管性疾病影响的矛盾性，AHA 不建议有 TIA 发作的绝经期妇女终止雌激素替代治疗。

（二）药物治疗

抗血小板聚集药物治疗：已证实对有卒中危险因素的患者行抗血小板治疗能有效预防中风。对 TIA 尤其是反复发生 TIA 的患者应首先考虑选用抗血小板药物。

《中国脑血管病防治指南》建议：

（1）大多数 TIA 患者首选阿司匹林治疗，推荐剂量为 50 ~ 150mg/d。

（2）有条件时，也可选用阿司匹林 25mg 和潘生丁缓释剂 200mg 的复合制剂，每天2 次，或氯吡格雷 75mg/d。

（3）如使用噻氯匹定，在治疗过程中应注意检测血常规。

（4）频繁发作 TIA 时，可选用静脉滴注抗血小板聚集药物。

AHA Stroke Council's Ad Hoc Committee 推荐：

（1）阿司匹林是一线药物，推荐剂量 50 ~ 325mg/d。

（2）氯吡格雷、阿司匹林 25mg 和双嘧达莫缓释剂 200mg 的复合制剂以及噻氯匹定也是可接受的一线治疗。

与 Ticlid（噻氯匹定）相比，更推荐 Plavix（氯吡格雷），因为不良反应少，Aggrenox（小剂量阿司匹林 + 潘生丁缓释剂）比 Plavix 效果更好，两者不良反应发生率相似。

（3）重申心房颤动患者 TIA 后抗凝预防心源性栓塞的重要性和有效性，建议 INR 在 2.5。

（4）非心源性栓塞卒中的预防，抗凝和抗血小板之间无法肯定。

最近发表的 WARSS 结果表明，华法林（INR 1.4 ~ 2.8）与 Aspirin（325mg/d）预防卒中再发和降低死亡上效果无统计学差异，但是因为不良反应轻、方便、经济，所以 Aspirin 在以后的治疗指南中似乎有更好的趋势。

（三）抗凝治疗

目前尚无有力的临床试验证据来支持抗凝治疗作为 TIA 的常规治疗。但临床上对心房颤动、频繁发作 TIA 或椎 - 基底动脉 TIA 患者可考虑选用抗凝治疗。

《中国脑血管病防治指南》建议：

（1）抗凝治疗不作为常规治疗。

（2）对于伴发心房颤动和冠心病的 TIA 患者，推荐使用抗凝治疗（感染性心内膜炎除外）。

（3）TIA 患者经抗血小板治疗，症状仍频繁发作，可考虑选用抗凝治疗。

（4）降纤治疗。

《中国脑血管病防治指南》建议 TIA 患者有时存在血液成分的改变，如纤维蛋白原含量明显增高，或频繁发作患者可考虑选用巴曲酶或降纤酶治疗。

（四）TIA（特别是频发 TIA）后立即发生的急性中风的处理

溶栓是首选（NIH 标准）：

（1）适用范围：①发病 < 1h。②脑 CT 示无出血或清晰的梗死。③实验室检查示血球容积、血小板、PT/PTT 均正常。

（2）操作：①静脉给予 tPA 0.9mg/kg，10% 于 1min 内给予，其余量于 60min 内给予；同时应用神经保护剂，以减少血管再通 - 再灌注损伤造成近一步的脑损伤。②每小时神经系统检查 1 次，共 6 次，以后每 2h 检查 1 次，共 12 次（24h）。③第二天复查 CT 和血液检查。

（3）注意事项：区别 TIA 发作和早期急性梗死的时间界线是 1 ~ 2h。

（五）外科治疗

颈动脉内膜剥脱术（carotid endarterectomy，CEA）：1951 年美国的 Spence 率先开展了颈动脉内膜切除术。1991 年北美有症状颈动脉内膜切除实验协作组（NASCET）和欧洲颈动脉外科实验协作组（ECST）等多中心大规模地随机试验结果公布以后，使得动脉内膜切除术对颈动脉粥样硬化性狭窄的治疗作用得到了肯定。

（1）适应证：①规范内科治疗无效。②反复发作（在 4 个月内）TIA。③颈动脉狭窄程度 >70% 者。④双侧颈动脉狭窄者。⑤有症状的一侧先手术。⑥症状严重的一侧伴发明显血流动力学改变先手术。

（2）禁忌证：①<50% 症状性狭窄。②<60% 无症状性狭窄。③不稳定的内科和神经科状态（不稳定的心绞痛、新近的心梗、未控制的充血性心力衰竭、高血压或糖尿病）。④最近大的脑梗死、出血性梗死、进行性中风。⑤意识障碍。⑥外科不能达到的狭窄。

（3）CEA 的危险或并发症：CEA 的并发症降低至 ≤3%，才能保证 CEA 优于内科治疗。

CEA 的并发症包括围手术期和术后两部分并发症。围手术期并发症有脑卒中、心肌梗死和死亡；术后并发症有颅神经损伤、伤口血肿、高血压、低血压、高灌注综合征（hyperperfusion syndrome）、脑出血、癫痫发作和再狭窄。①颅神经损伤：舌下神经、迷走神经、面神经、副神经。②颈动脉内膜剥脱术后高灌注综合征（postendarterectomy hyperperfusion syndrome）：在高度狭窄和长期低灌注的患者，狭窄远端的低灌注区的脑血管自我调节功能严重受损或麻痹，此处的小血管处于极度扩张状态，以保证适当的血流供应。当正常灌注压或高灌注压再建后，由于血管自我调节的麻痹，自我血管收缩以保护毛血管床的功能丧失，可造成脑水肿和出血。脑血流的突然增加最常见的临床表现是严重的单侧头痛，特征是直立位时头痛改善。这些头痛患者的脑血流从术前的 $43 \pm 16mL/100g \cdot min$ 到术后的 $83 \pm 39mL/100g \cdot min$。③脑实质内出血：是继发于高灌注的最坏的情况，术后 2 周发生率为 0.6%。出血量大，后果严重，死亡率高（60%）和预后不良（25%）。④癫痫发作：发生率为 3%，高灌注综合征造成的脑水肿是重要的原因，或为高血压脑病造成。

根据 NASCFT 结果，ICA 狭窄 ≥70% 手术可以长久获益；ICA 狭窄 50% ~69% 有症状的患者可从手术获益，但是益处较少。NASCET 和其他研究还发现男性患者、中风过的患者，症状为半球的患者分别与女性患者、TIA 患者和视网膜缺血的患者相比，手术获益大，内科治疗中风的危险大；同时提出糖尿病患者、血压偏高的患者、对侧血管有闭塞或者影像学已有明确病灶的患者手术期间发生中风的危险大。因此 AHA Stroke Council's Ad Hoc Committee 推荐如果考虑给存在 ICA 中度狭窄并发生过 TIA 或卒中的患者手术，需要认真评估患者的所有危险因子，比较一般内科治疗 2 ~3 年和手术后 2 ~3 年的中风危险性。

（4）血管介入治疗：相对于外科手术治疗而言，血管介入在缺血性脑血管病的应用历史较短。自 1974 年问世以来，经皮血管成形术（percutaneous transluminal angioplasty，PTA）成为一种比较成熟的血管再通技术被广泛应用于冠状动脉、肾动脉以及髂动脉等全身血管狭窄性病变。PTA 成功运用于颈动脉狭窄的最早报道见于 1980 年。1986 年作为 PTA 技术的进一步发展的经皮血管内支架成形术（percutaneous transluminal angioplasty and stenting，PTAS）正式运用于临床，脑血管病的血管介入治疗开始了迅速的发展。

颅内段颈内动脉以及分支的狭窄，手术困难，药物疗效差，介入治疗可能是较好的选择。但是由于颅内血管细小迂曲，分支较多，且血管壁的弹力层和肌层较薄，周围又缺乏软组织，故而手术操作困难，风险大，相关报道少。

大多数学者认为颅外段颈动脉狭窄患者符合下列条件可考虑实施 PTA 或 PTAS：①狭窄 ≥70%。②病变表面光滑，无溃疡、血栓或明显钙化。③狭窄较局限并成环行。④无肿瘤、瘢痕等血管外狭窄因素。⑤无严重动脉迂曲。⑥手术难以抵达部位（如颈总动脉近端、颈内动脉颅内段）的狭窄。⑦非动脉粥样硬化性狭窄（如动脉肌纤维发育不良、动脉炎或放射性损伤）。⑧复发性颈动脉狭窄。⑨年迈体弱，不能承受或拒绝手术。

禁忌证：①病变严重钙化或有血栓形成。②颈动脉迂曲。③狭窄严重，进入导丝或球囊困难，或进入过程中脑电图监测改变明显。④狭窄＜70%。

椎动脉系统 TIA，应慎重选择适应证。

其他还有颈外－颈内动脉搭桥治疗初步研究患者可以获益，但仍需更多的随机临床研究证实，同时评价其远期疗效。

九、预防及预后

TIA 后第一个月内发生脑梗死者4%～8%；3月内为10%～20%；50%的脑梗死发生于 TIA 后24～48h。1 年内12%～13%，较一般人群高13～16倍，5年内增至24%～29%。故应予积极处理，以减少发生脑梗死的概率。频发性 TIA 更需要急诊处理。积极寻找病因，控制相关危险因素。使用抗血小板聚集药物治疗，必要时抗凝治疗。见表6－2。

表 6－2　TIA 预后

高危险因素	低危险因素
CA 狭窄＞70%	CA 狭窄＜50%
同侧有溃疡样斑块	同侧无溃疡样斑块
高危心源性栓子	无或低心源性栓子来源
半球 TIA	TMB，非半球 TIA
年龄＞65 岁	年龄＜65 岁
男性	女性
上一次 TIA 发作时间＜24h	上一次 TIA 发作时间＞6 个月
其他的危险因子	少或无危险因子

注：CA：颈内动脉；TMB：短暂的单眼失明。

（石　磊）

第二节　脑梗死

一、脑血栓形成概述

脑血栓形成（CI）又称缺血性卒中（CIS），是指在脑动脉本身病变基础上，继发血液有形成分凝集于血管腔内，造成管腔狭窄或闭塞，在无足够侧支循环供血的情况下，该动脉所供应的脑组织发生缺血变性坏死，出现相应的神经系统受损表现或影像学上显示出软化灶，称为脑血栓形成。90%的脑血栓形成是在脑动脉粥样硬化的基础上发生的。脑梗死约占全部脑卒中的80%。

脑梗死包括：

1. 大面积脑梗死　通常是颈内动脉主干、大脑中动脉主干或皮质支的完全性卒中，患者表现为病灶对侧完全性偏瘫、偏身感觉障碍及向病灶对侧的凝视麻痹，可有头痛和意识障碍，并呈进行性加重。

2. 分水岭性脑梗死（CWSI）　是指相邻血管供血区之间分水岭区或边缘带的局部缺血。多由于血流动力学障碍所致。结合 CT 可分为皮质前型，为大脑前与大脑中动脉供血区的分水岭脑梗死；皮质后型，为大脑中动脉与大脑后动脉，或大脑前、中、后动脉皮质支间的分水岭区；皮质下型，为大脑前、中、后动脉皮质支与深穿支间或大脑前动脉回返支与大脑中动脉的豆纹动脉间的分水岭区梗死。

3. 出血性脑梗死　是由于脑梗死供血区内动脉坏死后血液漏出继发出血，常见于大面积脑梗死后。

4. 多发性脑梗死　是指两个或两个以上不同的供血系统脑管闭塞引起的梗死，多为反复发生脑梗死的后果。

（一）临床表现

本病好发于中年以后，60 岁以后动脉硬化性脑梗死发病率增高。男性较女性为多。起病前多有前驱症状，表现为头痛、眩晕、短暂性肢体麻木、无力，约25%的患者有短暂性脑缺血发作史。起病较缓慢。患者多在安静和睡眠中起病。

动脉硬化性脑梗死发病后意识常清醒，如果大脑半球较大面积梗死、缺血、水肿可影响间脑和脑干的功能，起病后不久出现意识障碍。如果发病后即有意识不清，要考虑椎－基底动脉系统梗死。动脉硬化性脑梗死可发生于脑动脉的任何一分支，不同的分支可有不同的临床特征，常见的有如下几种。

（1）颈内动脉闭塞：临床主要表现病灶侧单眼失明（一过性黑蒙，偶可为永久性视力障碍），或病灶侧 Horner 征，对侧肢体运动或感觉障碍及对侧同向偏盲，主侧半球受累可有运动性失语。颈内动脉闭塞也可不出现局灶症状，这取决于前、后交通动脉，眼动脉、脑浅表动脉等侧支循环的代偿功能。

（2）大脑中动脉闭塞：大脑中动脉是颈内动脉的延续，是最容易发生闭塞的血管。①主干闭塞时引起对侧偏瘫、偏身感觉障碍和偏盲，主侧半球主干闭塞可有失语、失写、失读症状；②大脑中动脉深支或豆纹动脉闭塞可引起对侧偏瘫，一般无感觉障碍或同向偏盲；③大脑中动脉各皮质支闭塞可分别引起运动性失语，感觉性失语、失读、失写、失用，偏瘫以面部及上肢为重。

（3）大脑前动脉闭塞：①皮质支闭塞时产生对侧下肢的感觉及运动障碍，伴有尿潴留；②深穿支闭塞可致对侧中枢性面瘫、舌瘫及上肢瘫痪，亦可发生情感淡漠、欣快等精神障碍及强握反射。

（4）大脑后动脉闭塞：大脑后动脉大多由基底动脉的终末支分出，但有5%～30%的人，其中一侧起源于颈内动脉。①皮质支闭塞：主要为视觉通路缺血引起的视觉障碍，对侧同向偏盲或上象限盲；②深穿支闭塞，出现典型的丘脑综合征，对侧半身感觉减退伴丘脑性疼痛，对侧肢体舞蹈样徐动症等。

（5）基底动脉闭塞：该动脉发生闭塞的临床症状较复杂，亦较少见。常见症状为眩晕、眼球震颤、复视、交叉性瘫痪或交叉性感觉障碍，肢体共济失调，若主干闭塞则出现四肢瘫痪、眼肌麻痹、瞳孔缩小，常伴有面神经、展神经、三叉神经、迷走神经及舌下神经的麻痹及小脑症状等，严重者可迅速昏迷，发热达41～42℃，以至死亡。基底动脉因部分阻塞引起脑桥腹侧广泛软化，则临床上可产生闭锁综合征，患者四肢瘫痪，不能讲话，但神志清楚，面无表情，缄默无声，仅能以眼球垂直活动示意。

在椎－基底动脉系统血栓形成中，小脑后下动脉血栓形成是最常见的，称延髓外侧部综合征，表现为眩晕、恶心、呕吐、眼震、同侧面部感觉缺失、同侧霍纳综合征、吞咽困难、声音嘶哑、同侧肢体共济失调及对侧面部以下痛、温觉缺失。

小脑后下动脉的变异性较大，故小脑后下动脉闭塞所引起的临床症状较为复杂和多变，但必须具备两条基本症状即一侧后组脑神经麻痹，对侧痛、温觉消失或减退，才可诊断。

根据缺血性卒中病程分为：①进展型：指缺血发作6h后，病情仍在进行性加重。此类患者占40%以上，造成进展的原因很多，如血栓的扩展，其他血管或侧支血管阻塞、脑水肿、高血糖、高温、感染、心肺功能不全，多数是由于前两种原因引起的。据报道，进展型颈内动脉系统占28%，椎－基底动脉系统占54%。②稳定型：发病后病情无明显变化者，倾向于稳定型卒中，一般认为颈内动脉系统缺血发作24h以上，椎－基底动脉系统缺血发作72h以上者，病情稳定，可考虑稳定型卒中。此类型卒中，CT所见与临床表现相符的梗死灶机会多，提示脑组织已经有了不可逆的病损。③完全性卒中：指发病后神经功能缺失症状较重较完全，常于数小时内（＜6h）达到高峰。④可逆性缺血性神经功能缺损（RIND）：指缺血性局灶性神经障碍在3周之内完全恢复者。

（二）辅助检查

1. CT 扫描　发病24～48h后可见相应部位的低密度灶，边界欠清晰，并有一定的占位效应。早期CT 扫描阴性不能排除本病。

2. MRI　可较早期发现脑梗死，特别是脑干和小脑的病灶。T_1 和 T_2 弛豫时间延长，加权图像上 T_1 在病灶区呈低信号强度，T_2 呈高信号强度，也可发现脑移位受压。与 CT 相比，MRI 显示病灶早，能早期发现大面积脑梗死，清晰显示小病灶及颅后窝的梗死灶，病灶检出率达95%，功能性 MRI 如弥散加权 MRI 可于缺血早期发现病变，发病半小时即可显示长 T_1、长 T_2 梗死灶。

3. 血管造影　DSA 或 MRA 可发现血管狭窄和闭塞的部位，可显示动脉炎、Moyamoya 病、动脉瘤和血管畸形等。

4. 脑脊液检查　通常脑脊液压力、常规及生化检查正常，大面积脑梗死者脑脊液压力可增高，出血性脑梗死脑脊液中可见红细胞。

5. 其他　彩色多普勒超声检查（TCD）可发现颈动脉及颈内动脉的狭窄、动脉粥样硬化斑或血栓形成。超声心动图检查有助于发现心脏附壁血栓、心房黏液瘤和二尖瓣脱垂。PET 能显示脑梗死灶的局部脑血流、氧代谢及葡萄糖代谢，并监测缺血半暗带及对远隔部位代谢的影响。

（三）诊断与鉴别诊断

1. 脑血栓形成的诊断　主要有以下几点。

（1）多发生于中老年人。

（2）静态下发病多见，不少患者在睡眠中发病。

（3）病后几小时或几天内病情达高峰。

（4）出现面、舌及肢体瘫痪，共济失调，感觉障碍等定位症状和体征。

（5）脑 CT 提示症状相应的部位有低密度影或脑 MRI 显示长 T_1 和长 T_2 异常信号。

（6）多数患者腰椎穿刺检查提示颅内压、脑脊液常规和生化检查正常。

（7）有高血压、糖尿病、高血脂、心脏病及脑卒中史。

（8）病前有过短暂性脑缺血发作者。

2. 鉴别诊断　脑血栓形成应注意与下列疾病相鉴别。

（1）脑出血：有 10%～20% 脑出血患者由于出血量不多，在发病时意识清楚及脑脊液正常，不易与脑血栓形成区别。必须行脑 CT 扫描才能鉴别。

（2）脑肿瘤：有部分脑血栓形成患者由于发展至高峰的时间较慢，单从临床表现方面不易与脑肿瘤区别。脑肿瘤患者腰椎穿刺发现颅内压高，脑脊液中蛋白增高。脑 CT 或 MRI 提示脑肿瘤周围水肿显著，瘤体有增强效应，严重者有明显的占位效应。但是，有时做了脑 CT 和 MRI 也仍无法鉴别。此时，可做脑活检或按脑血栓进行治疗，定期复查 CT 或 MRI 以便区别。

（3）颅内硬膜下血肿：可以表现为进行性肢体偏瘫、感觉障碍、失语等，而没有明确的外伤史。主要鉴别依靠脑 CT 扫描发现颅骨旁有月牙状的高、低或等密度影，伴占位效应如脑室受压和中线移位，增强扫描后可见硬脑膜强化影。

（4）炎性占位性病变：细菌性脑脓肿、阿米巴性脑脓肿等炎性占位性病变可表现在短时间内逐渐出现肢体瘫痪、感觉障碍、失语、意识障碍等临床表现，尤其在无明显的炎症性表现时，难与脑血栓形成区别。但是，腰椎穿刺检查、脑 CT 和 MRI 检查有助于鉴别。

（5）癔症：对于以单个症状出现的脑血栓形成如突然失语、单肢瘫痪、意识障碍等，需要与癔症相鉴别。癔症可询问出明显的诱因，检查无定位体征及脑影像学检查正常。

（6）脑栓塞：临床表现与脑血栓形成相类似，但脑栓塞在动态下突然发病，有明确的栓子来源。

（7）偏侧性帕金森病：有的帕金森病患者表现为单侧肢体肌张力增高，而无震颤时，往往被误认为脑血栓形成。通过体格检查可发现该侧肢体有明显的强直性肌张力增高，无锥体束征及影像学上的异常，即可区别。

（8）颅脑外伤：临床表现可与脑血栓形成相似，但通过询问出外伤史，则可鉴别。但部分外伤患者可并发脑血栓形成。

（9）高血压脑病：椎－基底动脉系统的血栓形成表现为眩晕、恶心、呕吐，甚至意识障碍时，在原有高血压的基础上，血压又急剧升高，此时应注意与高血压脑病鉴别。高血压脑病可以表现为突然头痛、眩晕、恶心、呕吐，严重者意识障碍。后者的舒张压均在 16kPa（120mmHg）以上，脑 CT 或 MRI 检查呈阴性时，则不易区别。有效鉴别方法是先进行降血压治疗，如血压下降后病情迅速好转者为高血压脑病，如无明显改善者，则为椎－基动脉血栓形成。复查 CT 或 MRI 有助于两者的鉴别。脑血栓形成的治疗原则是尽量解除血栓及增加侧支循环，改善缺血梗死区的血液循环；积极消除脑水肿，减轻脑组织损伤；尽早进行神经功能锻炼，促进康复，防止复发。

（四）治疗

治疗脑血栓形成的药物和方法有上百种，各家医院的用法大同小异。脑血栓形成的恢复程度取决于梗死的部位及大小、侧支循环代偿能力和神经功能障碍的康复效果。一般来讲，在进行性卒中即脑血栓形成在不断地加重时，应尽早进行抗凝治疗；在脑血栓形成的早期，有条件时，应尽早进行溶栓治疗；如果丧失上述机会或病情不允许，则进行一般性治疗。在药物治疗中，如果病情已经稳定，应尽早进行早期康复治疗。不论是完全恢复正常或留有后遗症者，应长期进行综合性预防，以防止脑血栓的复发。

急性期的治疗原则：①超早期治疗：提高全民的急救意识，为获得最佳疗效力争超早期溶栓治疗。②针对脑梗死后的缺血瀑布及再灌注损伤进行综合保护治疗。③采取个性化治疗原则。④整体化观念：脑部病变是整体的一部分，要考虑脑与心脏及其他器官功能的相互影响，如脑心综合征、多脏器功能衰竭，积极预防并发症，采取对症支持疗法，并进行早期康复治疗。⑤对卒中的危险因素及时给予预防性干预措施。最终达到挽救生命、降低病残及预防复发的目的。

1. 超早期溶栓治疗　如下所述。

（1）溶栓治疗急性脑梗死的目的：在缺血脑组织出现坏死之前，溶解血栓、再通闭塞的脑血管，及时恢复供血，从而挽救缺血脑组织，避免缺血脑组织发生坏死。在缺血脑组织出现坏死之前进行溶栓治疗，这是溶栓治疗的前提。只有在缺血脑组织出现坏死之前进行溶栓治疗，溶栓治疗才有意义。

（2）溶栓治疗时间窗：脑组织对缺血耐受性特别差。脑供血一旦发生障碍，很快就会出现神经功能异常；缺血达一定程度后，脑细胞就不可避免地发生缺血坏死。脑组织对局部缺血较全脑缺血的耐受时间要长。实际上，局部脑缺血中心缺血区很快发生坏死，只是缺血周边半暗带区对缺血的耐受时间较长。溶栓治疗的主要目的是挽救那些尚没有坏死的缺血周边半暗带脑组织。缺血性脑卒中可进行有效治疗的时间称为治疗时间窗。不同个体的溶栓治疗时间窗存在较大的个体差异。根据现有的研究资料，总的来看，急性脑梗死发病 3h 内绝大多数患者采用溶栓治疗是有效的；发病 3~6h 大部分溶栓治疗可能有效；发病 6~12h 小部分溶栓治疗可能有效，但急性脑梗死溶栓治疗时间窗的最后确定有待于目前正在进行的大规模、多中心、随机、双盲、安慰剂对照临床试验结果。

（3）影响溶栓治疗时间窗的因素：①种属：不同种属存在较大的差异。如小鼠局部脑梗死的治疗时间窗 <2h，而猴和人一般认为至少为 6h。②临床病情：当脑梗死患者出现昏睡、昏迷等严重意识障碍，眼球凝视麻痹，肢体近端和远端均完全瘫痪，以及脑 CT 已显示低密度改变时，均表明有较短的治疗时间窗，临床上几乎无机会可溶栓。而肢体瘫痪等临床病情较轻时，一般溶栓治疗的治疗时间窗较长。③脑梗死类型：房颤所致的心源性脑栓塞患者，栓子常较大，多堵塞颈内动脉和大脑中动脉主干，迅速造成严重的脑缺血，若此时患者上下肢体瘫痪均较完全，治疗时间窗通常在 3~4h 之内。而对于血管闭塞不全的脑血栓形成患者，由于局部脑缺血相对较轻，溶栓治疗时间窗常较长。④侧支循环状态：如大脑中动脉深穿支堵塞，因为是终末动脉，故发生缺血时侧支循环很差，其供血区脑组织的治疗时间窗常在 3h 之内；而大脑中动脉 M_2 或 M_3 段堵塞时，由于大脑皮质有较好的侧支循环，因而不少患者的治疗时间窗可以超过 6h。⑤体温和脑组织的代谢率：低温和降低脑组织的代谢可提高脑组织对缺血的耐受性，可延长治疗时间窗，而高温可增加脑组织的代谢，治疗时间窗缩短。⑥神经保护药应用：许多神经保护药可以明显地延长试验动物缺血治疗的时间窗，并可减少短暂性局部缺血造成的脑梗死体积。因而，溶栓治疗联合神经保护药治疗有广阔的应用前景，但目前缺少有效的神经保护药。⑦脑细胞内外环境：脑细胞内外环境状态与脑组织对缺血的耐受性密切相关，当患者有水、电解质及酸碱代谢紊乱等表现时，治疗时间窗明显缩短。

（4）临床上常用的溶栓药物：尿激酶（UK）、链激酶（SK）、重组的组织型纤溶酶原激活药（rt-PA）。尿激酶在我国应用最多，常用量 25 万~100 万 IU，加入 5% 葡萄糖溶液或生理盐水中静脉滴注，30min~2h 滴完，剂量应根据患者的具体情况来确定，也可采用 DSA 监测下选择性介入动脉溶栓；rt-PA 是选择纤维蛋白溶解药，与血栓中纤维蛋白形成复合体后增强了与纤溶酶原的亲和力，使纤溶作用局限于血栓形成的部位，每次用量为 0.9mg/kg 体重，总量 <90mg；有较高的安全性和有效性，rt-PA 溶栓治疗宜在发病后 3h 进行。

（5）适应证：凡年龄＜70岁；无意识障碍；发病在6h内，进展性卒中可延迟到12h；治疗前收缩压＜26.7kPa（200mmHg）或舒张压＜16kPa（120mmHg）；CT排除颅内出血；排除TIA；无出血性疾病及出血素质；患者或家属同意，都可进行溶栓治疗。

（6）溶栓方法：上述溶栓药的给药途径有2种。①静脉滴注。应用静脉滴注UK和SK治疗诊断非常明确的早期或超早期的缺血性脑血管病，也获得一定的疗效。②选择性动脉注射。属血管介入性治疗，用于治疗缺血性脑血管病，并获得较好的疗效。选择性动脉注射有2种途径：a. 选择性脑动脉注射法，即经股动脉或肘动脉穿刺后，先进行脑血管造影，明确血栓所在的部位，再将导管插至颈动脉或椎－基底动脉的分支，直接将溶栓药注入血栓所在的动脉或直接注入血栓处，达到较准确的选择性溶栓作用。且在注入溶栓药后，还可立即再进行血管造影了解溶栓的效果。b. 颈动脉注射法，适用于治疗颈动脉系统的血栓形成。用常规注射器穿刺后，将溶栓药物注入发生血栓侧的颈动脉，达到溶栓作用。但是，动脉内溶栓有一定的出血并发症，因此，动脉内溶栓的条件是：明确为较大的动脉闭塞；脑CT扫描呈阴性，无出血的证据；允许有小范围的轻度脑沟回改变，但无明显的大片低密度梗死灶；血管造影证实有与症状和体征相一致的动脉闭塞改变；收缩压在24kPa（180mmHg）以下，舒张压在14.6kPa（110mmHg）以下；无意识障碍，提示病情尚未发展至高峰者。值得注意的是，在进行动脉溶栓之前一定要明确是椎－基底动脉系统还是颈动脉系统的血栓形成，否则，误做溶栓，延误治疗。

局部动脉灌注溶栓剂较全身静脉用药剂量小，血栓局部药物浓度高，并可根据DSA观察血栓溶解情况以决定是否继续用药。但DSA及选择性插管，治疗时间将延迟45min～3h。目前文献报道的局部动脉内溶栓治疗脑梗死血管再通率为58%～100%，临床好转率为53%～94%，均高于静脉内用药（36%～89%，26%～85%）。但因患者入选标准、溶栓剂种类、剂量、观察时间不一，比较缺乏可比性，故哪种用药途径疗效较好仍不清楚。故有人建议，先尽早静脉应用溶栓剂，短期无效者再进行局部动脉内溶栓。

应用溶栓药物治疗目前尚无统一标准，由于个体差异，剂量波动范围也大。不同的溶栓药物和不同的给药途径，用药的剂量也不同。①尿激酶：静脉注射的剂量分为2种：a. 大剂量，100万～200万IU溶于生理盐水500～1 000mL中，静脉滴注，仅用1次。b. 小剂量，20万～50万IU溶于生理盐水500mL中，静脉滴注，1次/d，可连用3～5次。动脉内注射的剂量为10万～30万IU。②rt－PA：美国国立卫生院的试验结果认为，rt－PA治疗剂量40.85mg/kg体重、总剂量＜90mg是安全的。其中10%可静脉推注，剩余90%的剂量在24h内静脉滴注。

（7）溶栓并发症：脑梗死病灶继发出血，致命的再灌流损伤及脑组织水肿是溶栓治疗的潜在危险；再闭塞率可达10%～20%。

所有溶栓药在临床应用中均有可能产生颅内出血的并发症，包括脑内和脑外出血。影响溶栓药物疗效与安全性的主要并发症是脑内出血。脑内出血分脑出血及梗死性出血。前者指CT检查显示在非梗死区出现高密度的血肿，多数伴有相应的临床症状和体征，少数可以没有任何临床表现；后者指梗死区的脑血管在阻塞后再通，血液外渗所致，CT扫描显示出梗死灶周围有单独或融合的斑片状出血，一般不形成血肿。出血并发症可导致病情加重，但有的可能没有任何表现。溶栓后的脑内出血在尸检的发现率为17%～65%，远低于临床上的表现率。溶栓导致脑内出血的原因可能是：①缺血后血管壁受损，易破裂；②继发性纤溶及凝血障碍；③动脉再通后灌注压增高；④软化脑组织对血管的支持作用减弱。脑外出血主要见于胃肠道及泌尿系。

迄今为止，仍无大宗随机双盲对比性的临床应用研究结果，大多为个案病例或开放性临床应用研究，尤其是对选择病例方面，有较多的差别，因此，溶栓治疗的确切效果各家报道不一样，差别较大。但较为肯定的是溶栓后的出血并发症较高。Grond等、Chiu等、Trouillas等及Tanne等分别对60、30、100及75例动脉血栓形成的患者行rt－PA静脉溶栓治疗，症状性脑出血的发生率为6.6%、7%、7%和7%。rt－PA静脉溶栓会增加脑出血的危险和脑出血死亡的机会。如果其他条件确实完全相同，治疗组的病死率只可能高于对照组。目前，溶栓治疗还只能作为研究课题，不能常规应用。因此，溶栓治疗的有效性和安全性必须依靠临床对照试验来进行回答。

2. 抗凝治疗　如下所述。

（1）抗凝治疗的目的：目的在于防止血栓扩展和新血栓形成。高凝状态是缺血性脑血管病发生和发展的重要环节，主要与凝血因子，尤其是第Ⅷ因子和纤维蛋白原增多及其活性增高有关。所以，抗凝治疗主要通过抗凝血，阻止血栓发展和防止血栓形成，达到治疗或预防脑血栓形成的目的。

（2）常用药物有肝素、低分子肝素及华法林等：低分子肝素与内皮细胞和血浆蛋白的亲和力低，其经肾排泄时更多的是不饱和机制起作用，所以，低分子肝素的清除与剂量无关，而其半衰期比普通肝素长2～4倍。用药时不必行试验室监测，低分子肝素对患者的血小板减少和肝素诱导的抗血小板抗体发生率下降。硫酸鱼精蛋白可100%中和低分子肝素的抗凝血因子活性，可以中和60%～70%的抗凝血因子活性。急性缺血性脑卒中的治疗，可用低分子肝素钙4 100IU（单位）皮下注射，2次/d，共10d。口服抗凝药物：①双香豆素及其衍生物：能阻碍血液中凝血因子的形成，使其含量降低，其抗凝作用显效较慢（用药后24～48h，甚至72h），持续时间长，单独应用仅适用于发展较缓慢的患者或用于心房颤动患者脑卒中的预防。口服抗凝剂中，华法林和新抗凝片的开始剂量分别为4～6mg和1～2mg，开始治疗的10d内测定凝血因子时间和活动度应每日1次，以后每周3次，待凝血因子活动度稳定于治疗所需的指标时，则7～10d测定1次，同时应检测国际规格化比值（INF）。②藻酸双酯钠：又称多糖硫酸酯（多糖硫酸盐，PSS）。是从海洋生长的褐藻中提取的一种类肝素药物。但作用强度是肝素的1/3，而抗凝时间与肝素相同。主要作用是抗凝血、降低血液黏稠度、降低血脂及改善脑微循环。用法：按2～4mg/kg体重加入5%葡萄糖溶液500mL，静脉滴注，30滴/min，1次/d，10d为1个疗程。或口服，每次0.1g，1次/d，可长期使用。个别患者可能出现皮疹、头痛、恶心、皮下出血点。

（3）抗凝治疗的适应证：①短暂性脑缺血发作；②进行性缺血性脑卒中；③椎－基底动脉系统血栓形成；④反复发作的脑栓塞；⑤应用于心房颤动患者的卒中预防。

（4）抗凝治疗的禁忌证：①有消化道溃疡病史者；②有出血倾向者、血液病患者；③高血压〔血压24/13.3kPa（180/100mmHg）以上〕；④有严重肝、肾疾病者；⑤临床不能除外颅内出血者。

（5）抗凝治疗的注意事项：①抗凝治疗前应进行脑部CT检查，以除外脑出血病变，高龄、较重的脑动脉硬化和高血压患者采用抗凝治疗应慎重；②抗凝治疗对凝血因子活动度应维持在15%～25%，部分凝血活酶时间应维持在1.5倍之内；③肝素抗凝治疗维持在7～10d，口服抗凝剂维持2～6个月，也可维持在1年以上；④口服抗凝药的用量较国外文献所报道的剂量为小，其1/3～1/2的剂量就可以达到有效的凝血因子活动度的指标；⑤抗凝治疗过程中应经常注意皮肤、黏膜是否有出血点，小便检查是否有红细胞，大便潜血试验是否阳性，若发现异常应及时停用抗凝药物；⑥抗凝治疗过程中应避免针灸、外科小手术等，以免引起出血。

3. 降纤治疗　可以降解血栓蛋白质、增加纤溶系统活性、抑制血栓形成或促进血栓溶解。此类药物亦应早期应用（发病6h以内），特别适用于并发高纤维蛋白原血症者。降纤酶、东菱克栓酶、安克洛酶和蚓激酶均属这一类药物。但降纤至何种程度，如何减少出血并发症等问题尚待解决。有报道，发病后3h给予Ancrod可改善患者的预后。

4. 扩容治疗　主要是通过增加血容量，降低血液黏稠度，起到改善脑微循环作用。

（1）右旋糖酐-40：主要作用为阻止红细胞和血小板聚集，降低血液黏稠度，以改善循环。用法：10%右旋糖酐-40，500mL，静脉滴注，1次/d，10d为1个疗程。可在间隔10～20d后，再重复使用1个疗程。有过敏体质者，应做过敏皮试阴性后方可使用。心功能不全者应使用半量，并慢滴。患有糖尿病者，应同时加用相应胰岛素治疗。高血压患者慎用。有意识障碍或提示脑水肿明显者禁用。无论有无高血压，均需要观察血压情况。

（2）706代血浆（6%羟乙基淀粉）：作用和用法与右旋糖酐-40相同，只是不需要做过敏试验。

5. 扩血管治疗　血管扩张药过去曾被广泛应用，此法在脑梗死急性期不宜使用。原因为缺血区的血管因缺血、缺氧及组织中的乳酸聚集已造成病理性的血管扩张，此时应用血管扩张药，则造成脑内正常血管扩张，也波及全身血管，以至于使病变区的血管局部血流下降，加重脑水肿，即所谓"盗血"现象。如有出血性梗死时可能会加重出血，因此，只在病变轻、无水肿的小梗死灶或脑梗死发病3周后无脑水肿者可酌情使用，且应注意有无低血压。

（1）罂粟碱：具有非特异性血管平滑肌的松弛作用，直接扩张脑血管，降低脑血管阻力，增加脑局部血流量。用法：60mg加入5%葡萄糖液500mL中，静脉滴注，1次/d，可连用3~5d；或20~30mg，肌内注射，1次/d，可连用5~7d；或每次30~60mg口服，3次/d，连用7~10d。注意本药每日用量不应超过300mg，不宜长期使用，以免成瘾。在用药时可能因血管明显扩张导致明显头痛。

（2）己酮可可碱：直接抑制血管平滑肌的磷酸二酯酶，达到扩张血管的作用；还能抑制血小板和红细胞的聚集。用法：100~200mg加入5%葡萄糖液500mL中，静脉滴注，1次/d，连用7~10d。或口服每次100~300mg，3次/d，连用7~10d。本药禁用于刚患心肌梗死、严重冠状动脉硬化、高血压者及孕妇。输液过快者可出现呕吐及腹泻。

（3）环扁桃酯：又名三甲基环己扁桃酸或抗栓丸。能持续性松弛血管平滑肌，增加脑血流量，但作用较罂粟碱弱。用法：每次0.2~0.4g口服，3次/d，连用10~15d。也可长期应用。

（4）氢化麦角碱：又称喜得镇或海得琴，是麦角碱的衍生物。其直接激活多巴胺和5-HT受体，也阻断去甲肾上腺素对血管受体的作用，使脑血管扩张，改善脑微循环，增加脑血流量。用法：每次口服1~2mg，3次/d，1~3个月为1个疗程，或长期使用。本药易引起直立性低血压，因此，低血压患者禁用。

6. 钙离子拮抗药　其通过阻断钙离子的跨膜内流而起作用，从而缓解平滑肌的收缩、保护脑细胞、抗动脉粥样硬化、维持红细胞变形能力及抑制血小板聚集。

（1）尼莫地平：又称硝苯甲氧乙基异丙啶。为选择性地作用于脑血管平滑肌的钙离子拮抗药，对脑以外的血管作用较小，因此，不起降血压作用。主要缓解血管痉挛，抑制肾上腺素能介导的血管收缩，增加脑组织葡萄糖利用率，重新分布缺血区血流量。用法：每次口服20~40mg，3次/d，可经常使用。

（2）尼莫通：为尼莫地平的同类药物，只是水溶性较高。每次口服30~60mg，3次/d，可经常使用。

（3）尼卡地平：又称硝苯苄胺啶。是作用较强的钙离子通道拮抗药。选择性作用于脑动脉、冠状动脉及外周血管，增加心脑血流量和改善循环，同时有明显的降血压作用。用法：每次口服20~40mg，3次/d，可经常使用。

（4）桂利嗪（脑益嗪、肉桂苯哌嗪、桂益嗪）：为哌嗪类钙离子拮抗药，扩张血管平滑肌，能改善心脑循环。还有防止血管脆化作用。用法：每次口服25~50mg，3次/d，可经常使用。

（5）盐酸氟桂利嗪：与脑益嗪为同一类药物。用法：每次口服5~10mg，1次/d，连用10~15d。因本药可增加脑脊液，故颅内压增高者不用。

7. 抗血小板药　主要通过失活脂肪酸环化酶，阻止血小板合成TXA_2，并抑制血小板释放ADP、5-HT、肾上腺素、组胺等活性物质，以抑制血小板聚集，达到改善微循环及抗凝作用。

（1）阿司匹林（阿斯匹林）：阿司匹林也称乙酰水杨酸，有抑制环氧化酶，使血小板膜蛋白乙酰化，并能抑制血小板膜上的胶原糖基转移酶的作用。由于环氧化酶受到抑制，使血小板膜上的花生四烯酸不能被合成内过氧化物PGG_2和TXA_2，因而能阻止血小板的聚集和释放反应。在体外，阿司匹林可抑制肾上腺素、胶原、抗原-抗体复合物、低浓度凝血酶所引起的血小板释放反应。具有较强而持久的抗血小板聚集作用。成人口服0.1~0.3g即可抑制TXA_2的形成，其作用可持续7~10d之久，这一作用在阻止血栓形成，特别在防治心脑血管血栓性疾病中具有重要意义。

由于血管壁的内皮细胞存在前列环素合成酶，能促进前列环素（PGI_2）的合成，PGI_2为一种强大的抗血小板聚集物质。试验证明，不同剂量的阿司匹林对血小板TXA_2与血管壁内皮细胞PGI_2形成有不同的影响。小剂量（2mg/kg体重）即可完全抑制人的血小板TXA_2的合成，但不抑制血管壁内皮细胞PGI_2的合成，产生较强的抗血小板聚集作用，但大剂量（100~200mg/kg体重）时血小板TXA_2和血管壁内皮细胞PGI_2的合成均被抑制，故抗血小板聚集作用减弱，有促进血栓形成的可能性。但大剂量长期服用阿司匹林的临床试验表明无血栓形成的增加。小剂量（3~6mg/kg体重）或大剂量（25~

80mg/kg 体重）都能延长出血时间，说明阿司匹林对血小板环氧化酶的作用较对血管壁内皮细胞前列环素合成酶作用占优势。因此，一般认为小剂量（160～325mg/d）对多数人有抗血栓作用，中剂量（500～1 500mg/d）对某些人有效，大剂量（1 500mg/d 以上）才可促进血栓形成。1994 年抗血小板治疗协作组统计了 145 个研究中心 20 000 例症状性动脉硬化病变的高危人群，服用阿司匹林后的预防效果，与安慰剂比较，阿司匹林可降低非致命或致命血管事件发生率 27%，降低心血管病死率 18%。不同剂量的阿司匹林预防作用相同。国际卒中试验（1997 年）在 36 个国家 467 所医院的 19 435 例急性缺血性卒中患者中应用或不应用阿司匹林和皮下注射肝素的随机对照研究，患者入组后给予治疗持续 14d 或直到出院，统计 2 周病死率、6 个月病死率及生活自理情况。研究结果表明，急性缺血性卒中采用肝素治疗未显示任何临床疗效，而应用阿司匹林，病死率及非致命性卒中复发率明显降低。认为如无明确的禁忌证，急性缺血性卒中后应立即给予阿司匹林，初始剂量为 300mg/d，小剂量长期应用有助于改善预后，1998 年 5 月在英国爱丁堡举行的第七届欧洲卒中年会认为，阿司匹林在缺血性卒中的急性期使用和二级预防疗效肯定，只要无禁忌证在卒中发生后尽快使用。急性发病者可首次口服 300mg，而后每日 1 次口服 100mg；1 周后，改为每日晚饭后口服 50mg 或每次 25mg，1 次/d，可以达到长期预防脑血栓复发的效果。至今认为本药是较好的预防性药物，且较经济、安全、方便。阿司匹林的应用剂量一直是阿司匹林疗法的争论点之一，山东大学齐鲁医院神经内科通过观察不同剂量（25～100mg/d）对血小板积聚率、TXA_2 和血管内皮细胞 PGI_2 合成的影响，认为 50mg/d 为国人最佳剂量，并在多中心长期随访研究中证实了它的疗效。但长期使用即使小剂量阿司匹林也有一定的不良反应，长期服用对消化道有刺激性，发生食欲缺乏、恶心，严重时可致消化道出血。据统计，大约 17.5% 的患者有恶心等消化道反应，2.6% 的患者有消化道出血，3.4% 的患者有变态反应，因此，对有溃疡病者应注意慎用。

（2）噻氯匹定：噻氯匹定商品名 Ticnd，也称力抗栓，能抑制纤维蛋白原与血小板受体之间的附着，致使纤维蛋白原在血小板相互集中中不能发挥桥联作用；刺激血小板腺苷酸环化酶，使血小板内 cAMP 增高，抑制血小板聚集；减少 TXA_2 的合成；稳定血小板膜，抑制 ADP、胶原诱导的血小板聚集。因此，噻氯匹定药理作用是对血小板聚集的各个阶段都有抑制作用，即减少血小板的黏附，抑制血小板的聚集，增强血小板的解聚作用，以上特性表现为出血时间延长，对凝血试验无影响。服药后 24～48h 才开始起抗血小板作用，3～5d 后作用达高峰，停药后其作用仍可维持 3d。口服每次 125～250mg，每日 1 或 2 次，进餐时服用。可随患者具体情况而调整剂量。噻氯匹定对椎 - 基底动脉系统缺血性卒中的预防作用优于颈内动脉系统，并且效果优于阿司匹林，它同样可以预防卒中的复发。

噻氯匹定的不良反应有粒细胞减少，发生率约为 0.8%，常发生在服药后最初 3 周，其他尚有腹泻、皮疹（约 2%）等，停药后不良反应一般可消失。极个别患者有胆汁淤积性黄疸和/或转氨酶升高。不宜与阿司匹林、非类固醇抗炎药和口服抗凝药合用。由于可产生粒细胞减少，服药后前 3 个月内每 2 周做白细胞数监测。由于延长出血时间，对有出血倾向的器质性病变如活动性溃疡或急性出血性卒中、白细胞减少症、血小板减少症等患者禁用。

（3）氯吡格雷：氯吡格雷的化学结构与噻氯匹定相近。活性高于噻氯匹定。氯吡格雷通过选择性不可逆地和血小板 ADP 受体结合，抑制血小板聚集防止血栓形成和减轻动脉粥样硬化。氯吡格雷 75mg/d 与噻氯匹定 250mg 2 次/d 抑制效率相同。不良反应有皮疹、腹泻、消化不良，消化道出血等。

（4）双嘧达莫：又名双嘧达莫、双嘧哌胺醇。通过抑制血小板中磷酸二酯酶的活性，也有可能刺激腺苷酸环化酶，使血小板内环磷酸腺苷（cAMP）增高。从而抑制 ADP 所诱导的初发和次发血小板聚集反应。在高浓度下可抑制血小板对胶原、肾上腺素和凝血酶的释放反应。双嘧达莫可能还有增强动脉壁合成前列环素、抑制血小板生成 TXA_2 的作用。口服每次 50～100mg，3 次/d，可长期服用。合用阿司匹林更有效。不良反应有恶心、头痛、眩晕、面部潮红等。

8. 防治脑水肿 一旦发生脑血栓形成，很快出现缺血性脑水肿，其包括细胞毒性水肿和血管源性水肿。脑水肿进一步加剧神经细胞的坏死，严重大块梗死者，还可引起颅内压增高，发生脑疝致死。所以，缺血性脑水肿不仅加重脑梗死的病理生理过程，影响神经功能障碍的恢复，还可导致死亡。因此，脑血栓形成后，尤其梗死面积大、病情重或进展型卒中、意识障碍的患者应及时积极治疗脑水肿。防治脑水肿的方法包括使用高渗脱水药、利尿药和清蛋白，控制入水量等。

（1）高渗性脱水治疗：通过提高血浆渗透压，造成血液与脑之间的渗透压梯度加大，脑组织内水分向血液移动，达到脑组织脱水作用；高渗性血液通过反射机制抑制脉络丛分泌脑脊液，使脑脊液生成减少；由于高渗性脱水最终通过增加排尿量的同时，也加速排泄梗死区代谢产物。最后减轻梗死区及半暗带水肿，挽救神经细胞，防止脑疝发生危及生命。

缺血性脑水肿的发生和发展尽管是一个严重的并发症，但也是一个自然过程。在脑血栓形成后的10d以内脑水肿最重，只要在此期间在药物的协助下，加强脱水，经过一段时间后，缺血性脑水肿会自然消退。

甘露醇：是一种己六醇。至今仍为最好、最强的脱水药。其主要有以下作用：快速注入静脉后，因它不易从毛细血管外渗入组织，而迅速提高血浆渗透压，使组织间液水分向血管内转移，产生脱水作用；同时增加尿量及尿Na^+、K^+的排出；还有清除各种自由基、减轻组织损害的作用。静脉应用后在10min开始发生作用，2~3h达高峰。用法：根据脑梗死的大小和心、肾功能状态决定用量和次数。一般认为最佳有效量是每次0.5~1.0g/kg体重，即每次20%甘露醇125~250mL静脉快速滴注，每日2~4次，直至脑水肿减轻。但是，小灶梗死者，可每日1次；或心功能不全者，每次125mL，每日2或3次。肾功能不好者尽量减少用量，并配合其他利尿药治疗。

甘油：甘油为丙三醇，其相对分子质量为92，有人认为甘油优于甘露醇，由于甘油可提供热量，仅10%~20%无变化地从尿中排出，可减少导致水、电解质紊乱与反跳现象，可溶于水和乙醇中，为正常人的代谢产物，大部分在肝脏内代谢，转变为葡萄糖、糖原和其他糖类，小部分构成其他酯类。甘油无毒性，是目前最常用的口服脱水药。其治疗脑水肿的机制可能是通过提高血浆渗透压，使组织水分（尤其是含水多的组织）转移到血浆内，因而引起脑组织脱水。最初曾用于静脉注射以降低颅压。现认为口服同样有效。用药后30~60min起作用，治疗作用时间较甘露醇稍晚，维持时间短，疗效不如前者。因此，有时插在上述脱水药2次用药之间给予，以防止"反跳现象"。口服甘油无毒，在体内能产生比等量葡萄糖稍高的热量，因此，尚有补充热量的作用，且无"反跳现象"。Contoce认为，甘油比其他高渗药更为理想，其优点有：迅速而显著地降低颅内压；长期重复用药无反跳现象；无毒性。甘油的不良反应轻微，可有头痛、头晕、咽部不适、口渴、恶心、呕吐、上腹部不适及血压轻度下降等。由于甘油可引起高血糖和糖尿，故糖尿病患者不宜使用。甘油过大剂量应用或浓度>10%时，可产生注射部位的静脉炎，或引起溶血、血红蛋白尿，甚至急性肾功能衰竭等不良反应。甘油自胃肠道吸收，临床上多口服，昏迷患者则用鼻饲，配制时将甘油溶于生理盐水内稀释成50%溶液，剂量每次0.5~2.0g/kg体重，每日总量可达5g/kg体重以上。一般开始剂量1.5g/kg体重，以后每3h 0.5~0.7g/kg体重，一连数天。静脉注射为10%甘油溶液500mL，成人每日10%甘油500mL，共使用5~6次。

（2）利尿药：主要通过增加肾小球滤过，减少肾小管再吸收和抑制。肾小管的分泌，增加尿量，造成机体脱水，最后使脑组织脱水。同时还可控制钠离子进入脑组织减轻水肿，控制钠离子进入脑脊液，以降低脑脊液生成率的50%左右。但是，上述作用必须以肾功能正常为前提。

呋塞米：又称利尿磺酸、呋喃苯胺酸、呋塞米灵、利尿灵等。是作用快、时间短和最强的利尿药，主要通过抑制髓袢升支Cl^-的主动再吸收而起作用。注射后5min起效，1h达高峰，并维持达3h。对并发高血压、心功能不全者疗效更佳。如患者有肾功能障碍或用较大剂量甘露醇治疗后效果仍不佳时，可单独或与甘露醇交替应用本药。用法：每次20~80mg，肌内注射或静脉推注，4次/d。口服者每次20~80mg，每日2或3次。其不良反应为电解质紊乱、过度脱水、血压下降、血小板减少、粒细胞减少、贫血、皮疹等。

依他尼酸：又称利尿酸、Edecrin。作用类似于呋塞米。应用指征同呋塞米。用法：每次25~50mg加入5%葡萄糖溶液或生理盐水100mL中，缓慢滴注。3~5d为1个疗程。所配溶液在24h内用完。可出现血栓性静脉炎、电解质紊乱、过度脱水、神经性耳聋、高尿酸血症、高血糖、出血倾向、肝肾功能损害等不良反应。

清蛋白：对于严重的大面积脑梗死引起的脑水肿，加用清蛋白，有明显的脱水效果。用法：每次

10~15g，静脉滴注，每日或隔日1次，连用5~7d。本药价格较贵，个别患者有变态反应，或造成医源性肝炎。

9. 神经细胞活化药　至今有不少这类药物试验报道有一定的营养神经细胞和促进神经细胞活化的作用，主要对于不完全受损的细胞起作用，个别报道甚至认为有极佳效果。但是，在临床实践中，并没有明显效果，而且价格较贵。

（1）脑活素：主要成分为动物脑（猪脑）水解后精制的必需和非必需氨基酸、单胺类神经介质、肽类激素和酶前体。据认为该药能通过血－脑屏障，直接进入神经细胞，影响细胞呼吸链，调节细胞神经递质，激活腺苷酸环化酶，参与细胞内蛋白质合成等。用法：20~50mL加入生理盐水500mL中，静脉滴注，1次/d，10~15d为1个疗程。

（2）胞磷胆碱：在生物学上，胞磷胆碱是合成磷脂胆碱的前体，胆碱在磷脂酰胆碱的生物合成中具有重要作用，而磷脂酰胆碱是神经细胞膜的重要组成部分。胞磷胆碱还参与细胞核酸、蛋白质和糖的代谢，促使葡萄糖合成乙酰胆碱，防止脑水肿。用法：500~1 000mg加入5%葡萄糖液500mL中，静脉滴注，1次/d，10~15d为1个疗程。250mg，肌内注射，1次/d，每个疗程为2~4周。少数患者用药后出现兴奋性症状，诱发癫痫或精神症状。

（3）丁咯地尔（活脑灵）：主要成分为Buflomedil hydrochloride。主要作用：①阻断α－肾上腺素能受体；②抑制血小板聚集；③提高及改善红细胞变形能力；④有较弱的非特异性钙拮抗作用。用法：200mg加入生理盐水或5%葡萄糖液500mL中，静脉缓慢滴注，1次/d，10d为1个疗程。也可肌内注射，每次50mL，2次/d，10d为1个疗程。但是，产妇和正在发生出血性疾病的患者禁用。少数患者可有肠胃不适、头痛、眩晕及肢体烧灼痛感。

10. 血塞通软胶囊治疗脑梗死患者脑卒中的临床效果观察　血塞通软胶囊的主要成分是从中药三七中提取的三七总皂苷，实验以及临床研究表明该药有众多的心脑血管药理作用，可直接扩张脑血管，增加脑血流量，改善脑部血液循环，减轻脑水肿，提高脑细胞能量代谢，降低缺血脑组织含钙量，对脑缺血后海马区CAI的迟发性神经元损伤有明显的保护作用。该药可抑制细胞及血小板聚集，降低血液黏度，改善血液循环，提高缺血部位血氧供应，促进神经细胞功能恢复，多个环节对抗脑缺血及其继发损伤，以达到治疗脑梗死目的。银杏叶内主要药用成分为黄酮类和内酯类，银杏酮酯能有效清除氧自由基，抑制脂质过氧化，保护细胞膜，防止脑细胞和脑功能受到损害，银杏内有一种天然血小板活化因子（PAF）受体拮抗剂，可以抑制血小板聚集而防止血栓形成，银杏叶胶囊促进血液循环，改善脑缺血，治疗脑梗死。

（1）一般资料：选取河北联合大学附属医院2010年1~9月就诊于神经内科门诊的缺血性脑卒中患者112例，男62例，女50例；年龄39~76岁，平均64.5岁，病程2~24周。采用随机双盲方法分为试验组84例和对照组28例。均符合1995年中华医学会第四次全国脑血管病学术会议修订的《各类脑血管病诊断要点》西医诊断标准及《中药新药临床研究指导原则》中医诊断标准。纳入标准：①符合中风病中经络恢复期瘀血阻滞证辨证标准。②符合动脉粥样硬化血栓性脑梗死诊断标准。③病程属恢复期（2~24周），神经功能缺损程度积分＞6分且＜23分的轻、中型患者。④年龄18~75岁，男女均可。⑤本研究经医院伦理委员会通过，患者或家属均知情同意并签署知情同意书。排除标准：①短暂性脑缺血发作或脑出血者、腔隙性脑梗死、脑栓塞者。②并发造血系统等严重原发性疾病，精神病患者。③有出血倾向且凝血指标异常者。④严重肝肾功能不全者［ALT或AST≥正常值上限的2倍，或尿素氮（BUN）≥正常值上限1.5倍，或肌酐（Cr）异常］。⑤妊娠或哺乳期妇女；过敏体质者，或对多种药物过敏者。⑥近4周内使用过已知对主要脏器有损害的药物者。⑦近1个月内参加过或正在参加其他药物临床试验者。

（2）治疗方法：采用随机双盲、双模拟的方法，试验组口服血塞通软胶囊（昆明制药集团股份有限公司生产，100mg/粒，批号：081209－01）每次2粒，3次/d；同时口服银杏叶胶囊模拟剂（昆明制药集团股份有限公司生产，0.2g/粒，批号：20090204）每次2粒，3次/d。对照组口服银杏叶胶囊（杭州康恩贝制药有限公司生产，0.2g/粒，批号：20081102）每次2粒，3次/d，同时口服血塞通软胶囊模拟剂（昆明制药集团股份有限公司生产，100mg/粒，批号：20090115）每次2粒，3次/d，两组服药疗程均为28d。以符合方案数据集（PPS）和全数据分析集（FAS）分析和比较两组患者治疗0d、14d、28d时NIHSS脑卒中量表总分实测值历时性变化以及治疗前后的差值变化。

（3）观察指标：美国国立卫生研究院脑卒中评定量表（NIHSS）脑卒中量表总分实测值变化。在用药前、用药第14d、28d各观察记录1次。

（4）神经功能缺损程度评分评定标准：临床神经功能缺损程度评分标准：参照人民卫生出版社2008年出版《神经康复学》翻译的美国国立卫生研究院脑卒中评定量表（NIHSS）。

（5）统计学分析：以Excle 2007建立数据表，采用SPSS13.5软件包进行统计分析。计量资料采用 $x \pm s$ 进行统计描述，两组间比较采用t检验，不同治疗时间点的疗效比较采用方差分析方法。计数资料的统计分析采用 X^2 检验。$P < 0.05$ 为差异有统计学意义。

（6）结论：在治疗前，脑卒中评定量表基线得分（量表总体得分、总体生活能力得分、日常生活自理能力得分）比较差异均无统计学意义（$P > 0.05$），提示基线均衡，具有可比性。试验组和对照组在治疗的各个时间段随着治疗时间的延长，NIHSS脑卒中量表评分均有不同程度下降，疗效增加比较明显，NIHSS脑卒中量表总分实测值组间比较，差异均无统计学意义（P均 > 0.05），说明血塞通软胶囊临床疗效肯定；而重复测量数据的方差分析结果表明：组内的NIHSS脑卒中量表总分实测变化值随着治疗时间的延长，评分显著下降，总体变化明显，差异均有统计学意义（$P < 0.05$）。这与祁素英研究结论一致。

在临床试验中，FAS方法虽然比较保守，但其分析结果更接近药物上市后的疗效。而应用PPS则可以显示试验药物按规定的方案使用的效果，但可能较以后实践中的疗效偏大。本研究通过两种分析方法来比较血塞通软胶囊和银杏叶胶囊的疗效，能更加全面地验证血塞通软胶囊治疗脑梗死的临床疗效，实验结果中PPS分析和FAS分析结论一致，说明血塞通软胶囊在改善脑梗死患者总体生活能力方面疗效确切。

本实验通过以银杏叶胶囊为对照药来验证血塞通软胶囊治疗脑梗死患者的临床疗效，为临床用药提供理论依据。实验证实，血塞通软胶囊能使患者运动能力和生活自理能力明显提高，疗效确切，可用于脑梗死的治疗，值得临床和社区推广使用。

11. 其他内科治疗　由于脑血栓形成的主要原因是高血压、高血脂、糖尿病、心脏病等内科疾病，或发生脑血栓形成时，大多并发许多内科疾病。但是，并发严重的内科疾病多见于脑干梗死和较大范围的大脑半球梗死。有时，患者由于严重的内科并发症如心力衰竭、肺水肿及感染、肾功能衰竭等致死。因此，除针对性治疗脑血栓形成外，还应治疗并发的内科疾病。

（1）调整血压：急性脑梗死患者一过性血压增高常见，因此，降血压药应慎用。国外平均血压[MBP，（收缩压＋舒张压×2）÷3]＞17.3kPa（130mmHg）或收缩压（SBP）＞29.3kPa（220mmHg），可谨慎应用降压药。一般不主张使用降压药以免减少脑血流灌注，加重脑梗死。如血压低，应查明原因是否为血容量减少，补液纠正血容量，必要时应用升压药。对分水岭梗死，则应对其病因进行治疗，如纠正低血压、治疗休克、补充血容量、对心脏病进行治疗等。

（2）控制血糖：临床和实验病理研究证实，高血糖加重急性脑梗死及局灶性缺血再灌注损伤，故急性缺血性脑血管病在发病24h内不宜输入高糖，以免加重酸中毒。有高血糖者要纠正，低血糖亦要注意，一旦出现要控制。

（3）心脏疾病的预防：积极治疗原发心脏病。但严重的脑血栓形成可并发心肌缺血或心律失常，严重者出现心力衰竭者，除了积极治疗外，补液应限制速度和量，甘露醇应半量应用，加用利尿药。

（4）保证营养与防治水、电解质及酸碱平衡紊乱：出现球麻痹或意识障碍的患者主要靠静脉输液和胃管鼻饲或经皮胃管补充营养。应该保证每日的水、电解质和能量的补给。在应用葡萄糖的问题上，尽管国内外的动物试验研究认为高血糖和低血糖对脑梗死有加重作用，但是，也应保证每日的需要量，如有糖尿病或反应性高血糖者，在应用相应剂量的胰岛素下补给葡萄糖。对于不能进食和长期大量使用脱水药者，每天检测血生化，如有异常，及时纠正。

（5）防治感染：对于严重瘫痪、球麻痹、意识障碍者，容易并发肺部感染，可常规使用青霉素320万IU加入生理盐水100mL中，静脉滴注，2次/d。如果效果不理想，应根据痰培养结果及时改换抗生素。对于严重的球麻痹和意识障碍者，由于自己不能咳嗽排痰，应尽早做气管切开，以利于吸痰，这是防治肺部感染的最好办法。

（6）加强护理：由于脑血栓形成患者在急性期大多数不能自理生活，应每2h翻身1次，加拍背部协助排痰，防止压疮和肺部感染的发生。

12. 外科治疗　颈内动脉和大脑中动脉血栓形成者，可出现大片脑梗死，且在发病后3～7d期间，可因缺血性脑水肿，导致脑室受压、中线移位及脑疝发生，危及生命。此时，应积极进行颞下减压和清除梗死组织，以挽救生命。

13. 康复治疗　主张早期进行康复治疗，即使在急性期也应注意到瘫痪肢体的位置。病情稳定者，可以尽早开始肢体功能锻炼和语言训练。这既可明显地降低脑血栓形成患者的致残率，也可减少并发症和后遗症如肩周炎、肢体挛缩、失用性肌萎缩、痴呆等的发生。

二、脑栓塞概述

脑栓塞是指脑动脉被异常的栓子（血液中异常的固体、液体、气体）阻塞，使其远端脑组织发生缺血性坏死，出现相应的神经功能障碍。栓子以血液栓子为主，占所有栓子的90%；其次还有脂肪、空气、癌栓、医源物体等。脑栓塞发生率占急性脑血管病的15%～20%，占全身动脉栓塞的50%。

（一）临床表现

1. 发病年龄　本病起病年龄不一，若因风湿性心脏病所致，患者以中青年为主；若因冠心病、心肌梗死、心律失常所致者，患者以中老年人居多。

2. 起病急骤　大多数患者无任何前驱症状，多在活动中起病，局限性神经缺损症状常于数秒或数分钟发展到高峰，是发展最急的脑卒中，且多表现为完全性卒中，少数患者在数日内呈阶梯样或进行性恶化。50%～60%的患者起病时有意识障碍，但持续时间短暂。

3. 局灶神经症状　栓塞引起的神经功能障碍取决于栓子的数目、栓塞范围和部位。栓塞发生在颈内动脉系统特别是大脑中动脉最常见，临床表现突起的偏瘫、偏身感觉障碍和偏盲，在主侧半球可有失语，也可出现单瘫、运动性或感觉性失语等。9%～18%的患者出现局灶性癫痫发作。本病约10%的栓子达椎-基底动脉系统，临床表现为眩晕、呕吐、复视、眼震、共济失调、交叉性瘫痪、构音障碍及吞咽困难等。若累及网状结构则出现昏迷与高热，若阻塞了基底动脉主干可突然出现昏迷和四肢瘫痪，预后极差。

4. 其他症状　本病以心源性脑栓塞最常见，故有风湿性心脏病或冠心病、严重心律失常的症状和体征；部分患者有心脏手术、长骨骨折、血管内治疗史；部分患者有脑外多处栓塞证据，如皮肤、球结膜、肺、肾、脾和肠系膜等栓塞和相应的临床症状和体征。

（二）辅助检查

目的：明确脑栓塞的部位和病因（如心源性、血管源性及其他栓子来源的检查）。

1. 心电图或24h动态心电图观察　可了解有无心律失常、心肌梗死等。

2. 超声心动图检查　有助于显示瓣膜疾患、二尖瓣脱垂、心内膜病变等。

3. 颈动脉超声检查　可显示颈动脉及颈内外动脉分叉处的血管情况，有无管壁粥样硬化斑及管腔狭窄等。

4. 腰椎穿刺脑脊液检查　可以正常，若红细胞增多可考虑出血性梗死，若白细胞增多考虑有感染性栓塞的可能，有大血管阻塞、有广泛性脑水肿者脑脊液压力增高。

5. 脑血管造影　颅外颈动脉造影可显示动脉壁病变，数字减影血管造影（DSA）能提高血管病变诊断的准确性，有否血管腔狭窄、动脉粥样硬化溃疡、血管内膜粗糙等情况。新一代的MRA能显示血管及血流情况，且为无创伤性检查。

6. 头颅 CT 扫描　发病后 24～48h 后可见低密度梗死灶，若为出血性梗死则在低密度灶内可见高密度影。

7. MRI　能更早发现梗死灶，对脑干及小脑扫描明显优于 CT。

（三）诊断及鉴别诊断

1. 诊断　如下所述。

（1）起病急骤，起病后常于数秒内病情达高峰。

（2）主要表现为偏瘫、偏身感觉障碍和偏盲，在主侧半球则有运动性失语或感觉性失语。少数患者为眩晕、呕吐、眼震及共济失调。

（3）多数患者为心源性脑栓塞，故有风心病或冠心病、心律失常的症状和体征。

（4）头颅 CT 或 MRI 检查可明确诊断。

2. 鉴别诊断　在无前驱症状下，动态中突然发病并迅速达高峰，有明确的定位症状和体征；如询查出心脏病、动脉粥样硬化、骨折、心脏手术、大血管穿刺术等原因可确诊。头颅 CT 和 MRI 能协助明确脑栓塞的部位和大小。腰椎穿刺检查有助于了解颅内压、炎性栓塞及出血性梗死。脑栓塞应注意与其他类型的急性脑血管病区别。尤其是出血性脑血管病，主要靠头颅 CT 和 MRI 检查加以区别。

（四）治疗

积极改善侧支循环、减轻脑水肿、防治出血和治疗原发病。

1. 脑栓塞治疗　其治疗原则与脑血栓形成相同。但应注意：

（1）由于容易并发出血性梗死或出现大片缺血性水肿，所以，在急性期不主张应用较强的抗凝和溶栓药物如肝素、双香豆素类药、尿激酶；t－PA、噻氯匹定等。

（2）发生在颈内动脉末端或大脑中动脉主干的大面积脑栓塞，以及小脑梗死可发生严重的脑水肿，继发脑疝，应积极进行脱水、降颅压治疗，必要时需要进行颅骨骨瓣切除减压，以挽救生命。由心源性所致者，有些伴有心功能不全。在用脱水药时应酌情减量，甘露醇与呋塞米交替使用。

（3）其他原因引起的脑栓塞，要有相应的治疗。如空气栓塞者，可应用高压氧治疗。脂肪栓塞者，加用 5% 碳酸氢钠 250mL，静脉滴注，每日 2 次；也可用小剂量肝素 10～50mg，每 6h 1 次；或 10% 乙醇溶液 500mL，静脉滴注，以求溶解脂肪。

（4）部分心源性脑栓塞患者发病后 2～3h 内，用较强的血管扩张药如罂粟碱静脉滴注，可收到意想不到的满意疗效。

2. 原发病治疗　针对性治疗原发病有利于脑栓塞的恢复和防止复发。如先天性心脏病或风湿性心脏病患者，有手术适应证者，应积极手术治疗；有亚急性细菌性心内膜炎者，应彻底治疗；有心律失常者，努力纠正；骨折患者，减少活动，稳定骨折部位。急性期过后，针对血栓栓塞容易复发，可长期使用小剂量的阿司匹林、双香豆素类药物或噻氯匹定；也可经常检查心脏超声，监测血栓块大小，以调整抗血小板药物或抗凝药物。

（五）预后与防治

脑栓塞的病死率为 20%，主要是由于大块梗死和出血性梗死引起大片脑水肿、高颅压而致死；或脑干梗死直接致死；也可因并发严重心功能不全、肺部感染、多部位栓塞等导致死亡。多数患者有不同程度的神经功能障碍。有 20% 的患者可再次复发。近年内国外有报道通过介入的办法在心耳置入保护器（过滤器）可以减少心源性栓塞的发生。

三、分水岭脑梗死

分水岭脑梗死（CWSI）是指脑内相邻血管供血区之间分水岭区或边缘带的局部缺血。一般认为，CWSI 多由于血流动力学障碍所致；典型者发生于颈内动脉严重狭窄或闭塞伴全身血压降低时，亦可由心源性或动脉源性栓塞引起。约占脑梗死的 10%。临床常呈卒中样发病，多无意识障碍，症状较轻，恢复较快。根据梗死部位的不同，重要的分水岭区包括：①大脑前动脉和大脑中动脉皮质支的边缘区，梗死位于大脑凸面旁矢状带，称为前分水岭区梗死；②大脑中动脉和大脑后动脉皮质支的边缘区，梗死位于侧脑室体后端的扇形区，称为后上分水岭梗死；③大脑前、中、后动脉共同供血的顶、颞、枕叶三角区，梗死位于侧脑室三角部外缘，称为后下分水岭梗死；④大脑中动脉皮质支与深穿支交界的弯曲地带，称为皮质下分水岭脑梗死；⑤大脑主要动脉末端的边缘区，称为幕下性分水岭梗死。这种分型准确地表达了 CWSI 在脑部的空间位置。

（一）临床表现

分水岭梗死临床表现较复杂，因其梗死部位不同而各异，最终确诊仍需要影像学证实。

根据临床和 CT 表现，各型临床特征如下。

1. 皮质前型　该病变主要位于大脑前、中动脉交界处，相当于额中回前部，相当于 Brodmann 8、9、10、45、46 区，向上向后累及 4 区上部。主要表现为以上肢为主的中枢性肢体瘫痪，舌面瘫少见，半数伴有感觉异常。病变在优势半球者伴皮质运动性失语。可有情感障碍、强握反射和局灶性癫痫；双侧病变出现四肢瘫、智能减退。

2. 皮质后型　病变位于大脑中、后动脉交界处，即顶枕颞交界区。此部位梗死常表现为偏盲，多以下象限盲为主，伴黄斑回避现象，此外，常见皮质性感觉障碍，偏瘫较轻或无，约 1/2 的患者有情感淡漠，可有记忆力减退和 Gerstmann 综合征（角回受损），优势半球受累表现为皮质型感觉性失语，偶见失用症，非主侧偶见体象障碍。

3. 皮质下型　病变位于大脑中动脉皮质支与穿通支的分水岭区。梗死位于侧脑室旁及基底节区的白质，基底节区的纤维走行较集中，此处梗死常出现偏瘫和偏身感觉障碍。

除前型有对侧轻瘫，或有类帕金森综合征外，其余各型之间在临床症状及体征上无明显特征性，诊断需要依靠影像学检查。

分水岭梗死以老年人多见，其特点为呈多灶型者多，常见单侧多灶或双侧梗死。并发其他缺血病变者多，如腔隙梗死、皮质或深部梗死、皮质下动脉硬化性脑病等，并发痴呆多见，复发性脑血管病多见，发病时血压偏低者多见。

（二）辅助检查

1. CT 扫描　脑分水岭梗死的 CT 征象与一般脑梗死相同，位于大脑主要动脉的边缘交界区，呈楔形，宽边向外、尖角向内的低密度灶。

2. MRI 表现　对病灶显示较 CT 清晰，新一代 MRI 可显示血管及血液流动情况，可部分代替脑血管造影。病灶区呈长 T_1 与长 T_2。

（三）诊断与鉴别诊断

诊断主要依靠临床表现及影像学检查。头颅 CT 或 MRI 可发现典型的梗死病灶。

（四）治疗

（1）病因治疗：对可能引起脑血栓形成病因的处理，积极治疗颈动脉疾病和心脏病，注意医源性低血压的纠正，注意水与电解质紊乱的调整等。

（2）CWSI 的治疗与脑血栓形成相同：可应用扩血管、改善脑微循环、抗血小板凝聚的药物和钙拮抗药。对于严重颈动脉狭窄、闭塞的患者可考虑做颈动脉内膜切除术或颈动脉成形术。

（3）注意防止医源性的分水岭脑梗死：如过度的降压治疗、脱水治疗等。尤其是卒中的患者，急性期血压的管理特别重要。现在有很多卒中以后血压管理的指南。尽管这些指南各异，但是基本的观点是相同的，主要的内容有：①卒中后血压的增高常常是一种脑血管供血调节性的，是一种保护性的调节，不可盲目地进行干预；②除非收缩压 >29.3kPa（220mmHg），或舒张压 >16kPa（120mmHg），或者患者的平均动脉压 >17.3kPa（130mmHg），才考虑降压治疗，降压治疗通常不选用长效的、快速的降压制剂；③降压治疗过程中要密切观测患者神经系统的症状及体征变化。

四、腔隙性脑梗死

腔隙性脑梗死占所有卒中病例的 15% ~ 20%，是指发生在大脑半球深部白质及脑干的缺血性脑梗死，多因动脉的深穿支闭塞致脑组织缺血、坏死、液化并由吞噬细胞移走而形成腔隙，其形状与大小不等，直径多在 0.05 ~ 1.50cm。腔隙主要位于基底节，特别是壳核、丘脑、内囊及脑桥，偶尔也可位于脑回的白质。病灶极少见于脑表面灰质、胼胝体、视辐射、大脑半球的半卵圆中心、延髓、小脑及脊髓。大多数腔隙梗死发生在大脑前、中动脉的豆纹动脉分支、大脑后动脉的丘脑穿通动脉及基底动脉的旁正中分支的支配区。是最常见的一种高血压性脑血管病变。病变血管可见透明变性、玻璃样脂肪变、玻璃样小动脉坏死、血管壁坏死和小动脉硬化。

（一）临床表现

本病起病突然，也可渐进性亚急性起病，出现偏身感觉或运动障碍等局限症状，多数无意识障碍，症状在 12h ~ 3d 发展至高峰，少数临床无局灶体征或仅表现有头痛、头晕、呃逆、不自主运动或心情不稳定。1/5 ~ 1/3 的患者病前有 TIA 表现，说明本病与 TIA 有一定关系，临床表现呈多种多样，但总的来说，相对的单一性和不累及大脑的高级功能例如语言、行为，非优势半球控制的动作、记忆和视觉。症状轻而局限，预后也佳。

1. 腔隙综合征　腔隙性脑梗死的临床表现取决于腔隙的独特位置，Fisher 等将它分为 21 种综合征。①纯运动性轻偏瘫（PMH）；②纯感觉卒中或 TIA；③共济失调性轻偏瘫；④构音障碍手笨拙综合征；⑤伴运动性失语的 PMH；⑥无面瘫型 PMH；⑦中脑丘脑综合征；⑧丘脑性痴呆；⑨伴水平凝视麻痹的 PMH；⑩伴动眼神经瘫的交叉 PMH；⑪伴展神经麻痹的 PMH；⑫伴精神紊乱的 PMH；⑬伴动眼神经麻痹的交叉小脑共济失调；⑭感觉运动性卒中；⑮半身投掷症；⑯基底动脉下部分支综合征；⑰延髓外侧综合征；⑱脑桥外侧综合征；⑲记忆丧失综合征；⑳闭锁综合征（双侧 PMH）；㉑其他包括下肢无力易于跌倒、纯构音障碍、急性丘脑肌张力障碍。临床上以 1 ~ （5、10）较多，占腔隙性梗死的 80%。

其中较常见的有以下几种。

（1）纯运动性轻偏瘫（PMH）：病变损伤皮质脊髓束脑中任何一处，即病灶可位于放射冠、内囊、脑桥或延髓。本型最常见，约占 61%。其主要表现为轻偏瘫，对侧面、上下肢同等程度的轻偏瘫，有的则表现为脸、臂无力，有的仅有小腿乏力。可有主观感觉异常，但无客观感觉障碍。

（2）纯感觉卒中或 TIA：病变多位于丘脑腹后外侧核，感觉障碍严格按正中线分开两半。主要表现是仅有偏身感觉障碍，如对侧面部及肢体有麻木、发热、烧灼、针刺与沉重等感觉，检查时多为主观感觉体验，极少客观感觉缺失，无运动、偏盲或失语等症状。一般可数周内恢复，但有些症状可持续存在。

（3）共济失调性轻偏瘫：病变在脑桥基底部上、中 1/3 交界处与内囊。主要表现为对侧肢体共济失调与偏轻瘫，下肢重于上肢。

（4）构音障碍手笨拙综合征：脑桥基底部上、中 1/3 交界处与内囊膝部病灶均可引起本征。表现为严重的构音障碍，可伴吞咽困难、对侧偏身共济失调，上肢重于下肢，无力与笨拙，可伴中枢性面瘫与舌瘫与锥体束征。

（5）运动性失语的 PMH：是豆纹动脉血栓形成而引起。病灶位于内囊膝部和前肢及邻近的放射冠白质。表现对侧偏轻瘫伴运动性失语。

（6）感觉运动性卒中：病变在丘脑腹后外侧核与内囊后肢。主要临床表现对侧肢体感觉障碍及偏轻瘫，无意识障碍、记忆力障碍、失语、失用及失认。除以上所述之外，近年来有学者发现 11% ~ 70% 属于无症状脑梗死，因病灶位于脑部的"静区"或病灶极小，因而症状不明显。CT 或 MRI 发现多是腔隙性梗死。MRI 扫描：MRI 对腔隙梗死检出率优于 CT，特别是早期，脑干、小脑部位的腔隙，早期 CT 显示不清的病灶 MRI 可分辨出长 T_1 与 T_2 的腔隙灶，T_2 加权像尤为敏感。

2. 腔隙状态　多发性腔隙脑梗死可广泛损害中枢神经，累及双侧锥体束，出现严重的精神障碍、痴呆、假性球麻痹、双侧锥体束征、类帕金森综合征和尿、便失禁等，病情呈阶梯状恶化，最终表现如下结果：

（1）多发梗死性痴呆。

（2）假性球麻痹。

（3）不自主舞蹈样动作。

（4）步态异常。

（5）腔隙预警综合征，即多次反复发作的 TIA 是发生腔隙性梗死的警号。

（二）辅助检查

1. CT 扫描　CT 诊断阳性率介于 49%～92%。CT 扫描诊断腔隙的最佳时期是在发病后的 1～2 周内。CT 扫描腔隙灶多为低密度，边界清晰，形态为圆形、椭圆形或楔形，直径在 3～13mm。由于体积小，脑干部位不易检出。卒中后首次 CT 扫描的阳性率为 39%，复查 CT 有助于提高阳性率。绝大多数病灶位于内囊后肢和放射冠区。纯运动、感觉运动综合征病灶大于共济失调轻偏瘫、构音障碍 - 手笨拙综合征及纯感觉性腔隙性梗死。对于纯运动性卒中，病灶在内囊的越低下部分则瘫痪越重，与病灶大小无关。增强 CT 对提高阳性率似乎作用不大。

2. MRI 扫描　对新、旧梗死的鉴别有意义。增强后能提高阳性率。MRI 对腔隙梗死检出率优于 CT，特别是早期，脑干、小脑部位的腔隙，早期 CT 显示不清的病灶 MRI 可分辨出长 T_1 与 T_2 的腔隙灶，T_2 加权像尤为敏感。

3. 血管造影　因为引起腔梗的血管分支口径极小，普通造影意义不大，有可能检出一些血管畸形或动脉瘤。

4. EEG　腔梗对大脑功能的影响小，故 EEG 异常的发生率低，资料表明 CT 阳性的患者 EEG 无明显异常，对诊断或判断预后无价值。

5. 诱发电位　取决于梗死的部位，一般情况下只有 CT 显示梗死灶较大伴有运动障碍时才可能有异常。

6. 血液流变学　多为高凝状态。

（三）治疗

20% 的腔隙性梗死患者发病前出现短暂性脑缺血发作，30% 起病后病情缓慢进展。对于小的深部梗死的坏死组织无特殊治疗。主要还应从病因及危险因素着手。动脉粥样硬化是最主要的病因。目前治疗的方向为纠正脑血管病的危险因素，如高血压、糖尿病和吸烟。抗血小板药如阿司匹林、噻氯匹定可以应用，但尚未证实有效，抗凝治疗也未被证实有效。颅外颈动脉狭窄只能被认为是无症状性的，除非它是唯一病因。

高血压的处理同其他类型的脑梗死，在急性期的头几天，收缩压 > 25.3kPa（190mmHg），舒张压 > 14.6kPa（110mmHg）才需要处理，急性期过后血压须很好控制。心脏疾病（缺血性心脏病、房颤、瓣膜病）和糖尿病作为危险因素必须得到诊断和治疗。当动脉炎是腔隙性脑梗死病因时，不同的动脉炎分别用青霉素、吡喹酮、抗结核药、糖皮质激素治疗。不同症状的腔梗有其特殊的治疗方法，有运动损害的所有患者，用低分子肝素预防深静脉血栓是其原则。运动康复尽可能愈早愈好。感觉性卒中出现痛觉过敏时，可用阿米替林、卡马西平、氯硝西泮治疗。有偏侧舞蹈征或肌张力不全时予氟哌啶醇 1～5mg，3 次/d，可以减轻症状，但不是都有效。总之，重在预防。

（四）预后

该病预后良好，病死率及致残率较低，但易复发。

五、无症状脑梗死

无症状脑梗死是脑梗死的一种特殊类型，一般认为高龄患者既往无脑卒中病史，临床上无自觉症状，无神经系统局灶体征，通过 CT、MRI 检查发现了梗死灶，称无症状脑梗死。

（一）发生率

无症状脑梗死的发生率与检测设置种类及敏感度明显相关，确切发生率不详，文献报道在 11% ~ 70%，公认的发生率为 10% ~21%。

（二）病因及发病机制

无症状脑梗死确有脑血管病发病的危险因素如高血压、糖尿病、高脂血症、房颤、TIA、颈动脉狭窄、吸烟等。可以说大部分无症状脑梗死都可找到卒中的危险因素。无症状脑梗死的发病机制与动脉硬化性脑梗死相同。之所以无症状，是因为梗死灶位于脑的静区或非优势半球，梗死造成的损伤缓慢发展，而产生了侧支循环代偿机制。此外，症状可能在患者睡眠时发生，而在患者清醒后又缓解或梗死灶小，为腔隙性梗死。

（三）辅助检查

CT 发现率为 10% ~38%，MRI 发现率可高达 47%。无症状脑梗死首次 CT 或 MRI 检查发现有腔隙性梗死或脑室周围白质病变。主要病变部位在皮质下，而且在基底节附近，一般范围较小，在 0.5 ~ 1.5cm，大多数无症状脑梗死是单个病灶（80%）。

电生理方面揭示了无症状脑梗死患者事件相关电位 P300，潜伏期延长。

（四）鉴别诊断

1. 血管周围腔隙与无症状脑梗死在 MRI 上的脑鉴别　如下所述。

（1）大小：前者一般直径在 1mm 左右，≤3mm。

（2）形态：前者为圆形或者线形，后者多为条状、片状或不规则形。

（3）小灶性脑梗死在 T_1 加权为低信号；T_2 加权为高信号，而血管周围腔隙在 T_1 加权常无变化，T_2 加权为高信号。

（4）部位：血管周围腔隙多分布于大脑凸面及侧脑室后角周围，小灶死以基底节、丘脑、半卵圆为中心等。

2. 多发性硬化　多发生于中壮年，病程中缓解与复发交替进行，CT 扫描在脑的白质、视神经、脑干、小脑及脑室周围可见多处低密度斑，除急性期外，增强时无强化。而无症状梗死多见于老年人，有高血压病史，CT 发现脑血管的深穿支分布区的小梗死，增强时有强化反应。

（五）防治

无症状脑梗死是有症状卒中的先兆，需要引起重视，治疗的重点是预防。

1. 针对危险因素进行干预　如下所述。

（1）高血压患者，积极控制血压，治疗动脉硬化。

（2）常规进行心脏方面的检查并予以纠正。

（3）积极治疗糖尿病。

（4）尽量戒酒、烟。

（5）高黏滞血症者，应定期输入右旋糖酐 -40。

2. 药物预防　阿司匹林 50mg 每晚服用。如并发溃疡病，则可服用噻氯匹定每日 250mg。

六、出血性脑梗死

在脑梗死特别是脑栓塞引起的缺血区内常伴有自发性出血性改变（HT），表现为出血性梗死（HI）或脑实质内血肿（PH），PH 进一步又可分为梗死区内的 PH 和远离梗死区的 PH。临床上 CT 检出 HI 的频率为 7.5% ~43.0%，MRI 的检出率为 69%。尸检中证实的为 71%，多为脑栓塞，尤其是心源性栓塞。近年来，由于抗凝与溶栓治疗的广泛应用，HI 引起了临床上的重视。

出血性梗死与缺血性梗死相比，在坏死组织中可发现许多红细胞。在一些病例中，红细胞浓度足够高，以至于在 CT 或 MRI 扫描上出现与出血相一致的高密度表现。同时，尸检标本显示出血灶的范围从散布于梗死之中的瘀斑到几乎与血肿有相同表现的一个由许多瘀斑融合而成片的大的病灶。出血性梗死发生的时间变化很大，早至动脉闭塞后几小时，迟至 2 周或更晚。

出血性梗死的解释长期以来被认为是由于闭塞缓解后梗死血管床再灌注所致。例如可能发生于栓子破碎或向远处移行后或在已经形成的大面积梗死的背景下闭塞大血管早期再通所致。这可能是动脉血进入毛细血管重新形成的血压导致红细胞从缺氧的血管壁渗出。再灌注越强烈，毛细血管壁损伤越严重，出血性梗死融合得越多。假设缺血性梗死反映了可恢复的未闭腔隙，那么它可能是栓塞性闭塞后自发性或机化所致的结果，而血栓形成所造成的闭塞很难缓解。在心源性栓塞所致的梗死中有很小的出血发生率支持这个假说。

最近，这个关于出血性梗死的解释受到第三代 CT 和 MRI 扫描所见的挑战。这些研究发现出血性梗死常常在位于动脉床处的持续梗死的远端发展，这些动脉床只暴露于逆行的侧支循环处。出血性病灶的严重程度由于所观察到的大动脉再通所造成的血肿扩展的大小而不同。在那些以前的病例，瘀斑及散在性的出血性梗死的发生可能与动脉血压的急剧上升和梗死的突发程度、严重程度及大小有关。推测血肿最初可能围绕在大的梗死周围并压迫软膜血管，当血肿消退时，逆流的血液通过软膜的侧支循环再灌注并导致瘀斑性出血性梗死。

（一）临床表现

1. 按 HI 的发生时间分为　如下所述。

（1）早发型：即缺血性卒中后 3d 内发生的。缺血性卒中后早期发生 HI 常与栓子迁移有关，早发型 HI 常有临床症状突然加重而持续不缓解，甚至出现意识障碍、瞳孔改变。多为重型。CT 以血肿型多，预后差，病死率高。

（2）晚发型：多在缺血性卒中 8d 后发生，此型发病常与梗死区侧支循环的建立有关，晚发型的 HI 临床症状加重不明显，甚至好转。多为轻、中型。预后好，CT 多为非血肿型。在临床上易被忽视漏诊。

2. 根据临床症状演变将 HI 分 3 型　如下所述。

（1）轻型：HI 发病时间晚，多在卒中多于 1 周后发生，甚至在神经症状好转时发生，发病后原有症状、体征不加重，预后好。

（2）中型：HI 发病时间多在卒中 4～7d，发病后原有的神经症状、体征不缓解或加重，表现为头痛、肢瘫加重，但无瞳孔改变及意识障碍，预后较好。

（3）重型：HI 发病多在卒中少于 3d 内，表现原有神经症状、体征突然加重，有瞳孔改变及意识障碍，预后差。

脑梗死的患者在病情稳定或好转中，突然出现新的症状和体征，要考虑到有 HI 的可能。HI 有诊断价值的临床表现有头痛、呕吐、意识障碍、脑膜刺激征、偏瘫、失语、瞳孔改变、眼底视盘水肿等。有条件者尽快做 CT 扫描以确诊。

（二）辅助检查

1. 腰椎穿刺及脑脊液检查　脑脊液压力常增高，镜检可查到红细胞，蛋白含量也升高。

2. 脑血管造影检查　可发现原闭塞血管重新开通及造影剂外渗现象。

3. 头颅 CT 扫描　如下所述。

（1）平扫：在原有低密度梗死灶内出现点状、斑片状、环状、条索状混杂密度影或团块状的高密度影。出血量大时，在低密度区内有高密度血肿图像，且常有占位效应，病灶周围呈明显水肿。此时若无出血前的 CT 对比，有时很难与原发性脑出血鉴别。HI 的急性期及亚急性期 CT 呈高密度影，慢性期则呈等密度或低密度影，且可被增强 CT 扫描发现。因脑梗死患者临床上多不行强化 CT 扫描，故易被漏诊。

（2）增强扫描：在低密度区内有脑回状或斑片状或团块状强化影。有人统计，86% 的继发性出血有强化反应。

4. MRI 检查　如下所述。

（1）急性期：T_1 加权像为高信号与正常信号相间；T_2 加权像为轻微低信号改变。

（2）亚急性期：T_1 及 T_2 加权像均为高信号改变。

（3）慢性期：T_2 加权像为低信号改变。

（三）诊断

（1）具有典型的临床特点：①有脑梗死，特别是心源性、大面积脑梗死的可靠依据；②神经功能障碍一般较重，或呈进行性加重；或在病情稳定、好转后突然恶化；③在应用抗凝剂、溶栓药或进行扩容、扩血管治疗期间，出现症状严重恶化及神经功能障碍加重。

（2）腰椎穿刺及脑脊液检测，有颅内压升高；脑脊液中有红细胞发现。

（3）影像学检查提示为典型的出血性梗死图像。

（4）排除了原发性脑出血、脑瘤性出血及其他颅内出血性疾病。

诊断主要依靠临床表现和影像学检查。HI 多发生在梗死后 1~2 周，如患者症状明显加重，出现意识障碍、颅高压症状等，尤其是在溶栓、抗凝治疗后加重者，应及时复查 CT，避免延误诊治。

（四）治疗和预后

发生 HI 后应按脑出血的治疗原则进行治疗，停溶栓、抗凝、扩容等治疗，给予脱水、降颅压治疗。对于 HI 则应视具体病情做不同处理。本病不良预后与梗死面积、实质内出血面积有关。不同类型的 HI 有着不同的临床预后，HT 一般对预后无影响，而大面积脑梗死、颅内大血肿、出现脑疝形成征象、高血糖等与预后不良有关。

七、大面积脑梗死

尚无明确定义，有称梗死面积直径 >4.0cm，或梗死面波及两个脑叶以上者，也有称梗死范围同侧大脑半球 1/2 或 2/3 的面积。CT 或 MRI 检查显示梗死灶以大脑中动脉供血区为多见，其他还有 MCA（大脑中动脉）＋ACA（大脑前动脉），MCA＋PCA（大脑后动脉）等。大面积脑梗死是脑梗死中较严重的一类，由于脑梗死的面积大，往往引起脑水肿、颅内高压，患者出现意识障碍，病情凶险，与脑出血难以区别。此病约占脑梗死的 10%。

（一）诊断及鉴别诊断

依靠临床表现及影像学检查。头颅 CT 或 MRI 检查能早期明确诊断。CT 扫描可提供某些大梗死的早期征象：脑实质密度减低、脑回消失、脑沟模糊、脑室受压，MRI 较 CT 优越，常规 MRI 最早可在发病后 5~6h 显示异常改变，弥散加权 MRI（DWI）在起病后 1~2h 即可显示出缺血病灶。因其病情严重，易误诊为脑出血，必要时应及时复查头颅 CT 或 MRI。

（二）治疗

1. 积极控制脑水肿，降低颅内压　大面积脑梗死后最重要的病理机制是不同程度的脑水肿，早期死亡的原因主要是继发于脑水肿的脑疝形成。发病 12h CT 有 ICA（颈内动脉）远端或 MCA 近端闭塞所致大片脑梗死征象时，24~72h 将发生严重半球水肿，最早在发病后 20h 即可出现脑疝，故大面积脑梗死时应积极控制脑水肿，降低颅内压。除常规应用脱水降颅压药物以外，如果以提高存活率为治疗目的，应早期考虑外科手术减压，尤其对身体健康的年轻患者。关于手术的最佳时机，一直是悬而未决的问题。以往的减压手术多是在那些被认为不进行手术治疗可能近期将会死亡的患者中进行，现在认为对于药物难以控制的颅高压者应立即手术，尤其是对 50 岁以下的患者。早期的减压手术对控制梗死灶的扩大、防止继发性脑疝、争取较好的预后至关重要。老年患者由于存在脑萎缩，增加了对脑梗死后脑水肿的代偿，临床上脑疝症状不明显或中线移位不明显，则也可先给予药物降颅压。

2. 溶栓与抗凝　Bollaert 应用尿激酶早期局部动脉内溶栓治疗严重大脑中动脉卒中显示有积极的治疗效果，如能部分或完全再通或出现侧支循环则梗死体积明显缩小，预后较好，未再通或无侧支循环者均出现大块梗死灶，预后较差。但 CT 扫描呈现大面积脑梗死的早期征象时则不宜进行溶栓治疗。有报道认为，尼莫地平和肝素联合治疗大面积脑梗死具有良好的协同作用，较单用尼莫地平有更加显著的临床效果。

3. 防治并发症 大面积脑梗死急性期并发症多，对神经功能缺损和预后将产生不利影响。因此，早期发现和处理并发症是急性期处理的重要环节。主要有：

（1）癫痫：大面积脑梗死后易发生癫痫，其中，脑栓塞要比脑血栓形成发生率高。发作类型以单纯部分性发作居多，其次为全身性强直-阵挛发作、强直性发作、癫痫持续状态等。对此类患者应尽可能及早控制癫痫发作，对首次发作者应给予抗癫痫治疗1个月，频繁抽搐或抽搐时间较长者应按癫痫长期用药。但无论接受抗癫痫治疗与否，仍有可能出现迟发性癫痫发作，故有人提出对首次发作者暂不予抗癫痫治疗，如发作频繁或呈持续状态者才给予抗癫痫治疗。

（2）心脏并发症：可以引起心肌缺血、心律失常、心力衰竭等。心律失常有房颤、心动过速或过缓、Q-T间期延长等，常为一过性，随着颅内病变的好转和经过抗心律失常治疗后可在短期内消失。

（3）肺部感染：是常见的并发症之一。大面积脑梗死后由于昏迷、卧床、误吸、全身抵抗力低下等综合原因，易并发肺部感染。呼吸道管理是预防肺部感染的关键，如发生感染宜早期、联合、大剂量应用抗生素，根据痰培养调整抗生素种类。

（4）上消化道出血：是卒中严重并发症之一。呕血、黑便是上消化道出血的重要征象，应尽早检查大便隐血或抽取胃液做隐血试验以早期诊断和处理。急性期可给予预防性用药，一旦发生出血应积极予 H_2 受体拮抗药、止血药、输血治疗等。

大面积脑梗死后颅内出血转化多见，尤其是心源性栓塞者，溶栓和抗凝治疗增加继发出血的危险性，出血多发生于脑梗死后 $1\sim2$ 周内，常使临床症状加重，脑 CT 检查是最常用和可靠的检查手段，病情恶化时应及时复查。治疗上按脑出血处理。

八、复发性脑梗死的危险因素及临床特点

目前，脑梗死的死亡率随着现代医学技术的发展而明显降低，而复发率却呈逐年上升的迅猛趋势。其脑梗死复发所导致的致残率和死亡率则显著增加。随之而产生的巨额医疗费用以及沉重的家庭负担和社会负担也给患者及其家属带来了困扰，并迅速引起了医学界和众多心脑血管患者的高度重视和广泛关注。因此，如何有效分析复发性脑梗死的危险因素和临床特点已成为进一步减少复发性脑梗死的发生的关键。

引起复发性脑梗死的危险素较多，其中不良嗜好和伴发病以及家族史则已成为重中之重。酗酒作为一种不良嗜好和不健康的生活习性是造成高血压显著的危险因素，而高血压则是最重要的脑血管病的危险因素。从而在一定程度上间接地导致了复发性脑梗死的发生。伴发病中的糖尿病已被列为脑血管病的危险因素，糖尿病患者的血液黏稠度增加红细胞积聚速度加快，血小板在血管壁上的黏着功能和相互间的凝集功能增强，血液凝血因子Ⅰ、Ⅴ、Ⅶ、Ⅷ增加，纤维蛋白原增高等，这些都容易引起脑梗死。房颤作为伴发病也是临床上引起脑梗死的致命杀手，房颤可使心房无规则颤动而失去收缩能力，导致左心房内血流不畅而淤滞，在凝血子的活化下红细胞易于聚集，并与血浆中的纤维蛋白相结合易形成血栓。脱落的栓子可进入体循环动脉，随血液到处流窜，如堵塞脑部血管或外周血管则引起栓塞性疾病。现代医学研究表明，血栓栓塞是房颤的严重并发症，房颤是缺血性脑中风的独立危险因素，尤其是风心病等有心脏瓣膜病者，因房颤导致栓子脱落更易诱发脑梗死。临床上许多人即使具备上述脑血管病危险因素却没有发生脑血管病，而另外一些不具备上述脑血管病危险因素的人却患了脑血管病，说明脑血管病的发生还与其他因素有关尤其是遗传因素有关。脑血管病家族史可能是脑血管病的危险因素。

九、急性脑梗死后并发情感障碍的相关因素

急性脑梗死后并发的情感障碍可明显影响患者的神经功能恢复及生活质量，因此越来越为神经内科医师所重视。

躯体因素：由于不同疾病受累的脏器不同，所涉及的临床表现、症状、体征和预后不同，以及病变的阶段不同，患者的心理状况也不一样。神经内科大部分患者存在有躯体功能方面的异常，表现为肢体活动受限、语言障碍、吞咽困难、饮水呛咳等，因为不同程度的神经功能障碍，给生活和心理带来很大

的影响。

日常生活活动能力：大多数研究表明日常生活活动能力低下，脑卒中后情感障碍的发生率高，相反脑卒中后情感障碍发生率降低。多数研究认为肢体功能差会增加脑卒中后情感障碍的发生率，然而亦有少数研究认为肢体功能与脑卒中后情感障碍的发生率无显著关系者。

神经功能缺损：大多数认为神经功能缺损严重与脑卒中后情感障碍的发生率增高明显相关。

通过研究可见神经内科住院患者心理状态的变化与躯体、社会及人格因素有关，在从事临床实践中，除了对患者的躯体障碍进行诊治外，还应对其进行心理测试，使其在疾病的不同时期从不同的角度得到相应的干预，心身互动，促其尽快得到整体康复。

（石　磊）

第三节　脑栓塞

一、概述

脑栓塞是指血液中的各种栓子进入脑动脉，阻塞脑血流，当侧支循环不能及时代偿时，该动脉供血区脑组织缺血性坏死，从而出现相应的脑功能障碍，占脑卒中的 15% ~20%。栓子多来源于心脏疾病，主要病因是风湿性心瓣膜病、心内膜炎、先天性心脏病、心肌梗死、心律失常等；此外，还有心脏手术、动脉内介入治疗、长骨骨折等。

二、临床表现

1. 起病情况　以青壮年多见，可在安静或体力活动时发生，起病急骤，数秒至数分钟内达最高峰，是各种类型脑卒中起病最快的类型，且多无前驱症状。

2. 主要临床表现　颈内动脉系统栓塞多于椎－基底动脉系统栓塞，神经功能障碍取决于栓子的数目、范围和部位，可引起偏瘫、偏身感觉障碍、视野缺损、失语等症状。少数患者有头痛、呕吐和癫痫发作。可有短时意识障碍，但椎－基底动脉或大血管栓塞时可迅速昏迷，并有广泛性脑水肿及明显颅内高压表现。

3. 可能发现的临床表现　内脏或下肢动脉栓塞的表现，如呼吸困难、腹痛、便血、下肢动脉搏动消失等。

4. 感染性脑栓塞　可伴有发热、头痛、乏力等全身表现。

三、辅助检查

1. 影像学检查　头颅 CT 或 MRI 检查能明确病变部位，有时可发现梗死灶呈多发，绝大多数位于双侧大脑中动脉供血区，易并发出血性梗死等。如早期进行血管造影，10 日左右再复查，能发现一些患者的脑动脉闭塞征已消失，这种闭塞征消失现象，可作为血管造影诊断脑栓塞的指标之一。此外，如血管造影发现脑动脉结构正常、无动脉粥样硬化征象，也有助于诊断脑栓塞。

2. 心脏和颈动脉超声检查　可发现心源性栓子的部位，以及评价颈动脉狭窄和动脉斑块情况。

3. 腰穿　血性脑脊液或脑脊液中白细胞明显增多，有助于出血性脑梗死或感染性栓塞的诊断。

四、诊断及鉴别诊断

（一）诊断

1995 年第四届全国脑血管病会议组制定的脑栓塞诊断标准如下：①多为急骤发病。②多数无前驱症状。③一般意识清楚或有短暂性意识障碍。④有颈动脉系统和/或椎－基底动脉系统的症状和体征。⑤腰穿脑脊液一般不含血，若有红细胞可考虑出血性脑梗死。⑥栓子的来源可为心源性或非心源性，也可同时伴有其他脏器、皮肤、黏膜等栓塞症状。

（二）鉴别诊断

主要应与动脉血栓性脑梗死和脑出血相鉴别，脑栓塞头痛、呕吐、意识障碍等全脑症状较轻，且起病急骤，多可发现有栓子来源的证据可供鉴别。

五、治疗

1. 脑栓塞治疗　治疗原则、计划和方案与动脉血栓性脑梗死的治疗基本相同，但应注意：①对大脑中动脉主干栓塞的患者，应争取在时间窗内实施静脉溶栓治疗，但由于出血性梗死多见，溶栓适应证应更严格掌握。②感染性栓塞禁用溶栓或抗凝治疗，以免感染在颅内扩散，应加强抗感染治疗。③心腔内有附壁血栓或瓣膜赘生物，或脑栓塞有复发可能者，或心房颤动患者应长期抗凝治疗，以防栓塞复发；有抗凝禁忌证者，有时可选用抗血小板聚集治疗。④脂肪栓塞可用5%碳酸氢钠溶液或10%乙醇250mL静脉滴注，每日2次，有利于脂肪颗粒溶解。⑤气栓应取头低、左侧卧位，如为减压病应尽快用高压氧治疗，如有癫痫发作应予抗癫痫治疗。⑥补液、脱水治疗过程中注意保护心功能。

2. 原发疾病治疗　控制心律失常，手术治疗先天性心脏病和风湿性心瓣膜病，积极对感染性心内膜炎行抗感染治疗，可根除栓子来源，预防栓塞复发。

（石　磊）

第四节　自发性脑出血

自发性脑出血（spontaneous intracerebral haemorrhage，ICH）是指非外伤情况下各种原因引起的脑大、小动脉，静脉和毛细血管自发性破裂引起的脑内出血。

一、流行病学

在欧美国家，脑出血患者占全部卒中患者的10%～20%，病死率和致残率都很高，有资料显示病死率达23%～52%。在我国，根据2005年中国脑血管病防治指南，脑出血发病率为（60～80）/10万人口/年，占全部卒中病例的30%左右，急性期病死率为30%～40%。大脑半球出血约占80%，脑干和小脑出血约占20%。至于复发性脑出血的发生率，根据国外资料，亚洲国家为1.8%～11.0%，欧洲国家为6%～24%，拉丁美洲为6%～30%。

二、病因和发病机制

（一）病因

脑出血是一种多因素疾病，受环境和遗传因素共同作用。自发性脑出血的最常见原因是高血压，另一些多见的病因为淀粉样变性血管病、先天性血管瘤、动静脉畸形、凝血障碍和各种原因的占位。其他还有moyamoya病、结节性多动脉炎、抗凝剂和抗血小板聚集剂的应用和某些药物的使用等。

（二）发病机制

高血压导致的脑出血多发生在脑内大动脉直接分出的穿通小动脉，如大脑中动脉的豆纹动脉、丘脑穿通动脉等。这些小动脉是管壁薄弱的终末支，承受较多的血流和较大的压力。长期的血压增高和动脉粥样硬化使血管壁血脂沉积，结缔组织透明变性，弹力纤维断裂，纤维蛋白坏死，脆性增加，血管壁变薄，还会使血管壁上形成一些微小动脉瘤，这些因素都易引起出血。高血压性脑出血通常位于基底节区、脑桥和小脑。

先天性血管瘤和动静脉畸形在破裂前许多患者是无症状的，当血管壁的变性达到一定程度破裂时，可引起脑出血或蛛网膜下隙出血。有时动脉瘤一次性完全破裂而血管造影可为阴性。

脑淀粉样血管病（cerebral amyloid angiopathy，CAA）引起的脑出血占5%～10%，随着年龄增大而发生率增加，在80岁时。约40%的人脑血管有淀粉样变性，其引起的脑出血多发生于脑叶，以额叶、顶叶为最多见，为多灶出血，易反复发作，而患者无高血压。载脂蛋白 E 基因多态性是其重要的危险因素，e4 和 e2 是与脑叶出血密切相关的基因型。淀粉样物质沉积在脑血管内，特别是皮质和脑膜中小动脉。淀粉样变性严重的血管呈动脉瘤样扩张，中、外膜几乎完全被淀粉样蛋白取代，弹力膜和中膜平滑肌变性消失，这是产生微血管瘤出血的原因。CAA 的确诊依靠活检或尸检的病理检查。

结节性多动脉炎和一些细菌性、病毒性和立克次体病导致血管壁的炎性改变和坏死，引起脑出血。占位性病变引起脑出血的主要是脑瘤或脑转移瘤，主要是因为新生的肿瘤血管的破裂。药物因素有抗血小板聚集的阿司匹林和抗凝剂华法林，联合应用时出血危险性增大。

（三）危险因素

目前已肯定的与脑出血相关的危险因素有高血压、年龄、人种、吸烟、酗酒及华法林治疗。

三、临床表现

自发性脑出血通常发生于 50～75 岁，男性略多于女性，多在活动中急性发病，突然出现局灶性神经功能缺损症状，如偏瘫、偏身麻木，常伴头痛、呕吐、意识障碍，绝大多数患者脑出血时血压升高。有的患者有先兆症状，如头痛、失忆、思维混乱、短暂的肢体乏力或麻木，一般持续数小时。按出血部位的不同，脑出血一般分为壳核、丘脑、尾状核、皮质下（脑叶）、小脑和脑干出血等。

（一）大脑半球深部出血

（1）丘脑出血：是一种严重的脑出血，约占 20%。最初表现为对侧偏身深浅感觉障碍，如果累及内囊，出现对侧偏瘫，下肢重于上肢。出血向中线扩散时，可破入脑室系统，血块阻塞中脑导水管时，引起阻塞性脑积水。出血量大时，患者出现昏迷。出血如果向前侵入，可累及下丘脑和中脑背侧，出现瞳孔缩小、光反应迟钝、眼球上视障碍。主侧丘脑出血时，出现丘脑性失语，表现为言语缓慢不清、发音困难、重复语言、复述差而朗读正常。预后与出血量密切相关，直径大于 3cm 的出血通常是致命的。

（2）壳核出血：是最常见的脑出血，占 50%～60%，同时影响相邻的内囊，临床表现重。头痛、呕吐的同时，出现对侧偏瘫、偏身感觉障碍、偏盲、双眼向病灶侧凝视。优势半球出血常致失语。尚可出现失用、记忆力和计算力障碍等。出血量大时有昏迷。

（3）尾状核出血：尾状核头部出血占自发性脑出血的 5%。出血扩展到周围脑组织时，出现对侧偏瘫、偏身感觉障碍、凝视障碍和认知异常。该部位出血的原因除了高血压外，动脉瘤和动静脉畸形也有可能，应常规做脑血管造影。该型预后良好。

（二）脑干出血

1）中脑出血：比较少见。表现为病灶侧动眼神经麻痹，对侧偏瘫，即 Weber 综合征。如果出血量大，则出现双侧体征，严重者很快出现昏迷，去大脑强直。

2）脑桥出血：突然出现头痛、呕吐、眩晕、复视、交叉性瘫痪、偏瘫或四肢瘫等。通常出血从脑桥中段的被盖开始，出血量大的患者很快陷入昏迷，有双侧的锥体束征和去大脑强直，表现为四联征：发热、四肢瘫痪、针尖样瞳孔和呼吸不规则，重症患者可在数小时内死亡。出血量小的患者有脑干的交叉体征，即一侧的面瘫或其他颅神经麻痹，对侧肢体偏瘫和眼球凝视障碍。与大脑半球的出血不同，脑桥出血的凝视障碍常是永久性的。

3）延髓出血：非常罕见。轻者表现为头痛、眩晕、口齿不清和吞咽困难，重者突发意识障碍，呼吸不规则，血压下降，继而死亡。

4）小脑出血：占自发性脑出血的 10% 左右，50～80 岁的人群易发。大多数小脑出血的原因是高血压，其他还有占位性病变、血管畸形、凝血障碍和淀粉样变性。临床表现为后枕部头痛、眩晕、反复呕吐、步态不稳，体检有眼震，肢体或躯干共济失调，但无偏瘫，可出现同侧凝视障碍和面神经麻痹。小脑出血常破入第四脑室和后颅窝，引起颈项强直。如果水肿严重，可压迫脑干，甚至导致小脑扁桃体疝而死亡。大于 10mL 的小脑出血是神经外科手术的指征。

5）脑叶出血：占 5%～10%。高血压常常不是主要原因。主要的病因为脑淀粉样血管病变，动静脉畸形和凝血障碍。患者有时有癫痫发作，与其他部位的脑出血相比较，预后较好。

（1）额叶出血：表现为前额部疼痛和对侧偏瘫，偏瘫程度不等，与血肿的大小和部位有关。优势半球出血时有运动性失语。常见局灶性癫痫发作。体检时可见额叶释放征，如吸吮和强握发射。

（2）顶叶出血：同侧颞顶部疼痛，对侧肢体感觉障碍和轻偏瘫。优势半球顶叶出血时，出现 Gerstmann 综合征，表现为手指认识不能、计算不能、身体左右辨别不能和书写不能。非优势半球出血时，有偏侧忽视、失用等表现。

（3）颞叶出血：表现为对侧中枢性面舌瘫和以上肢为主的瘫痪，常伴性格和情绪改变，主侧受损时有感觉性失语。因为出血可侵及视放射，可有偏盲或象限盲。

（4）枕叶出血：同侧后枕部疼痛，对侧同向偏盲或象限盲，并有黄斑回避现象，可有视物变形。一般无肢体瘫痪和锥体束征。

6）脑室出血：约占脑出血的 3%。常见的病因有血管畸形、动脉瘤、占位病变和高血压。临床表现为急性头痛、呕吐伴昏迷；常出现丘脑下部受损的症状，如上消化道出血、中枢性高热、尿崩症等；体检示双侧瞳孔缩小，四肢肌张力增高，病理反射阳性，脑膜刺激征阳性。轻者仅有头痛和呕吐，而无其他表现，轻症患者预后良好。

四、实验室检查及特殊检查

头颅 CT 是脑出血首选的检查，出血后 CT 能立即显示病灶，怀疑为脑出血的患者应尽早进行 CT 检查。出血灶在 CT 上显示为高密度灶，边界清楚，CT 值为 75～80Hu，数小时后周边出现低密度的水肿带。高血压性脑出血常见于壳核、丘脑、脑桥或小脑。淀粉样变性和血管畸形引起的出血大多位于脑叶。脑出血急性期，头颅 CT 优于 MRI，但 MRI 检查能更准确地显示血肿演变过程，对某些脑出血患者的病因探讨会有帮助，如能较好地发现脑瘤卒中，动脉瘤和动静脉畸形等。在脑出血后的 3～10d，大的出血灶的占位效应明显，幕上病灶引起中线向健侧偏移，水肿带增宽。随着出血的吸收，病灶的密度和信号降低。当出血完全吸收时，CT 上留下低密度的软化灶。对于怀疑为动脉瘤和动静脉畸形的患者，应行脑血管造影检查。

五、诊断和鉴别诊断

脑出血一般在活动中，情绪激动时发病，有局灶性神经功能受损的体征，结合典型的头颅 CT 表现，诊断不难。高血压性脑出血一般发生于 50 岁以上，有高血压病史，发病时血压很高，常见的出血部位是壳核、丘脑、脑桥和小脑。动静脉畸形引起的出血多在 40 岁以下，出血常见于脑叶，影像学检查可有血管异常表现。年龄较大，又无高血压的多发性脑叶出血的患者常为淀粉样血管病，这种出血可反复发作。脑瘤卒中的患者发病前常常已有神经科局灶症状，头颅 CT 上血肿周围早期出现明显的水肿带。溶栓和抗凝治疗引起的脑出血多见于脑叶或原发病灶附近。

脑出血需与蛛网膜下隙出血、脑梗死、高血压脑病鉴别，有时亦需与脑膜炎等感染性疾病鉴别。头颅 CT 和 MRI 能提供可靠的结果。

六、治疗

（一）急性期治疗

自发性脑出血的治疗还没有国际统一的标准。目前普遍认同的观点是，脑出血急性期治疗的基本原则为控制颅内压增高，减轻脑水肿，调整血压，防止再出血，减少并发症，减轻血肿造成的继发性损害，促进神经功能恢复。

（1）基础护理和支持治疗：很重要。保持患者平静，卧床休息，头部少动，确保呼吸道通畅，昏迷患者应将头偏向一侧，以利于分泌物及呕吐物流出，并可防止舌根后坠阻塞呼吸道。吸氧，必要时气管插管或切开，予以机械通气。严密观察患者的生命体征，重症患者用心电监护仪。不能进食的患者予以胃管鼻饲，防止和治疗感染、压疮和其他并发症，如上消化道出血，高血糖等。

（2）降低颅内压，减轻脑水肿：渗透性脱水剂是治疗的首选。常用的药物为20%甘露醇、甘油果糖和呋塞米，根据出血量、部位和患者的临床表现，决定用药的剂量和频率。甘露醇应用最广泛，其渗透压约为血浆的4倍，用药后血浆渗透压明显升高，使脑组织脱水，其降颅压作用确定可靠，可用20%甘露醇125～250mL快速静脉滴注，6～8h1次，一般用5～7d为宜，但应注意患者肾功能。肾功能不全的患者，可用甘油果糖代替甘露醇，其起作用的时间较慢，脱水作用温和，但持续时间长，可维持6～12h，用法为250～500mL静脉滴注，每日1～2次。呋塞米主要辅助高渗性脱水剂的降颅压作用，在心功能或肾功能不全的患者中应用可减轻心脏负荷，促进体液排泄，一般建议与甘露醇交替使用。有条件的患者，可酌情使用清蛋白，清蛋白提高血浆胶体渗透压，使红细胞压积明显降低，产生血液稀释效应，从而减轻脑水肿。对皮质激素的使用尚有争议。

（3）调控血压：治疗高血压会降低颅内压，并减低再出血的危险性，但应缓慢平稳降压。如血压大于26.7kPa/14.7kPa（200/110mmHg）时，在降颅压的同时给予降血压治疗，使血压稳定在略高于病前水平或24.0kPa/14.0kPa（180/105mmHg）左右；收缩压在22.7～26.7kPa（170～200mmHg）或舒张压在13.3～14.7kPa（100～110mmHg），先脱水降颅压，必要时再用降压药；收缩压小于22.0kPa（165mmHg）或舒张压小于13.1kPa（95mmHg），不需降血压治疗。

（4）止血药的应用：对于稳定的脑内出血，周围的脑组织通过提高组织内压，压迫出血区域而止血，止血药无明确疗效。但少数患者出血早期（24h内）有可能继续出血或患者有凝血功能障碍时，可用止血药，时间不超过1周。

（5）并发症的治疗：脑出血患者也可有深静脉血栓形成和肺栓塞，这时抗凝剂的应用应该权衡利弊，根据具体情况而定。上消化道出血可用质子泵抑制剂和H_2受体拮抗剂。出现肺部和泌尿系统感染应选用敏感的抗生素。血糖的一过性升高可能是脑出血的应激反应，可适当应用胰岛素。

（6）外科手术的指征和禁忌证：手术的目的是尽可能迅速和彻底地清除血肿，最大限度地减少脑损伤，挽救患者生命，降低神经功能缺失的程度。应遵循个体化的治疗原则，权衡出血量和出血部位及患者的整体情况来决定是否手术。大脑半球出血大于30mL，小脑出血大于10mL需要考虑手术。手术禁忌证为深昏迷或去大脑强直；生命体征不稳定；脑干出血；基底节或丘脑出血影响到脑干；病情发展急骤，数小时即深昏迷者。

（二）恢复期治疗

在脑出血恢复期，患者除了药物治疗外，还应该接受肢体功能、语言和心理方面的康复治疗和健康教育，康复治疗应尽早进行，最大可能地降低神经功能损伤，减少并发症，改善生活质量，提高患者及家属对脑出血的危险因素、预防和疗效的认识，理解脑出血后的康复治疗是一个长期持续的过程。在有条件的医院，应将患者收入康复卒中单元。也可进行社区康复，提高患者运动功能和日常生活能力。

七、预防

目前没有一种药物对脑出血明确有效，因此预防尤其重要，防治高血压是降低脑出血发病率、致残率和死亡率的最有效措施。

（1）一级预防：相当重要，强化健康教育，使居民提高对高血压危害性的认识。用药物治疗和控制高血压是预防脑出血最主要的方法，使血压低于18.7kPa/12.0kPa（140/90mmHg）。同时，中老年人应有健康的生活方式，避免过度劳累、过重的体力工作和情绪激动，多食蔬菜、水果和低脂类食品，增加及保持适当的体力活动，适当减肥，戒烟限酒，保持乐观的生活态度。

（2）二级预防：脑出血后遗症患者除了积极控制高血压外，应适当进行体育锻炼，加强肢体的功能训练。

八、预后

脑出血的预后由出血部位和出血量决定。一般来说，脑干、丘脑、内囊出血和脑出血破入脑室的患者预后较差，出血量越大死亡率越高，存活的也有严重的后遗症，首次哥拉斯哥昏迷量表（GCS）评分越低，预后越差。少量的、位于脑功能静区的脑出血预后可以相当好，可完全恢复。脑出血可复发，如高血压性和淀粉样变性的患者，出血灶可在相同或不同部位。根据两次出血部位的关系可分为脑叶－脑叶型、基底节－基底节型、脑叶－基底节型、基底节－脑叶型和幕上－幕下型等，以前两型为多见。脑出血以后发生脑梗死也很常见。

（石　磊）

第五节　蛛网膜下隙出血

一、临床表现、病因及其临床特点

（一）概述

脑表面血管破裂后大量血液直接流入蛛网膜下隙，又称原发性蛛网膜下隙出血。不同于脑实质出血破入蛛网膜下隙引起的继发性蛛网膜下隙出血。蛛网膜下隙出血均有急性起病，剧烈头痛，呕吐、颈强、克氏征阳性等脑膜刺激征，血性脑脊液等共同的较典型的临床特点。部分患者可出现意识障碍、精神症状、偏瘫、失语、感觉障碍等。

（二）病因及临床特点

原发性蛛网膜下隙出血的原因很多，其中除动脉瘤、高血压动脉硬化、动静脉畸形三个主要原因外，还可由血液病、颅内肿瘤、动脉炎、静脉血栓等多种原因引起，此外，尚有 15%～20% 原因不明者。确定蛛网膜下隙出血的病因对治疗有重大意义。

1. 颅内动脉瘤　占蛛网膜下隙出血的 50%～70%。虽可发生于任何年龄，但 80% 发病年龄在 30～60 岁最多见。可有动脉瘤的局灶症状，如动眼神经麻痹、眼球突出、视野缺损、三叉神经痛等，出血量一般较其他病因的为多，脑血管痉挛亦较多见，脑血管造影即可明确诊断。但在少数情况下脑血管造影亦可显示不出动脉瘤，这是由于瘤颈部有痉挛或瘤颈过于狭小或血块阻塞瘤腔，使造影剂充盈困难所致。

2. 高血压脑动脉粥样硬化　占 SAH 的 5%～24%。老年人多见，意识障碍多见，而脑膜刺激征轻，多有高血压史，伴发糖尿病、冠心病者较多。

3. 脑血管畸形　占 SAH 的 5%～10%。属先天性畸形，包括动静脉畸形、海绵状血管瘤、毛细血管扩张症和静脉血管瘤，以动静脉畸形（或动静脉瘤）最常见，好发于青年，93% 位于幕上、7% 位于幕下，以大脑前和大脑中动脉供血区多见。常并发偏瘫等局灶体征和癫痫发作。确诊靠血管造影。

4. 颅底异常血管网症（Moyamoya 病、烟雾病）　是由多种原因引起的颅底动脉慢性进行性加重的狭窄闭塞，伴有脑底双侧异常血管网形成特点的脑血管病。SAH 是其常见症状之一，可单独发生，亦可与偏瘫（出血或梗死）、癫痫并发。需靠脑血管造影确诊。

5. 其他原因　占 SAH 的 5%～10%。①出血性疾病如血友病（Ⅷ因子缺乏）、Ⅵ因子缺乏、血小板减少症、抗凝治疗不当等。②白血病和再生障碍性贫血。③各种动脉炎。④静脉血栓形成等。均可通过病史、病前原发病表现与相应实验室检查确诊。

6. 原因不明　占 SAH 的 15%～20%。是指通过临床和脑血管造影找不到原因的一组 SAH，有人将其称为"非动脉瘤性蛛网膜下隙出血"，并认为其在急性期几乎不发生再出血和脑血管痉挛，呈良性经过，预后较好，CT 仅在中脑环池有少量积血，有时亦可波及脚间池或四叠体池，而其他脑池无积血。

（三）老年人蛛网膜下隙出血的特点

（1）老年人蛛网膜下隙出血发病率高。

（2）意识障碍发生率高（40%～80%）：因老年人脑细胞功能脆弱，对缺血缺氧较敏感，易发生障碍。

（3）头痛、呕吐发生率低，程度较轻：因为老年人痛觉阈值高；意识障碍多，易将头痛掩盖；有不同程度脑萎缩，颅腔缓冲余地较大；出血速度常较慢且量较少。

（4）脑膜刺激征出现率低、程度轻，出现时间晚：这是因为老年人生理功能衰退、反应迟钝、脑萎缩，出血慢且量较少。

（5）发病时血压高较明显：因老年人基础血压较高，加上蛛网膜下隙出血后颅压增高，故血压更高。

（6）并发症多、死亡率高：老年人各脏器功能较差，并发肺部感染、心脏病、糖尿病、消化道出血、肾功能不全、水电解质紊乱者多，死亡率亦较高。

（7）发病原因高血压、动脉粥样硬化占多数（90%左右）。

（8）发病无明显诱因者多（55%~60%），症状不典型误诊率高（40%~50%）。并发脑血管痉挛较少。

二、并发症

蛛网膜下隙出血常见的并发症有：再出血、脑血管痉挛、脑积水、脑室积血、颅内血肿、脑梗死、癫痫和丘脑下部损害等。

1. 再出血　再出血可发生于第一次出血后的任何时间，再出血的原因多为动脉瘤、动静脉畸形、大脑基底异常血管网症的患者。精神紧张、情绪波动、用力排便、剧烈咳嗽、坐起活动、血压过高为常见诱发因素。其临床表现特点为：首次出血后病情稳定或好转情况下，突然再次出现剧烈头痛、呕吐、抽搐发作、昏迷，甚至脑脊液再次呈新鲜红色，脑脊液再次出现大量新鲜红细胞伴中性粒细胞。

2. 脑血管痉挛　发生率为16%~66%。按发生时间分为早发与晚发性，早发性发生于出血后数十分钟至数小时内，晚发性发生于病程4~16d，7~10d达高峰，平均持续2周。按累及血管范围分为局限性和弥散性多节段性，常涉及大脑前动脉，大脑中动脉、颈内动脉，也可发生于椎-基底动脉系统，病灶侧多于病灶对侧。早发性CVS多发生于破裂动脉瘤所在动脉，多为单侧局限性CVS，故有载瘤动脉定位意义；而晚发性CVS多为弥散性多节段性，可为单侧或双侧，对破裂动脉瘤载瘤动脉无定位价值。

3. 脑积水　SAH引起的脑积水分近期与远期脑积水，以远期并发的正常颅压脑积水较多见，但近期并发的急性脑积水也是不可忽视的并发症。SAH后急性脑积水是指发病后1周内发生的脑积水，发生率为9%~27%，无特异性临床症状和体征，通常表现为剧烈头痛、呕吐、脑膜刺激征，并可有意识障碍。而正常颅压脑积水则为SAH的远期并发症，是脑池蛛网膜粘连致脑脊液循环受阻及蛛网膜颗粒回收脑脊液减少所致，发生率为35%左右，临床表现为进行性智能衰退，步态不稳，锥体束征或锥体外系症状，尿急甚至尿失禁。

4. 丘脑下部损害　SAH后继发脑水肿、脑血管痉挛、再出血、脑室积血等均可引起丘脑下部不同程度的损害，导致自主神经、内脏功能及代谢紊乱，临床上出现呕吐、呕血、黑便、急性肺水肿、中枢性神经障碍（潮式呼吸）、心电图改变、心律失常、血压变化、高热或大汗、高血糖、尿崩症等，使临床症状更复杂化，病情更加重。

5. 脑梗死　SAH并发脑梗死见于SAH后迟发性CVS时，CVS程度重引起局部血流量小于18mL/100g脑组织，且持续时间过长时可导致脑梗死，个别尚可并发出血性梗死。故对SAH患者伴有偏瘫等病灶体征或意识障碍者，应及早做CT检查。

6. 癫痫　SAH并发癫痫发生率10%~20%，大发作多见，少数不局限性或精神运动性发作。其发生原因与SAH后弥散性脑血管痉挛、脑血流降低、脑缺氧、脑血肿及病变血管的直接刺激等有关。癫痫发作可作为SAH首发症状，应引起注意。

三、辅助检查

蛛网膜下隙出血（SAH）时，电子计算机断层扫描（CT）、数字减影脑血管造影（DSA）、磁共振成像（MRI）、磁共振血管造影（MRA）、经颅多普勒超声（TCD）、局部脑血流测定、正电子发射断层扫描（PET）、单光子核素断层显像（SPECT）及腰穿刺脑脊液检查等，从各自不同角度对 SAH 及其并发症的诊断有帮助。

1. CT 是诊断 SAH 快速、安全和阳性率较高的检测方法，目前已成为诊断 SAH 的首选辅助检查。SAH 时 CT 可显示脑池、脑裂、脑沟局部或广泛性高密度。出血量大则在脑池形成高密度铸型。对 SAH 并发脑内血肿、脑室积血、脑积水、硬膜下血肿等并发症均能清晰显示，此外，CT 增强扫描有可能显示大的动脉瘤和脑血管畸形。

2. MRI 目前已成为诊断 SAH 的重要检测方法。与 CT 相比，其优缺点是：①MRI（MRA）可直接显示动脉瘤影像，尤其对于造影剂难以充盈的血栓性动脉瘤。②对脑血管畸形在显示血管结构方面亦优于 CT。③在显示脑血管造影不能发现的隐匿性脑血管畸形方面，明显优于 CT。但在显示并发的颅内血肿方面，CT 优于 MRI。此外在价格方面 MRI 明显高于 CT。

3. 脑血管造影、DSA 与 MRA 脑血管造影特别是全脑血管造影是显示颅内动脉瘤、脑血管畸形最好的方法。它可将动脉瘤的大小、数量、形态、痉挛及出血等情况都显示出来；对血管畸形亦能清晰显示，但由于脑血管畸形血循环快，常规的脑血管造影方法有时捕捉不到良好的摄片，不如 DSA 图像清楚。但 DSA 对颅内动脉瘤由于受颅骨的干扰及血管口径细小，其分辨力不如通常脑血管造影灵敏，然而对术后的动脉瘤和血管畸形检查血管分布情况、通畅情况及手术是否彻底等有独特的优点。MRA 是直接显示脑血管的一种无创性检测方法，对直径 0.3~1.5cm 动脉瘤的检出率可达 84%~100%。但目前 MRA 尚不能取代脑血管造影，其主要原因是空间分辨率较差。

4. 腰椎穿刺 长期以来腰椎穿刺是诊断 SAH 的主要手段，但此法容易造成误伤的混淆和偶发脑疝的危险。如今已逐渐被 CT 取代，但尚不能完全取代，因为尚有小部分 SAH 患者，CT 及 MRI 在发病后可无阳性所见，对 CT 阴性的可疑病例，腰椎穿刺仍是重要的补充检查手段；50% 的 SAH 在发病 1 周后 CT 亦可无阳性所见，而 MRI 价格昂贵且不普及，对发病 1 周后的 SAH，腰椎穿刺仍是诊断的重要手段。

5. 局部脑血流测定 可做手术后预后判定指标；SAH 时 r–CBF 大多下降，如降低明显，则手术宜延期。

6. 正电子发射断层扫描（PET）、单光子核素断层显像（SPECT）及脑血管多普勒超声（TCD） 可用于 SAH 并发血管痉挛的诊断和预后判断。

四、诊断、鉴别诊断要点

1. 诊断要点 不论何种年龄，突然出现剧烈头痛、呕吐和脑膜刺激征，应高度拟诊蛛网膜下隙出血。腰穿脑脊液呈均匀一致血性、CT 扫描发现蛛网膜下隙有出血高密度影，则可确诊。对于老年人症状不典型时，应及时进行 CT 扫描和腰穿检查，及早确诊。

2. 临床上需要鉴别的疾病有 如下所述。

（1）脑出血：往往也可出现头痛、呕吐，但神经系统局灶征更为明显，脑膜刺激征则较轻。

（2）偏头痛：也可出现剧烈头痛、呕吐，甚至可有轻偏瘫，但一般情况较好，病情很快恢复。

（3）颅内感染：各种类型的脑炎和脑膜炎，可出现类似蛛网膜下隙出血的症状、体征，如头痛和脑膜刺激征等，但有引起感染的病史和体征。

五、治疗

急性期的治疗原则是积极防止继续出血，降低颅内压，防止继发性脑血管痉挛，减少并发症，寻找出血原因，治疗原发病，防止复发。

1. 一般处理 绝对卧床休息至少四周，避免搬动和过早离床。避免用力大小便，必要时可给以通便剂或留置导尿，防止剧烈咳嗽。头痛、兴奋或情绪激动时给予镇静止痛剂。维持血压稳定，有癫痫发作者应给予抗癫痫药物。长期卧床者，应预防压疮和深静脉血栓的发生。

2. 脱水治疗 常用甘露醇、呋塞米等。

3. 止血及防止再出血　常用药物：①氨甲苯酸：能直接抑制纤维蛋白溶酶。每次 100～200mg 加入 5% 葡萄糖液或生理盐水中静滴，每日 2～3 次，依病情决定用药时程。②6－氨基己酸（EACA）。4～6g 溶于 100mL 生理盐水或 5%～10% 葡萄糖液中静滴，15～30min 滴完，维持量为每小时 1g，1 日量不超过 20g，可连续用 3～4d。③酚磺乙胺：能增加血小板数量，促使其释放凝血活性物质。每次 250～500mg 加入 5% 葡萄糖液或生理盐水中静滴，也可肌内注射，每日 1～3 次依病情决定用药时程。④巴曲酶：具有凝血酶及类凝血酶作用。急性出血时，可静脉注射，每次 2 克氏单位（KU），5～10min 生效，持续 24h。非急性出血或防止出血时，可肌肉或皮下注射，一次 1～2KU，20～30min 生效，持续 48h。用药次数视情况而定，1 日总量不超过 8KU。⑤卡巴克洛：能增加毛细血管对损伤的抵抗力，降低毛细血管的通透性。每次 5～10mg，肌内注射或静脉注射，每日 2～4 次。依病情决定用药时程。

4. 防止脑动脉痉挛　早期应用钙离子拮抗剂尼莫地平 20～40mg，每日 3 次，连用 3 周以上。

5. 治疗脑积水　发生急性阻塞性脑积水者，应积极进行脑室穿刺引流和冲洗，清除凝血块。同时应用脱水剂。

6. 病因治疗　是防止再出血的有效措施。蛛网膜下隙出血病因明确后，应进行针对性处理。动脉瘤或脑血管畸形者，可视具体情况行介入或手术治疗。

（石　磊）

第七章

中枢神经系统感染性疾病

第一节　脑炎

脑炎是指由病毒、细菌及其他生物病原体感染脑实质所引起的弥漫性炎症性疾病，主要临床特点为发热、抽搐、不同程度的意识障碍，重则昏迷或死亡。

按照不同生物病原体所引起的脑部炎症，可将脑炎分为下列各类，表7-1。

表7-1　脑炎分类表

1）病毒性脑炎
（1）虫媒病毒脑炎：森林脑炎，日本乙型脑炎，马型脑炎，圣路易脑炎等
（2）疱疹病毒脑炎：单纯疱疹病毒脑炎，带状疱疹病毒脑炎，巨细胞病毒脑炎，EB病毒脑炎，单纯疱疹-6病毒脑炎
（3）肠道病毒脑炎：ECHO病毒脑炎，Coxsackies病毒脑炎，灰质炎脑炎
（4）其他病毒脑炎：流行性腮腺病毒脑炎，麻疹病毒脑炎，登革热脑炎，黄热病脑炎
（5）慢病毒脑炎：风疹脑炎，亚急性硬化性全脑炎，进行性多灶性脑白质脑病
（6）艾滋病（AIDS）脑病
（7）边缘叶脑炎及其他自身免疫性脑炎
2）细菌性脑炎
（1）细菌直接感染的脑炎：化脓性脑炎（脑脓肿），结核性脑炎（结核病），布氏杆菌性脑炎
（2）细菌毒素或代谢产物所引起的脓毒性脑病：伤寒，百日咳，细菌性痢疾，鼠疫，霍乱，风湿热，土拉伦斯菌病等
3）真菌性脑炎：新型隐球菌、曲霉菌、组织胞质菌、毛霉菌、放线菌、酵母菌、芽生菌、孢子丝菌、球孢子菌、念珠球菌病等
4）螺旋体性脑炎：神经梅毒，中枢钩端螺旋体病，莱姆病等
5）寄生虫病性脑炎
（1）原虫病性脑炎：弓形体虫病，恶性疟疾，脑锥虫病，脑阿米巴病，黑热病
（2）蠕虫性脑炎：脑血吸虫病，肺吸虫病，圆线虫病，旋线毛虫病等

一、虫媒病毒脑炎

虫媒病毒脑炎是指通过节肢动物传递的中枢神经病毒感染，最常见的病毒脑炎有森林脑炎和流行性乙型脑炎。

（一）森林脑炎

森林脑炎，又称蜱传染脑炎、春夏脑炎、壁虱脑炎、远东脑炎等，主要分布于俄罗斯的西伯利亚，我国的黑龙江、吉林、新疆等地的森林地区。好发季节为5～7月，以青壮年的森林工作者多见，森林旅游者也有发生。

森林脑炎病毒属被盖病毒科的B组，嗜神经质性，寄生于森林的蜱虫。当森林工作人员或旅游者被感染的蜱虱叮咬后，即可产生病毒血症而不发生临床症状。抵抗力降低者，病毒可经血-脑屏障薄弱部位（如嗅神经）进入中枢神经引起各脑部位的实质性病变而出现脑炎的临床症状。

1. 临床表现　多数感染患者在蜱虫叮咬后1～4周后出现上呼吸道样感染症状，多数发病较急，突然高热，体温可达39～40℃，呈稽留热或弛张热，少数还可出现每日双峰或三峰热，持续5～10d。患

者精神萎靡，可伴出血性皮疹，部分可出现心肌损害和心律不齐，重者可出现血压下降。神经精神症状一般在发病的 2～5d 后出现，半数以上的患者出现不同程度的意识障碍，如嗜睡、谵妄、昏沉乃至昏迷；亦可出现胡言乱语、狂躁不安和惊厥、抽搐发作等。这种神经精神症状，往往随体温下降而逐步减轻。剧烈头痛、恶心、呕吐、颈项强直是多数患者的神经症状和体征。这些症状可与发热同时存在，持续 7～10d。此后可出现肩颈无力，抬头困难，两上肢近端无力和瘫痪。少数病者出现偏瘫和下肢瘫痪。所有瘫痪均属软瘫，肌张力降低，腱反射降低。多数患者出现上述症状和体征后持续 10～20d，此后逐步恢复。部分患者残留颈肌肩胛肌萎缩和垂头现象。极少数患者发病时出现震颤和不自主运动、眼球震颤和构音障碍等。

多数病程转归良好，极少数发展到慢性瘫痪，精神失常，继发癫痫、震颤麻痹等症状，迁延数年。极个别者因过度高热而救治不及，在 1～2d 内死亡。重症患者死亡率在 20% 以上。

实验室检查可见周围血白细胞的增高，可达 $(1 \times 10^{10} \sim 2 \times 10^{10})$ /L，以中性粒细胞为主。脑脊液检查，压力升高，白细胞增多，达 $(5 \times 10^7 \sim 5 \times 10^8)$ /L，以淋巴细胞为主。糖、蛋白质、氯化物含量正常。血清免疫学双份血清前后对照比较，抗体滴度增高 4 倍以上可供诊断参考。

2. 诊断与鉴别诊断　根据发病季节、职业、疫区活动史等流行病学资料，结合发热、头痛、神经精神症状，特别是出现肩颈肌无力、肢体软瘫等临床表现，脑脊液蛋白、糖、氯化物正常和以淋巴细胞为主的白细胞增多等可做诊断。但临床上仍需与流行性乙型脑炎、肠道病毒中枢神经系统感染等相鉴别。

3. 治疗　本病无特殊治疗。急性高热期的物理降温，脑肿胀、脑水肿的积极降颅压以及镇静药的应用均十分必要。急性期后的恢复阶段，应康复治疗。

预防本病的发生是关键。春夏进入森林的工作者应做病毒疫苗的主动免疫接种。

（二）流行性乙型脑炎

流行性乙型脑炎（epidemic encephalitis – B）亦称为日本乙型脑炎（Japanese type B encephalitis），简称乙型脑炎，是由乙型脑炎病毒直接感染所引起的，以蚊子为主要传播的自然疫源性疾病。流行于夏秋季节。主要分布于亚洲日本、中国、东南亚各国、俄罗斯远东地区以及太平洋一些岛屿国家。我国以每年的 7～9 月为主要流行季节，每隔若干年出现一次较大的流行。其流行状况与人群的免疫水平、蚊子密度、季节消长以及牲畜、家禽乙型脑炎病毒血症出现的情况等因素有关。人群感染中，60% 以上见于 10 岁以下的儿童。

1. 病因和病理　乙型脑炎属黄病毒科，是我国流行的主要虫媒病毒，是一种核糖核酸（RNA）病毒，直径为 20～40nm。电镜下见有核心、包膜和表面突起三部分。病毒寄生于蚊子体内，经卵传代，并在蚊子体内过冬。待气温高达 25℃ 以上时，病毒在蚊内繁殖活跃，并开始传染给人及动物。该病毒在 100℃ 环境中 2min、56℃ 30min 可以灭活，但在 4℃ 冰箱中可以存活数年之久。最适宜温度为 25～30℃。

当人体被带病毒的蚊虫叮咬后，病毒即侵入血液循环。多数患者只形成短暂的病毒血症，而不侵入中枢神经系统，称为隐性感染。部分患者由于病毒量多，毒力大，或机体免疫力低下，血－脑屏障功能受损，病毒侵入中枢神经系统，引起广泛性病变，发生脑炎，称为显性感染。流行地区健康人群隐性感染及轻微感染可获中和抗体。一般在感染后 1～2 周出现，可持续数年或终身，但 10 岁以下儿童的抗体滴度极低，故特别易发病，占全部发生率的 80% 以上，尤以 3～6 岁儿童发病率最高。1 岁以下婴儿极少发病。

病理上，肉眼可见脑膜紧张充血，脑肿胀，脑回扁平，脑切面见皮质和深部灰质散在分布的软化灶，如针尖大小。若病变严重，软化灶可融合而成带状坏死，尤以脑干底部为多见。由于充血、水肿而有颅内压增高，可出现颞叶钩回或小脑扁桃体疝。慢性病例则有许多空隙可见。镜检可见小血管扩张，内皮细胞肿胀，脑膜和血管周围有少量淋巴细胞和单核细胞浸润。神经细胞呈不同程度的变性和坏死，坏死的神经细胞吸引大量单核细胞或小胶质细胞，形成胶质结节和小的软化灶，软化灶融合而成片状坏死，随后可形成钙化或空腔。

2. 临床表现　如下所述。

1) 分期：乙脑病毒侵入人体经4~21d潜伏期后出现神经症状。按病程可分为下列四期。

（1）初热期：病初3d为病毒血症期，起病急，无明显前驱症状。有发热、精神萎靡、食欲缺乏或轻度嗜睡。儿童可诉有头痛，婴幼儿可出现腹泻。体温一般在39℃左右，持续不退。此时神经系统症状及体征不明显而误诊为上呼吸道感染。少数患者出现神志淡漠、激惹或颈项轻度抵抗感。

（2）极期：病程3~10d，此期除全身毒血症状之外，常伴严重脑部损害的症状。主要表现为：①高热：体温表可高达40℃以上，并持续不退，直至极期结束。轻者3~5d，重者3~4周以上。发热越高，病程越长，症状越重。②严重的神经系统症状和体征：50%~94%的患者意识障碍加重，由嗜睡转入昏迷。昏迷出现越早、越深，病情越重。一般患者此期持续1周左右，重者可达1个月以上。40%~60%的患者可出现抽搐发作，呈强直-阵挛发作，发作后意识障碍加重，浅反射减弱或消失，腱反射亢进或消失，病理锥体束征阳性。部分患者可有脑膜刺激征阳性。随弥漫性脑损害加重，出现不同程度的脑水肿。随脑水肿加重，抽搐发作可以增多，昏迷加重，严重者出现天幕裂孔疝（颞叶疝），或出现枕大孔疝等极为严重的症状。

重症乙型脑炎患者由于受累水平的不同可以出现不同的神经系统体征，根据受累部位可分为以下几型。①大脑型：病变累及大脑及间脑，不累及脑干，此型患者临床表现为昏睡或昏迷，压眶反应存在，患者眼球运动正常，瞳孔光反射良好，呼吸正常，但可有颞叶的精神症状或枕叶的皮质盲。若累及间脑则可有脸色潮红和血压波动。②脑干型：当病变累及中脑时患者呈深昏迷，四肢肌强直，瞳孔散大、强直，光反应消失。两侧中脑受累常出现去脑僵直，两下肢挺直，两上肢旋后、伸直。鉴于同时伴皮质损害，往往伴发强直-阵挛痫性发作。当病变累及脑桥和延髓时，除出现深昏迷和相应脑神经（第Ⅸ、Ⅻ对脑神经）损害外，突出的表现为吞咽困难，喉部分泌物积贮和严重的呼吸障碍。以脑桥损害为主时出现潮式呼吸，延髓受累时出现鱼嘴状呼吸，叹息样呼吸等。重症乙型脑炎中，发生呼吸障碍者占30%~40%。凡有脑干损害者往往提示患者预后不佳。

（3）恢复期：继极期之体温下降后，意识状况逐步恢复，由呆滞、淡漠而逐步转为清醒。重症患者，一般需1~6个月的恢复期。恢复期中亦可出现许多神经和全身症状和体征。例如，持续性中枢性低热不退；多汗、面色潮红、失眠等自主神经症状；反应堆迟钝、精神异常、行为紊乱或痴呆等弥漫性脑损害症状；失语或构音障碍，吞咽困难；癫痫发作以及肢体强直性瘫痪或不自主运动等。上述症状在半年内逐步消失者为恢复期，若在急性期后6个月内症状不能消除者为后遗症。

（4）后遗症期：在半年恢复期后仍残留神经精神症状的患者，占总病例的5%~20%。后遗症的多少和轻重直接与疾病的严重程度有关。主要的后遗症表现有：意识障碍、认知行为障碍（痴呆）、失语、不自主运动和肢体瘫痪等。少数长期意识不能恢复者可因继发全身感染而死亡。多数患者残留不同程度的神经系统体征而终身残疾。

2) 分型：根据临床症状严重度，一般又可将乙型脑炎分为下列四种临床类型。

（1）轻型：患者意识清醒，或有嗜睡，体温在38~39℃，可伴脑膜刺激征，脑脊液检查可有白细胞数增加。此型患者一般在7~10d后症状消失。除流行季节外，极易误诊为病毒性脑膜炎。往往需做乙型脑炎病毒抗体检测才能诊断。

（2）中型：患者嗜睡或昏迷，高热39~40℃持续4~5d，可有短暂抽搐，并有明显的脑膜刺激征。可有浅反射消失，脑神经麻痹或肢体运动障碍。多数患者在2周内恢复。

（3）重型：昏迷，持续高热40℃以上，伴频繁抽搐。脑膜刺激征明显，病理锥体束征阳性，脑干受累者可出现呼吸障碍，部分患者亦可出现脑疝症状。此型患者病程较长，若能度过脑水肿期，多数患者可在2~4周后恢复，但多数在恢复期中出现精神、行为障碍和一定的神经系统体征。

（4）极重型：少见，占脑炎的5%左右。往往起病骤然，频繁抽搐，体温在40℃或41℃以上。患者昏迷，严重脑水肿和脑肿胀，抽搐极难控制，患者往往在发病后1~2d内因为呼吸衰竭或因脑疝而死亡。除上述四种典型类型之外，尚有少数表现脑干脑炎、脑膜脑炎或脊髓炎等不典型性临床症状者。

3. 实验室检查　周围血白细胞增多，一般在（1×10^{10} ~ 2×10^{10}）/L间，偶亦可高达3×10^{10}/L之

多，以中性白细胞为主。脑脊液检查可见压力升高，白细胞数增多，达（$5 \times 10^7 \sim 5 \times 10^8$）/L，早期以中性粒细胞为主，$4 \sim 5d$ 后转为淋巴细胞增多为主。脑脊液蛋白质、糖、氯化物含量正常或有轻度升高。

血清免疫学检测有诊断价值，IgM 型乙脑病毒抗体可于病毒感染后 $5 \sim 7d$ 内出现阳性，并速达高峰，对乙脑的早期诊断有一定价值。

4. 诊断和鉴别诊断　根据典型的临床表现：急性起病的发热、头痛、恶心、呕吐、嗜睡、昏迷和抽搐等症状，伴脑神经麻痹和肢体瘫痪等体征，在 $7 \sim 9$ 月季节发病及蚊子（特别是库蚊）好发地区发病者，应当首先考虑乙型脑炎之可能。应做脑脊液和血清学抗体检测予以确诊。但同时亦应考虑其他病毒脑炎，特别是单纯疱疹病毒脑炎、肠道病毒脑膜脑炎、恶性疟疾等可能。暑天尚应与中暑相鉴别。

5. 治疗　乙型脑炎患者的治疗可归纳为：降温、止惊、脱水和防止呼吸衰竭四个方面。

（1）降温：凡高热者应尽一切措施，包括化学、物理和药物等综合措施，将体温降至38℃以下。反复抽搐发作者可考虑亚冬眠疗法，降低体温和降低脑细胞代谢。

（2）止惊：凡抽搐发作者应按癫痫发作治疗，可静脉推注地西泮 $10 \sim 20mg$，每分钟2mg。若连续发作者可用地西泮100mg加于生理盐水250mL中静脉滴注。必要时，可加用苯妥英钠250mg加生理盐水 $10 \sim 20mL$ 做静脉推注。亦可用10%水合氯醛 $10 \sim 30mL$ 鼻饲或保留灌肠。

（3）脱水：颅内压增高的处理与一般相同，以20%甘露醇250mL静滴，短期内，每日可用 $3 \sim 4$ 个剂量。急性脑肿胀和脑水肿期，在应用甘露醇同时，可加用地塞米松 $10 \sim 20mg/d$，分次静脉滴入。

（4）防止呼吸衰竭：凡有呼吸衰竭者，激素可加大剂量，亦可合用人体清蛋白等其他脱水剂。凡有严重呼吸道感染者除积极应用抗生素药物外，应尽早气管切开，加强引流。凡有呼吸麻痹和呼吸衰竭者应尽早应用人工辅助呼吸，保持呼吸道通畅。

中药板蓝根、大蒜和大小青龙汤，以及紫雪丹、安宫牛黄丸等均在脑炎治疗中具有特殊效果，可以酌情使用。

6. 预后　若能度过急性期的病者，多数预后良好。5% ～20%的病者残留不同程度的后遗症，肢体瘫痪、言语障碍和认知障碍为最主要表现。韩国和南亚资料显示，上述残留神经精神症状在发病后十年至数十年仍未完全康复。

二、疱疹病毒脑炎

过去的50年中，从各种动物身上分离出疱疹病毒50余种，与人类有关的是单纯疱疹病毒、水痘-带状疱疹病毒、巨细胞病毒和EB病毒，都属于DNA病毒。此组病毒的共同特点是：①通过接触黏膜表面传染，也可通过胎盘屏障或器官移植传播，巨细胞病毒及EB病毒亦可通过输血感染；②引起多种临床表现不明显或轻型感染，但严重者可致死；③感染后病毒终身寄生，在机体抵抗力降低、免疫抑制等情况下，寄生病毒可被再次激活，并导致各种疾病；④与肿瘤和脱髓鞘性疾病有一定关系。

（一）单纯疱疹病毒脑炎

自1941年从脑炎患者的脑中分离出单纯疱疹病毒以来，确立了本病的致病原。本病呈散发性，见于世界各地，无季节性倾向。可能是非流行性脑炎中最常见的病原。据统计占病毒性脑炎的2% ～19%，散发性坏死性脑炎的20% ～75%，且发病率有逐渐增高趋势。

1. 病因和病理　单纯疱疹病毒脑炎又称急性坏死性脑炎，由DNA疱疹病毒感染引起，该病毒可分为两个抗原亚型，即Ⅰ型和Ⅱ型。Ⅰ型病毒主要通过嗅神经和三叉神经侵入并寄生于半月神经节，发病时常选择性地损害额叶基底部和颞叶，以成人及少年儿童感染为多。Ⅱ型病毒主要见于新生儿，与生殖道的感染有关。

病理改变主要是脑组织水肿、软化、出血性坏死。这种改变呈不对称分布，以颞叶、边缘系统和额叶最明显，亦可累及枕叶。镜下见脑膜和血管周围有大量淋巴细胞形成袖套状，小胶质细胞增生，神经细胞广泛性坏死。神经细胞和胶质细胞核内有嗜酸性包涵体，包涵体内含有疱疹病毒的颗粒和抗原。

2. 临床表现　本病可发生于任何年龄。10岁以下和 $20 \sim 30$ 岁有两个发病高峰。本病临床变化很大，常急性起病。前驱期可有呼吸道感染、发热、乏力、头痛、呕吐等非特殊性症状以及轻度行为、精神或性格改变，症状持续 1 到数天，继之，出现神经精神症状。

单纯疱疹病毒脑炎的临床表现轻重差异很大，形式亦有不同。其主要临床表现有：①症状性癫痫，局灶性或全面发作。临床上可见突然跌倒后抽搐发作，继之意识丧失，数次抽搐发作后逐步意识转清，或连续多次发作，持续意识不清，昏迷。重症病者，癫痫发作呈持续状态，并因继发颅内压增高，出现脑疝而致死。癫痫发作频度随病情严重程度和积极治疗而异，一般可持续抽搐，昏迷一周至数周，重则可持续 1 个月至数个月，并残留严重后遗症。②精神症状，表现形式无固定模式，幻觉丰富、如幻嗅、幻视，呼喊别人名字、无目的的对话、大吵大闹、打人、骂人均很常见。多数精神症状丰富的患者不伴肢体瘫痪。③自动症和口周不自主运动，单纯疱疹病毒脑炎患者除丰富的精神症状、癫痫发作外，常可见摸索行为，口周掣动、咀嚼等不自主运动，有的患者还可出现吸吮等幼稚行为。除癫痫发作，精神异常和自动症等神经精神症状外，临床神经体征还可有颈项强直、失语、眼球同向凝视、瞳孔不等、偏盲、偏瘫、肌张力增高、反射亢进和病理征出现。32% 的患者出现脑神经功能障碍，如眼球联合运动障碍、展神经麻痹等。部分患者在疾病早期即呈去大脑强直姿势，最后由于脑实质坏死、水肿，脑疝而死亡。有极少数病例经治疗后 1~3 个月又复发。约半数患者可残留癫痫、精神异常或认知障碍等后遗症。

新生儿单纯疱疹病毒感染，约 80% 由单纯疱疹 II 型病毒所致。从分娩过程中经产道感染或胎儿期经产道上行性感染。分娩过程中感染的潜伏期为 4~21d。常见受损部位是皮肤、肝脏、肺、脑等。神经方面表现为难喂养、激惹、嗜睡、局限性或全身性癫痫发作、囟门隆起、角弓反张、瘫痪、去大脑强直、昏迷。病死率高。胎儿早期的感染常造成畸形，如小头畸形、小眼球、颅内钙化等。II 型疱疹病毒寄生于骶神经节，主要的临床表现为神经根痛、腰背痛。近年来，有认为与复发性上皮细胞性脑膜炎有关。

3. 实验室检查　周围白细胞数增高，可达 1×10^{10}/L 以上。早期出现轻度中性粒细胞增多。脑脊液检查可见压力升高，白细胞数正常或增多。一般在（$1 \times 10^7 \sim 1 \times 10^8$）/L，以淋巴细胞为主，亦可以多形核增多为主者。部分患者可以见到较多的红细胞，（$5 \times 10^7 \sim 5 \times 10^8$）/L。脑脊液糖含量正常。蛋白质正常或轻度升高，一般均低于 1.0g/L。脑脊液单纯疱疹病毒抗体检测可以阳性。当脑脊液中单纯疱疹病毒抗体滴度与血清该抗体滴度相近或大于血清抗体滴度时，有诊断意义。

脑电图检查可见 α 波节律消失，额、颞部出现高波幅的周期性棘波和慢波，偶可出现局灶性的三相波。头颅 CT 可见局灶性脑肿胀。头颅 MRI 在 T_1W 可见额叶或颞叶低信号，T_2W 则见高密度异常信号。部分患者头颅 MRI 不能发现异常信号。放射性核素检查，可见颞部受累区核素摄入增加，这种改变较 CT 异常为早。

脑组织活检，可应用抗病毒抗体与活检脑组织标本进行免疫荧光检测脑组织中单纯疱疹病毒抗原，还可用免疫酶点术检测脑组织中的特异抗原，为最终肯定诊断提供依据。

4. 诊断和鉴别诊断　根据急性起病，发热，意识障碍，伴或不伴抽搐，脑电图异常和头颅 CT 或 MRI 见到额、颞叶的炎症性异常信号，可做出临床诊断。脑脊液细胞数增多和抗单纯疱疹病毒抗体阳性，脑脊液细胞单纯疱疹病毒抗体分泌细胞检测阳性（HSV - IgG sereating cells），脑组织活检，单纯疱疹病毒抗原检测阳性为肯定诊断。然而，鉴于肯定病因诊断的检测方法限制，临床上仍为拟似诊断，必须与流行性乙型脑炎、肠道病毒脑炎、其他疱疹病毒脑炎和中枢神经其他炎性疾病相鉴别。

近年来，关于自身免疫性边缘叶脑炎、脑血管炎、炎性假瘤、弓形体虫病及淋巴瘤等的不断报告，特别是在过去诊断为单纯疱疹病毒脑炎患者血清中检测到抗 NMDA 受体、AMPA 受体、GABAα 受体等抗体阳性，这些结果为疱疹病毒脑炎致病的免疫病理机制提供了新思路。

5. 治疗　如下所述。

1）抗病毒治疗：单纯疱疹病毒脑炎诊断一旦拟定，应立即进行抗病毒治疗。常用的抗病毒药物应用如下。

（1）阿昔洛韦：亦称无环鸟苷（aciclovir）。按 5mg/kg 静脉滴注，1h 内滴入，每日 2 次；或 250mg 静脉滴注，每日 3~4 次，连续 10d 后改为口服，剂量为 0.2g，每日 5 次，5~10d 后改为 2~3 次每日。

用药时间不少于4周。

（2）更昔洛韦（ganciclovir）：粉针剂，按5mg/kg静脉滴注，每日2次，每次滴注1h，连续应用2～3周。

抗病毒药物有轻度肾功能损害和血小板减少的不良反应。用药中应当随访肝、肾功能和全血改变。

2）脱水治疗：弥漫性脑肿胀和脑水肿者可应用地塞米松10～20mg/d，或甲泼尼龙1000mg/d冲击治疗，疗程为7～10d。同时应用20%甘露醇125～250mL静脉滴注，每日3～4次。严重者可应用人清蛋白和IgG静脉治疗，剂量为0.4g/kg，每日1次，连续5d为1个疗程。

3）中医中药：按中医学辨证论治的方法予以清热祛惊治则服用汤药。或服用安宫牛黄丸、紫雪丹等，每日1丸，不少患者有效。

6. 预后　单纯疱疹病毒脑炎，急性和暴发型者危险性大，病死率高，但轻型和中等严重者尤其自应用抗病毒药物以来，预后已大大改观，但仍有1/3～1/2患者遗留不同程度的后遗症（癫痫、偏瘫、痴呆等），需长期药物治疗和护理。

（二）带状疱疹病毒脑炎

带状疱疹病毒脑炎属DNA疱疹病毒，与水痘病毒一致，又称水痘—带状疱疹病毒。初次感染常见于儿童。病毒感染后以一种潜伏的形式长期存在于脊神经背根神经节或三叉神经节细胞内，当机体免疫功能低下时，如老年人，恶性肿瘤特别是淋巴瘤、白血病患者，较长期接受肾上腺皮质激素、免疫抑制剂治疗的患者，放射治疗的患者，艾滋病患者，潜伏的病毒可被激活并复制，沿感觉神经离心传到相应皮肤引起皮疹，或沿神经上行，进入神经系统引起脑炎或脑膜炎。

1. 临床表现　脑部症状一般在皮疹出现后3～5周出现，此时疱疹已消退，皮肤留有色素斑；少数患者脑损害可先于皮疹或与皮疹同时发生。常突然发生头痛、呕吐、发热、抽搐、偏瘫、失语以及精神异常、意识障碍。少数由烦躁不安、谵妄转为昏睡、昏迷甚至死亡。伴发脑干受累者可有脑神经麻痹、共济失调、病理征等。有报道，在眼部带状疱疹后发生迟发性同侧小脑症状或对侧渐进型偏瘫，CT扫描提示在带状疱疹同侧的内囊部位有椭圆形、边界清楚的低密度区，大脑中动脉分布区有多灶性密度减低区。颈动脉造影显示大脑中动脉近端呈节段性串珠状狭窄，可能由于眼眶带状疱疹发展至颈内动脉虹吸部动脉炎造成大脑半球梗死所致。带状疱疹脑炎患者一般症状较轻，可以完全恢复，但老年人或三叉神经眼支感染侵犯眼球时可有严重并发症。

2. 实验室检查　脑脊液白细胞轻至中度增高，可达$5 \times 10^8/L$，以淋巴细胞为主，蛋白质略升高，糖及氯化物正常。部分患者脑脊液中存在水痘－带状疱疹病毒抗体。

3. 治疗　带状疱疹病毒脑炎的治疗可参考单纯疱疹病毒脑炎的处理。阿昔洛韦（无环鸟苷）、阿糖腺苷以及转移因子和人血白细胞干扰素的应用可使症状减轻，病程缩短。

（三）巨细胞病毒脑炎

巨细胞病毒（CMV）感染普遍存在于世界各地，成人抗体的阳性率为40%～100%不等，多数是隐性感染。巨细胞病毒为叶片神经病毒，它对神经系统有直接破坏和间接破坏作用。直接破坏作用是指巨细胞病毒感染后直接进入细胞内，形成包涵体，并利用细胞内物质进行繁殖，直接导致宿主细胞的死亡。间接作用是指巨细胞病毒感染后通过细胞介导的免疫反应而引起神经细胞死亡，如巨细胞病毒的感染，激活TNF－α和IL－6的分泌，IL－8的分泌可以增加巨细胞病毒的复制，并刺激白细胞数的增加。巨细胞病毒的直接感染引起脑内血管内皮细胞，通过血－脑屏障并感染星形细胞，因此，感染巨细胞病毒后，颅内血管内皮细胞中常发现包涵体，或伴发血管壁炎性反应和血栓形成，脑实质中有不同程度的胶质细胞增生，特别是在包涵体周边的胶质细胞增生更为明显。巨细胞病毒的间接侵入是由于病毒感染脉络膜上皮细胞后，引起脉络膜的炎性反应，继发地植入到脑室周边和向内扩散，引起脑室周围的脑白质坏死，称为坏死性脑室炎。病理上可见室管膜表面有大量的巨噬细胞，炎性渗出，细胞坏死，偶可伴出血。

临床表现以发热及呼吸道、神经系统及血液系统的症状为主。急性感染者常可累及脑血管而发生闭塞性脑膜血管病。体温可从低热到 40℃，神经症状为嗜睡、昏迷、惊厥、运动障碍、脑性瘫痪，有时有脑积水、智能减退、视网膜脉络膜炎等。

脑脊液检查中单核细胞增多。尿沉渣中找到特征性含核内包涵体的巨细胞有助于诊断。应用荧光抗体可检测组织或脱落细胞中的抗原。由于 IgM 不能通过胎盘，因此新生儿脐带血抗体阳性即可诊断先天性感染。

抗病毒药更昔洛韦对巨细胞病毒效果较好。剂量为 5mg/kg，静脉滴注，2～3 周为 1 个疗程，急性感染者疗效较好。颅内感染者治疗效果较差，但伴血管炎者效果较好。

(四) Epstein – Barr 病毒脑炎

Epstein – Barr 病毒属疱疹病毒科 γ 疱疹病毒亚科，人们较早认识它是因为它与单核细胞增多症及鼻咽癌的发病有关。近年来，该病毒与神经系统疾病的关系备受人们注意，特别是中枢神经系统脱髓鞘性疾病及脑炎等的关系深感关切。E－B 病毒感染通过软脑膜血管深入感染脑实质或经血管引起血管周围性脱髓鞘的机制不尽清楚。

临床上，急性 EBV 感染可出现癫痫发作、昏迷、人格改变、知觉异常、小脑共济失调和局灶性的脑干及大脑病变。这些并发症常在传染性单核细胞增多症临床起病后 1～3 周内发生，但也可出现在病程之前或病程中，或者有可能是急性 EBV 感染的唯一症状。发展为脑炎的患者在数天内常有发热和头痛。大多数患者为年轻人和大龄儿童。癫痫、昏迷以及其他弥散性脑部病变的表现可以不出现局部神经系统症状。但多数患者出现不同程度的局灶性神经症状和体征，如局灶性癫痫、轻度偏瘫、单瘫、锥体束征阳性等。E－B 病毒脑炎可累及脑的任何部位，其中小脑最易受累，大多以步态异常起病，严重者亦可因小脑肿胀、颅内压增高和脑疝而致死。多数病者可出现精神症状、视物变形、体像改变和知觉异常；部分患者可有锥体外系的症状和体征，如齿轮状强直、手足徐动和舞蹈症等。E－B 病毒脑炎是儿童和青年急性病偏瘫的常见原因，急性精神症状和短暂性遗忘症亦可能是 E－B 病毒脑炎的唯一神经系统表现。

E－B 病毒的特殊并发症有急性导水管阻塞、抗利尿激素分泌异常综合征、Reye 综合征等。

三、腮腺病毒脑炎

腮腺病毒脑炎是由流行性腮腺病毒感染所引起，该病毒属副黏病毒，主要感染腮腺，亦可感染附睾和中枢神经系统，产生腮腺病毒脑膜炎、脑炎。腮腺病毒的中枢神经感染，以脑膜炎最多见，亦有暴发性致死性脑炎。

腮腺病毒脑炎的发病机制尚不完全清楚。有的认为由病毒直接感染所致，有的认为是由病毒感染诱发脱髓鞘改变所致。

腮腺病毒脑炎多数在腮腺炎表现明显的时间发生，常表现为低热、厌食、乏力、头痛、耳痛和腮腺肿大。头痛和腮腺肿大往往同时出现，伴发脑膜炎者出现项强、恶心、呕吐，严重者意识不清、抽搐。体温可以高达 39～40℃，持续 3～4d。头痛、呕吐剧烈，持续 48～72h。多数患者在体温降低后症状减轻。体温降低后症状不见减轻，又出现嗜睡、意识不清或抽搐，或有局灶性神经体征者，拟为腮腺病毒脑膜炎脑炎。腮腺病毒感染的临床病程为 7～14d，伴发中枢神经感染时，病程延长至 3～4 周。

腮腺病毒脑炎的诊断依赖于有典型的流行性腮腺炎临床表现和头痛、呕吐、昏迷等神经症状，脑脊液细胞增多，有糖、蛋白、氯化物正常的实验室检查特点可予诊断，但应与其他肠道病毒脑炎、脑膜炎等相鉴别。

腮腺病毒脑炎的治疗以对症治疗为主。应用退热药，注意水电解质平衡，多饮水，保证足够的营养为主要治疗措施。中药牛黄解毒制剂可以试用。

腮腺病毒脑炎预后良好，病程自限，不留后遗症。死亡率在 1.5% 以下，罕见永久性后遗症。最多见的后遗症状为抽搐、人格改变、慢性头痛、听力减退，偶有脑神经麻痹、肢体无力、偏瘫等局灶性神经体征。偶有继发性阻塞性脑积水的报道。

四、狂犬病毒脑炎

狂犬病毒脑炎又称恐水病，是狂犬病毒所引起的传染病，因被病犬咬伤而感染。病毒经狂犬的唾液从伤口进入人体，沿脊神经背根进入中枢神经系统。若未经适当处理，经数月至数年的潜伏期后出现典型的狂犬病症状。近年来，国内大中城市中居民家养宠物非常普遍，我国已成为全世界狂犬病患者最多的国家，应引起广大医务人员的重视。

（一）病理

病毒沿周围神经的轴索向心性扩散，到达背根神经节后，即大量繁殖，然后侵入脊髓和整个中枢神经系统。病变最明显的部位是颞叶海马回、延髓、脑桥、小脑和伤口相应的脊髓节段和背根神经节。脑实质充血、水肿及微小出血。镜下可见脑及脊髓弥漫性充血、水肿，炎症细胞浸润和血管周围脱髓鞘变，神经细胞空泡形成、透明变性和染色质分解。80%的患者神经细胞质中有嗜酸性包涵体。电镜证明包涵体内含有杆状病毒颗粒。

（二）临床表现

本病潜伏期一般在3个月之内。半数在1~2个月，文献报道最长为数十年。典型发病可分三期。

1. 前驱期　在已愈合的伤口周围出现麻木、刺痛、痒及蚁走感，并有低热、食欲缺乏、头痛、周身不适等症状，持续2~3d。

2. 兴奋激动期　高度兴奋、暴躁，出现反射性咽喉痉挛，饮水时明显加重，呼吸困难，极度惊恐，出现恐水、怕风、畏光，在看到水或听到水声、风声亦能引起咽喉痉挛发作。神志清楚，口涎增多，体温升高，脉搏加快，瞳孔散大，持续1~2d。

3. 麻痹期　根据病毒侵入的途径，神经麻痹的临床表现可有两种形式。一种表现为肢体上升性瘫痪，酷似上升性运动性麻痹，表现为下肢远端，逐步累及躯干、上肢的肌无力，张力降低，腱反射消失，但感觉存在，病理征阴性，因此，又称为吉兰-巴雷型样上升性瘫痪。然而，肢体肌肉的麻痹仍会上升，累及呼吸肌、延髓肌而引起呼吸困难。另一种为脑干型，此时虽然没有痉挛或很轻痉挛发作，多数患者将出现昏迷、呼吸循环衰竭而死亡。

本病一旦出现神经症状，病程均无逆转可能，并且迅速发展，多数在一周内死亡，偶可达10d以上。

（三）实验室检查

血液中白细胞增加，可达$(2 \times 10^{10} \sim 3 \times 10^{10})$/L，以中性粒细胞为主。脑脊液细胞数增多，一般不超过2×10^{8}/L，主要为淋巴细胞。蛋白质增加，糖和氯化物正常。

（四）诊断

根据有被病犬、病猫咬伤史，明确患者的典型恐水、畏光、流涎等症状，诊断并不困难。

（五）治疗

被狂犬咬伤后应及早接种狂犬病毒疫苗。目前国际上通用的狂犬疫苗有两种，即Semple疫苗和鸭胚疫苗（DEV）。目前国内采用Semple疫苗，在腹壁或肩胛下缘做皮下注射，严禁肌内或静脉注射。剂量为1~6岁1mL，6岁以上2mL，每日1次。连续14d为1个疗程。伤口在颈部以上或伤势严重者可给2mL，每日2次，7d后改为每日1次。若能联合应用狂犬病毒血清则效果更好，一般剂量为0.5mL/kg肌内注射，伤情严重者可用1~2mL/kg，此外，应积极处理伤口，做清创术。

五、慢病毒脑炎

慢病毒脑炎（slow viral encephalitis）是指由病毒直接感染后所引起的慢性弥漫性脑病，是中枢神经系统的一组难治性疾病，主要有进行性风疹病毒脑炎、亚急性硬化性全脑炎、进行性多灶性白质脑病等。

（一）进行性风疹病毒脑炎

进行性风疹病毒脑炎是一种非常罕见的缓慢进行性致死性疾病。自 1974—1984 年仅报道 12 例。

1. 病理　病理改变主要表现为脑膜和血管周围间隙的炎症以及脑组织的弥漫性萎缩，小脑萎缩严重。在大脑、小脑的实质内和小血管的壁上有广泛无定形嗜碱性沉积物，有时伴钙化。在脑组织中可发现风疹病毒。因此病理学上可根据无包涵体、有嗜碱性沉积物和严重的小脑萎缩与麻疹病毒引起的亚急性硬化性全脑类（SSPE）相鉴别。

2. 临床表现　隐袭起病，发病年龄在 8～19 岁，开始报道的 9 例均为男性。出现行为异常，学习成绩下降，智力进行性减退，动作笨拙。步态、躯体和四肢共济失调为本病突出的表现，癫痫发作常见，晚期发生痉挛性四肢瘫。其他有构音障碍、面肌无力和眼球运动障碍，尚可有视神经萎缩。病情进行性加重，经 8～10 年呈完全性痴呆和进行性痉挛状态。

实验室检查可见脑脊液中单核细胞增多，蛋白质增高，IgG 明显升高，有寡克隆 IgG 带，提示中枢神经系统内有抗风疹病毒抗体。血清及脑脊液中抗风疹病毒抗体滴度明显增高。脑电图示背景活动为慢节律，无局灶性表现。CT 检查示脑室扩大，特别是第四脑室，并有小脑皮质萎缩。

3. 诊断　根据母亲怀孕期有风疹病毒接触或感染史，或患者有明确的风疹感染史，以及以上临床表现和实验室检查，可做出诊断。

4. 治疗　主要是对症治疗，和 SSPE 相同。无特殊治疗方法可以中止疾病的进展。

（二）亚急性硬化性全脑炎

亚急性硬化性全脑炎（subacute sclerosing panencephalitis，SSPE）又称亚急性硬化性白质脑炎、亚急性包涵体脑炎。1933 年由 Dawson 首先报道。本病见于世界各地，主要发生在儿童和青年，农村儿童较城市儿童发病率高，50% 以上病例在 2 岁前曾有麻疹感染。虽亦可发生在接种过疫苗的儿童，但其发生率只及自然麻疹感染后的 1/50～1/5。自患者麻疹感染到 SSPE 发病的潜伏期为 5～8 年。

1. 病因和病理　本病与麻疹病毒的持续感染有关。患者血清和脑脊液中抗麻疹病毒抗体滴定度升高，用荧光抗体技术证明在神经细胞内存在麻疹病毒抗原。偶可从死者脑组织中分离出麻疹病毒。近年来用对麻疹病毒易感的指示细胞进行协同培养，已使病毒分离成功。神经细胞核中有特殊形态的包涵体。电镜检查见脑内包涵体呈管状结构，大小与麻疹病毒的核衣壳相当。用患者脑组织接种于动物，可使动物成功地感染。以上资料支持本病与麻疹病毒感染有关。

关于 SSPE 的发病机制曾有多种学说，但至今仍有不明确之处。有作者认为麻疹病毒初次感染时，病毒在机体内增殖而偶然发生变异株，或认为 SSPE 是由于机体对麻疹病毒发生不正常免疫反应所致。用电镜检查患者的脑组织发现麻疹病毒外，尚存在乳头状瘤病毒，因此提出两种病毒混合感染所致。麻疹病毒可使免疫细胞遭受破坏，影响了 T 细胞依赖性细胞的免疫功能，因而对麻疹病毒发生了细胞免疫的耐受性，致使病毒能够在脑内存活，造成对神经系统的进行性损害。综上多种学说，SSPE 的发病可能与病毒的特点及宿主的免疫状态有关。

病理检查可见亚急性炎症变化，灰质和白质均受累。脑血管周围的淋巴细胞、巨噬细胞和浆细胞浸润，呈袖套状。灰质的炎性改变是非特异性的，神经元有严重丧失，伴明显的反应性胶质增生。在白质有星形细胞增多及神经胶质增生，并伴不同程度的髓鞘脱失。特征性的变化为电镜下可见神经节细胞、星形细胞及少突神经胶质细胞中有核内和胞质内包涵体存在，免疫荧光染色显示存在麻疹病毒抗原。一般认为，较慢性、病程较长的病例，有较多的白质髓鞘脱失，亚急性或病程较短者则包涵体显著。

2. 临床表现　起病年龄为 2～20 岁，多在 7～8 岁，以学龄儿童为最多见。男性略多于女性，为2.5：1～3.3：1。起病多呈隐袭进行性，偶有暂时缓解期。无全身性或中枢神经系统感染的临床表现。根据病程演变的特点，一般可分为四期。

（1）第一期：行为及精神障碍期，患者有性格和行为改变，情感不稳，记忆力减退，学习成绩下降，淡漠，嗜睡，幻觉。尚可有脉络膜视网膜炎，甚至失明。此期历时约数周至数个月。

（2）第二期：运动障碍期，一般为 1～3 个月。最重要的特征是肌阵挛抽动，每分钟 4～12 次，通常是头、躯干和四肢的突然屈曲运动，接着 1~2s 的缓慢放松期。发生在清醒时，尚可发生舞蹈样和手足徐动样姿态、震颤、半身狂跃运动或肌紧张不全、癫痫发作、共济失调。此外，由于脉络膜视网膜炎、视神经萎缩或皮质盲而致视力障碍。偶尔发生视盘水肿。

（3）第三期：昏迷、角弓反张期，表现为去大脑强直，阵发性角弓反张，伴不规则呼吸及自主神经功能紊乱症状，如体温波动、出汗异常、高热等，最终进入昏迷。

（4）第四期：终末期，大脑皮质功能几乎完全丧失并出现眼球浮动，肌张力低下，肌阵挛消失。

多数患者病情进行性加重，整个病程 9 个月至 3 年，最终因继发性感染、循环衰竭或营养不良、恶病质而死亡。亦有报道在病后 6 周就死亡或病程长达 10 年以上。长期存活者，约 5% 的患者有自发性的症状缓解。

脑脊液检查正常或轻微细胞、蛋白质升高，可见浆细胞和激活的淋巴细胞。大多数病例免疫球蛋白增高，主要是 IgG、IgM 增高，有寡克隆 IgG 带。血清、脑脊液中有高滴度的麻疹抗体。脑电图示特在低平的背景上间隔 4~8s，周期性地出现 2~3Hz 的高幅慢波，持续时间 0.5~2.0s。双侧对称，以枕顶部最为显著。该波在疾病第二期最显著，至第四期消失。早期脑 CT 及 MRI 正常，随着病情进展，可显示进行性皮质萎缩，脑室扩大和多灶性低密度白质病损。

3. 诊断　根据典型的临床病程，特殊的脑电图改变，脑脊液的细胞学检查，免疫球蛋白增高以及血清和脑脊液中抗病毒抗体的水平异常增高，可做出临床诊断。为进一步确诊可做脑活检，从脑组织中发现典型的包涵体、麻疹病毒抗原或分离出麻疹病毒。

4. 治疗和预防　主要是对症治疗，减轻肌阵挛及癫痫发作，加强护理，防止并发症。对疾病本身尚无特殊的治疗方法。曾用各种抗病毒药物、免疫抑制药或干扰素及转移因子，均不能肯定可影响疾病的自然过程。近年来有报道用肌苷治疗本病，特别对缓慢进展的患者似可延长生命，但确实的疗效尚待进一步研究。

预防本病最有效的方法是接种麻疹疫苗。

（三）进行性多灶性白质脑病

进行性多灶性白质脑病（PML）为一种少见的亚急性脱髓鞘疾病，1958 年首次报道至今已有许多报道，世界各地都有病例发生。

1. 病因和病理　本病为乳头多瘤空泡病毒（JC 病毒）感染引起，常在全身性严重疾病的基础上发生，特别是亚急性淋巴细胞增生性疾病，如慢性淋巴细胞性白血病、霍奇金病、淋巴肉瘤、单核－巨噬细胞系统良性疾病，如结核和结节病，以及癌症等。近来有报道发生于器官移植、长期使用免疫抑制剂者和获得性免疫缺陷综合征病例。电镜检查发现少突胶质细胞中有包涵体，直径为 33~45nm 的二十面体，与乳头多瘤空泡病毒颗粒相似，现已证实属多瘤病毒亚型，称为 JC 病毒。少数病例脑部已分离出此类病毒，并证明病毒直接作用于少突胶质细胞，破坏其所支撑的髓鞘，形成严重的脱髓鞘病变。因而认为本病是由于机体免疫功能低下，中枢神经系统慢病毒感染所致。

病理检查可见脑白质内有广泛性多灶脱髓鞘病变，以大脑半球为主，脑干及小脑亦可累及，轴突相对而言保持完整。病灶区少突胶质细胞及髓鞘脱失。病灶周围少突胶质细胞肥大，可见核内包涵体，是由大量乳头多瘤空泡病毒颗粒组成。

2. 临床表现　多见于成年男性，起病年龄 20~80 岁，多在 50 岁以上：起病无发热。大多数患者在原发疾病确诊后 2~4 年出现神经症状，进行性脑损害的症状有精神症状、偏瘫、四肢瘫、偏盲、皮质盲、共济失调、构音障碍、智能减退，最后成为痴呆。少数有癫痫发作、意识模糊，严重者昏迷。一旦出现神经症状后，病程迅速进展，3~6 个月死亡，个别报道可有缓解。

脑脊液检查多数正常，偶可有轻度蛋白质增高或少量单核细胞。脑电图呈弥散性异常伴局灶性改变。CT 检查示白质内有多灶性低密度区，注射造影剂后无增强现象，无肿块效应：MRI 对特征性白质病损的发现更为敏感。

3. 诊断　根据在原有疾病基础上，经数年后迅速出现神经系统症状，结合实验室检查，可考虑本病诊断，然而只有脑组织活检才能做出肯定的诊断。

4. 治疗　以支持及对症治疗为主。加强护理，预防并发症的发生。

六、其他病毒的中枢神经感染

本节介绍了常见的一些中枢神经病毒感染，还有一些非常重要的或是随国际交流增多而传播或新变异型病毒引起的神经系统疾病，亦应引起重视。

（一）沙粒 RNA 病毒感染

沙粒 RNA 病毒可引起许多神经系统疾病，除众所周知的单孢病毒脑炎、HIV 等外，世界范围还有许多沙粒 RNA 病毒，例如流行于南美洲阿根廷、玻利维亚的流行性阿根廷出血热；在西非洲流行的拉萨热（Lassa fever）病毒每年致 5 000 多人的死亡。在美国则以淋巴细胞性脉络膜炎病毒（LCMV）最多见。

LCMV 是人、鼠共感染病毒，传染给人的主要宿主是仓鼠（pet hamster）。在动物中该病毒感染后引起一系列的细胞免疫反应，引起脑、视网膜、肝脏等病变。胚胎感染后则影响神经系统发育，产生一系列先天性发育异常。实验鼠的研究证明，该病毒感染引发的由 T 细胞介导的免疫反应和结构破坏是 LCMV 感染后的主要发病机制。

LCMV 急性感染的早期，特别是成年人的感染，可以没有症状，或出现轻度的一般症状，如头痛、发热、肌痛、咳嗽、项强等，少数儿童可有抽搐。少数可伴咽峡炎、附睾炎等。多数病者病程自限，持续发热数天至数周，脑脊液细胞数增多，超过 1.0×10^9/L，持续 1 个月以上。慢性病者何时发病不清楚。儿童感染，特别是婴儿感染，常影响中枢神经发育，出现一系列发育异常，如小头畸形、脑积水、脑室扩大、脑室周边钙化、囊肿、小脑发育不全、视网膜变性等。临床表现为智能减退、抽搐、惊跳、共济失调、运动障碍和失明等。

LCMV 的诊断依赖于：①发热的病史，有脑膜炎表现；②脑脊液中淋巴细胞数的增多，细胞数在 1.0×10^9/L 以上，并持续大于 1 个月者；③脑脊液寡克隆区带（OB）阳性；④可除外腮腺病毒感染；⑤血清学检查示 LCMV 抗体滴度升高。

本病毒的成人感染预后良好。宫内病毒感染，特别是孕期和新生儿感染往往是神经先天性疾病的主要原因，预后差。

（二）新宿主、新病毒的中枢神经感染

（1）虫媒病毒脑炎：西尼罗病毒近年来在欧洲和美洲流行。该病毒抗体亦在我国脑炎患者中查到阳性结果。此外，切昆贡尼病毒、辛德毕斯病毒、东西方马脑炎病毒，均有在国内报道。Banna 病毒和我国的云南环状病毒等均已分离。有多种不明原因的脑炎，特别是在夏秋季节流行的脑炎均提示我国有多种新的虫媒病毒脑炎的存在与流行。

（2）尼帕病毒脑炎：1998 年和 1999 年在马来西亚和新加坡报道的发生于养猪场及其附近居民中的脑炎，共有 300 多例，死亡率高达 40%。2001—2004 年南亚有一次暴发流行，病死率高达 75%。该组病例表现为发热、意识障碍、偏瘫及抽搐发作，3~4d 后出现肌阵挛、腱反射减退、项强及小脑体征。头颅 MRI 检查可见皮质下和深部白质多发散在病灶，可以增强，皮质、丘脑、小脑亦可异常。脑脊液示无菌性脑膜炎样变。血清抗尼帕病毒 IgM 和 IgG 抗体滴度升高。该病毒的天然宿主是狐蝠和果蝠，它们与猪可互相传播，感染的猪可传播给人而致病。

（3）禽流感病毒与蝙蝠狂犬病毒：在欧洲和澳大利亚已报道了由蝙蝠狂犬病毒引起的病例。临床表现为脑干神经症状、共济失调和进行性瘫痪。头颅 MRI 显示脑干和小脑局灶性异常信号。血清狂犬病毒中和抗体阳性。

2010 年和 2011 年，国际神经病学联盟（WFN）发表全球简报，共有 1 000 多例感染禽流感病毒的神经并发症者，亦有少数死亡病例，但未有病理报道。

随全球化进展的加速，认识更多中枢神经病毒感染将有利神经病学的发展。

（蒋尚融）

第二节 脑膜炎

一、病毒性脑膜炎

病毒性脑膜炎又名无菌性脑膜炎、虚性脑膜炎，是由多种病毒引起的一种脑膜感染，具有急性脑膜感染的临床表现，多无并发症。脑脊液白细胞增多，以淋巴细胞为主。病毒侵犯脑膜常同时侵犯脑实质者为病毒性脑膜脑炎。本病见于世界各地，约有2/3的患者已可确认为某种病毒引起。目前所知能引起脑膜炎的病毒包括：肠道病毒，柯萨奇A、B组病毒，ECHO病毒，灰髓炎病毒，腮腺炎病毒，单纯疱疹病毒，水痘-带状疱疹病毒，虫媒病毒，传染性单核细胞增多症（EB）病毒，淋巴细胞脉络膜脑膜炎病毒，脑、心肌炎病毒，肝炎病毒，腺病毒。

以上诸病毒中以柯萨奇和ECHO病毒最常见。约50%的患者由该两组病毒所引起。

由肠道病毒引起的病毒性脑膜炎，发病高峰主要在夏季和早秋。腮腺炎病毒脑膜炎一般多见于冬、春季节，与腮腺炎同时流行。淋巴细胞脉络膜脑膜炎则以冬季较常见，而单纯疱疹脑膜炎无明显季节性。

（一）临床表现

不论何种病毒所引起的脑膜炎，其临床表现大致相同。通常急骤起病，有剧烈头痛、发热、颈项强直，并有全身不适、咽痛、恶心、呕吐、嗜睡、眩晕、畏光、项背部疼痛、感觉异常、肌痛、腹痛及寒战等。症状的严重程度随患者年龄的增长而加重，体温很少超过40℃，除颈强直等脑膜刺激征外，多无其他阳性体征。某些肠道病毒感染可出现皮疹，大多与发热同时出现，持续4~10d。柯萨奇和ECHO感染，典型的皮肤损害为斑丘疹，皮疹可局限于面部、躯干或涉及四肢，包括手掌和足底部。ECHO感染的皮疹为斑点状，易与脑膜炎球菌感染混淆。柯萨奇B组病毒感染可有流行性肌痛（胸壁肌）和心肌炎。

（二）实验室检查

血液中白细胞数大多正常，部分减少或中度增多。EB病毒感染者的周围血液中可见大量不典型单核细胞。腮腺炎病毒感染，血清淀粉酶增高。脑脊液检查压力正常或轻度升高，色清，白细胞数增加，$(1 \times 10^6 \sim 1 \times 10^8)$/L；早期以中性粒细胞为主，数小时后主要为淋巴细胞；蛋白质含量增高，糖含量一般正常。但在腮腺炎和淋巴细胞脉络膜脑病毒感染时，糖含量可减少。

（三）诊断和鉴别诊断

根据发热、头痛、恶心、呕吐、肌痛、脑膜刺激征、血液和脑脊液的特征性改变，诊断一般并不困难，但病原学的诊断往往需从脑脊液中分离出病毒才可确诊。诊断时应与各种邻近脑膜的化脓性感染引起的脑膜反应，细菌性、结核性、真菌性脑膜炎，钩端螺旋体病脑膜炎，癌性脑膜病，单核细胞增多症等相鉴别。

（四）治疗

主要为对症及支持治疗。发热可用退热镇痛药。有明显颅内压增高者用甘露醇等脱水药。抗病毒药物，可参见本章疱疹性脑炎。中药大蒜注射液、银翘解毒片曾用于临床。急性期患者适当应用激素可能有缓解症状之功效。

本病为自限性疾病，多数预后良好，不留后遗症。若两周不能缓解者，需考虑其他疾病或病毒侵及脑实质之可能，应予以注意。

二、化脓性脑膜炎

化脓性脑膜炎是神经系统最常见的中枢细菌性感染。按照致病菌的种类，临床表现各有不同，其中最常见的致病菌是脑膜炎双球菌、肺炎双球菌及流行性感冒嗜血杆菌B型，其次是金黄色葡萄球菌、链球菌、大肠埃希菌、变形杆菌、厌氧杆菌、沙门菌、铜绿假单胞菌（绿脓杆菌）等。脑膜炎双球菌最常侵犯儿童，称为流行性脑膜炎，是儿童最常见的脑膜炎，但成人亦可发病。流感杆菌脑膜炎好发于6岁以下幼儿。肺炎双球菌脑膜炎好发于老年人及婴幼儿。大肠杆菌是新生儿脑膜炎最常见的致病菌。金黄色葡萄球菌和铜绿假单胞菌脑膜炎往往继发于腰椎穿刺、颅脑外科手术或开放性损伤之后。近年来，由于抗生素的广泛应用，典型的细菌性脑膜炎已经十分少见，治疗不彻底或不典型性化脓性脑膜炎渐为多见，应引起广大临床医师注意。特别应当指出的是，随着医疗技术的进步，抗菌药物的发展，院内医源性感染和混合感染已是细菌性脑膜炎的重要原因。

院内感染所致的细菌性脑膜炎常与开颅手术、导管引流及颅脑损伤有关。经流行病学研究结果显示：①开颅手术发生细菌性脑膜炎者为0.8%~1.5%。开颅手术后发生细菌感染者1/3发生于术后一周内，1/3发生在第三周，仅1/3发生于手术2周后。②脑室内引流，常用于颅内压增高、交通性脑积水的患者。脑室内引流患者中有4%~17%的患者发生继发性细菌性脑膜炎，多数发生于内引流术后1个月之内。③脑室外引流，用于急性颅内压增高的抢救治疗。引流后发生细菌性脑膜炎的发生率约为8%，引流超过5d者感染率将进一步增高，因此脑室外引流的时间应当不超过一周为宜。④腰椎穿刺亦可引起继发性颅内感染，但发生率极低，约为数万分之一。腰椎穿刺留置引流，用于蛛网膜下隙出血的病者，引起继发颅内感染的比例较高，约为5%，多数发生在5d之内，因此建议腰椎穿刺的留置引流最长不要超过5d。⑤颅脑外伤，特别是伴有颅底骨折的闭合性颅脑损伤者，继发性细菌性脑膜炎为1%~4%。伴有鼻旁窦，特别是蝶窦的损伤并发颅内细菌感染的机会更大，可达颅脑损伤的1/4。开放性颅脑损伤继发细菌感染者为2%~11%。总之，颅脑损伤是继发颅内细菌感染的最重要感染途径。

医源性颅内细菌感染的病原学以葡萄球菌或革兰阴性的厌氧菌为最多见。颅底骨折者由鼻腔而入，以肺炎双球菌感染为多。

（一）病理

各种致病菌引起的急性化脓性脑膜炎的病理变化基本相同。早期软脑膜及大脑浅表血管充血、扩张，炎症沿蛛网膜下隙扩展，大量脓性渗出物覆盖于脑表面，常沉积于脑沟及脑基底部脑池等处，亦可见于脑室内。脓液颜色与致病菌种有关，脑膜炎双球菌及金黄色葡萄球菌脓液为灰或黄色，流感杆菌为灰色，大肠杆菌及变形杆菌呈灰黄色，铜绿假单胞菌（绿脓杆菌）则为草绿色。随着炎症的扩展，浅表软脑膜和室管膜均因纤维蛋白渗出物覆盖而呈颗粒状。病程后期则因脑膜粘连引起脑脊液吸收及循环障碍，导致交通性或非交通性脑积水。儿童病例常出现硬膜下积液、积脓，偶可见静脉窦血栓形成、脑肿胀或因脑动脉内膜炎而致脑梗死、脑软化。

显微镜检下可见脑膜有炎性细胞浸润，早期以中性粒细胞为主，后期则以淋巴细胞和浆细胞为主。常可发现病原菌。血管充血，有血栓形成，室管膜及脉络膜亦有炎性细胞浸润。脑实质中偶有小脓肿存在。

（二）临床表现

化脓性脑膜炎者大多为暴发性或急性起病。急性期出现全身症状，有畏寒、发热、全身不适及上呼吸道感染症状。头痛为突出的症状，并伴呕吐、颈项强直、项背痛或畏光等；精神症状常见，表现为激动、混乱、谵妄；以后发展为意识模糊、昏睡以至昏迷。然而，不同类型的细菌感染，其临床表现各不相同。

1. 双球菌脑膜炎 该类脑膜炎多见于儿童，特别是幼儿。其临床表现轻重不一，临床过程可分为3种类型，即普通型、暴发型和慢性败血症型。普通型占全部病例的90%左右，但也有不典型病例。

（1）普通型：临床过程可分为上呼吸道感染期、败血症期和脑膜炎期。①上呼吸道感染期，除部分患者有咽喉疼痛、鼻塞、流涕等症状外，多数患者没有任何症状。②败血症期，30%~50%的病者没有脑膜炎症状，表现为头痛、发热、寒战、呕吐、全身乏力、肌肉酸痛、食欲缺乏、神志淡漠等毒血症状。约70%的患者在高热不久即出现大小不等的皮肤、黏膜瘀点、瘀斑，1~2mm，大的可达到1cm。

瘀点分布于口腔黏膜、胸腹壁皮肤，严重者瘀斑可扩大成大片，皮肤坏死。少数患者在出现皮肤瘀点前出现全身玫瑰色斑丘疹。部分患者还可出现唇周单纯疱疹，伴有严重中毒症状的此期患者可继发脾大。多数患者在 1~2d 内出现脑膜刺激症状而进入脑膜炎期。③脑膜炎期，多数患者急性起病，高热，全身或局部出现皮下瘀点，同时出现刺激症状。此期患者头痛剧烈，伴有频繁恶心、呕吐、血压升高、烦躁、重则抽搐、意识到不清。体格检查可见颈项强直，凯尔尼格征阳性，重则角弓反张。严重者昏迷或因颅内压增高出现脑疝而呼吸衰竭。若能有效积极治疗者，本期病者多数可在 2~5d 内逐步开始恢复，体温下降，瘀斑逐步消退，延迟诊断和治疗者，预后严重。

（2）暴发型：见于少数病例，以儿童为多。主要临床特征为突起高热、寒战、头痛、呕吐并迅速出现精神萎靡、意识混浊或抽搐。体检可见皮肤瘀点、瘀斑或皮片融合。此种典型症状被称为华－弗综合征（Waterhouse – Friderichsen's syndrome），是急性暴发性脑膜炎双球菌性脑膜炎的极严重综合征，除高热和皮疹外，多数患者无脑膜刺激征。脑脊液检查压力升高，但细胞数正常或轻度增多。血培养可以阳性，瘀点涂片可见革兰阴性双球菌。若不能及时诊断和治疗，此组病例常因并发中毒性休克而死亡。

（3）慢性脑膜炎双球菌脑膜炎：表现极不典型。病程可连续数个月，反复发作，表现为间歇性畏寒、发热，每次发作持续 12h 后缓解，间隔 1~4d 后又可再次发作。发作时皮肤可以出现皮疹，以红色斑丘疹为多见，亦可出现瘀斑、脓疱疹、结节红斑样皮疹以及腕、膝等关节酸痛。体温曲线酷似疟疾。发热期血培养可能阳性。少数患者可继发其他细菌的化脓性脑膜炎和心内膜炎。

2. 肺炎球菌性脑膜炎　该类脑膜炎呈散发性，多见于婴儿及老年患者。50%以上的患者继发于肺炎球菌性肺炎之后，绝大多数于肺炎后 7~10d 内逐步出现脑膜症状。本病起病急，常有高热、头痛、呕吐和不同程度的意识障碍，胡言乱语，谵妄昏睡或昏迷。半数以上患者可有脑神经受累症状，最常见的依次为展神经，面神经，动眼神经和滑车神经麻痹。有明显的颅内压增高和脑膜刺激症状。婴儿患者常表现为抽搐、嗜睡、烦躁、厌食和呕吐，反应特别敏感，突然尖叫，两眼发呆，重则角弓反张。老年患者则深睡，精神紊乱或抽搐发作。

反复多次发作（数次至数十次）的复发性脑膜炎是本病特征之一，绝大多数由肺炎球菌引起，发作期间为数个月或数年。反复发作的原因为：①脑脊液鼻漏；②先天性缺陷（如先天性筛板裂、先天性皮样窦管、脑膜或脊髓膜膨出）或后天性颅骨损伤；③脑膜旁感染病灶如慢性乳突炎或鼻窦炎的存在；④儿童脾切除术后；⑤宿主免疫功能缺陷（如先天性免疫球蛋白缺乏症），应用免疫抑制剂等；⑥脑脊液极度黏稠，易形成粘连及脓性包裹，影响药物疗效。

由于炎症渗出和渗出物中的纤维蛋白含量升高，慢性患者常可出现脑膜粘连。粘连既可引起多脑神经损害，亦可继发硬脑膜下积液、积脓、阻塞性脑积水，可继发脑血管闭塞、偏瘫、失语乃至共济失调等症状。

3. 葡萄球菌性脑膜炎　该病以金黄色葡萄球菌性脑膜炎最为多见，偶见表皮葡萄球菌，是严重的化脓性脑的主要原因之一。多见于新生儿和成年糖尿病患者的继发感染。主要临床表现为：急性起病，除有或无局部葡萄球菌感染灶之外，一般均有明显的全身中毒症状，如高热在 39℃ 以上，呈弛张热，伴或不伴畏寒、关节痛，肝、脾大，严重者伴感染性休克。神经系统表现为头痛、呕吐、畏光、眩晕、精神异常、激惹不安或精神淡漠、嗜睡，重则昏迷。神经系统体格检查可见项强、凯尔尼格征阳性等。未做积极有效治疗者，常可早期继发颅底粘连，出现多脑神经麻痹和颅内压增高，或继发脑内感染、脑脓肿或脑病而长期意识不清，重则继发脑疝而死亡。鉴于金黄色葡萄球菌脑膜炎常有全身或局部葡萄球菌感染的征兆，因此，脑膜炎的症状常为继发于全身败血症或脓毒血症之后。此组病者若不及时积极治疗常可继发脓毒症性脑病（septic encephalopathy），残留严重后遗症。

4. 流感杆菌性脑膜炎　多见于 3 岁以下的儿童，成人极为少见。亦见于免疫力降低的头颅外伤、中耳炎、鼻房窦炎的成年人患者。主要临床表现为，前驱症状较轻，以上呼吸道感染症状为多。成年患者常为突然头痛发热，在 7~10d 后出现项强、嗜睡或伴恶心呕吐，或伴抽搐。在追问病史和体格检查中可发现中耳炎或副鼻窦炎，或有头颅外伤或颅脑手术史。暴发病例中前驱症状不明显，可迅速出现高热、抽搐和昏迷，在数天内死亡。流感杆菌性脑膜炎患者常留后遗症，50%的患者残留不同程度的并发症，其中30%的患者可并发硬膜下积液、脑积水、脑脓肿等，其中以硬膜下积液占多数。临床过程中有下列情况者应考虑并发硬膜下积液可能：①积极而合理治疗4~7d后，脑脊液中细胞数已经好转而体温不退或退而复升者；②一般临床好转后，患者出现不明原因的呕吐、抽搐等神经症状者；③婴儿患者的脑脊液检查已经正常，但囟门却明显隆起，并有呕吐、厌食者。此型细菌感染的脑膜炎常留较多的神经后遗症，如共济失调、失明、耳聋、智能减退甚至瘫痪。

5. 铜绿假单胞菌性脑膜炎 铜绿假单胞菌是一种条件致病菌，仅当机体免疫功能降低或颅脑、脊柱手术或腰椎穿刺等检查时，污染手术野和创口后才能进入中枢神经系统而致病。近年来，由于免疫抑制剂的广泛应用，抗肿瘤药物以及HIV的感染等因素，条件性致病菌的中枢神经感染亦渐有增多。铜绿假单胞菌、变形杆菌等条件致病菌性脑膜炎尤为多见。主要临床表现与其他脑膜炎的表现没有区别，均以发热、头痛、呕吐和脑膜刺激症状等为表现，但是铜绿假单胞菌常继发于：①耳、乳突、鼻旁窦感染的扩散；②头颅外伤，颅脑手术后；③脊柱手术，椎管内手术，腰椎穿刺；④脑室引流；⑤肺部感染，心内膜炎，尿路感染；⑥压疮等其他部位的铜绿假单胞菌感染。铜绿假单胞菌性脑膜炎患者较少急性发病，常表现缓慢起病，病程迁延，38~39℃高热。晚期病者逐步出现意识丧失或弥漫性脑病。有时起病隐匿，缺乏系统的症状和体征，造成诊断和治疗的延误。铜绿假单胞菌性脑膜炎患者预后差，死亡率在60%以上。

6. 肠杆菌脑膜炎 是指由大肠杆菌、变形杆菌、克雷白杆菌等肠道杆菌引起的脑膜炎。2岁以下的儿童以大肠杆菌最为多见。成年人常发生于基础疾病的晚期；妇女患者常由产前、产时的感染，产生产褥热或大肠杆菌败血症及脑膜炎；中耳炎、胆脂瘤性中耳炎和乳突炎者最易继发大肠杆菌、变形杆菌的继发感染而发生脑膜炎。大肠杆菌脑膜炎早期和轻型的病例，炎症主要表现为脑及脑膜表面的炎性渗出，随病程的发展逐步漫及大脑表面、基底部及脊髓，并累及脑血管和脑神经，引起颅内压增高和多脑神经麻痹。由于大肠杆菌性脑膜炎极易并发脑室炎，引起严重后遗症，因此，脑室穿刺往往是治疗本病的重要手段。凡具下列体征时，可考虑脑室穿刺：①头颅CT或MRI提示脑室扩大；②常规抗菌药物治疗后，临床效果不佳，并有严重脑组织受压证据，如呼吸困难、意识不清；③脑脊液培养阳性；④伴发中枢神经先天畸形。大肠杆菌脑膜炎临床过程虽不凶险，但并发症多，后遗症多，往往预后较差。

细菌性脑膜炎的临床表现虽然随不同病原菌的发病年龄和转归有些差异，但其共同特点为发热、头痛、恶心、呕吐、颈项强直和抽搐。若不能及时治疗均可并发颅底粘连，产生颅内压增高和多脑神经麻痹，继之产生脓毒血症性脑病而长期意识障碍，或残留严重神经精神症状。

（三）实验室检查

周围血检查均可见白细胞总数增高，达（$1 \times 10^9 \sim 2 \times 10^9$）/L。以中性粒细胞增高为主，恢复期的白细胞数可以降低。脑脊液检查可见白细胞增多，数千只至万只均可能。大肠杆菌脑膜炎可见脑脊液混浊，呈米汤样；铜绿假单胞菌性脑膜炎可呈草绿色。脑脊液压力增高，色浑浊或呈脓性，细胞数增多，在（$1 \times 10^7 \sim 1 \times 10^8$）/L，甚至更高，以多形核细胞为主，有时脓细胞聚集呈块状物，此时细胞培养、涂片阳性率高。蛋白质含量增高可达1.0g/L；糖含量降低，可低至0.5mmol/L以下，甚至为"零"。氯化物含量亦下降。50%的病例可在脑脊液中找到致病菌。脑脊液中pH降低，乳酸、乳酸脱氢酶、溶菌酶的含量以及免疫球蛋白IgG和IgM明显增高。乳酸的增高亦是细菌感染的重要证据之一。

头颅平片检查是寻找化脓性脑膜炎感染原的重要途径，常可见副鼻窦炎、中耳炎等影像学证据。头颅CT是早期发现交通性脑积水、脑室扩大以及发现继发性颅内脓肿的重要手段。脑膜炎病者的脑电图检查没有临床意义。

（四）诊断与鉴别诊断

根据发热、头痛、脑膜刺激征，脑脊液中以多形核白细胞增多为主的炎症变化，可予诊断。但需与病毒性、结核性及真菌性脑膜炎、脑炎、脑病、脑肿瘤、蛛网膜下隙出血以及其他疾病引起的昏迷相鉴别。脑脊液中糖含量降低，乳酸、乳酸脱氢酶、溶菌酶的含量增高和pH降低，可与病毒性脑膜炎鉴别。细胞数增多，以多形核细胞为主，对鉴别结核性与真菌性脑膜炎有帮助。但在疾病的早期，婴幼儿或老年，以及经过部分治疗的化脓性脑膜炎患者，其脑脊液的改变不典型，往往给诊断带来困难，常需反复多次脑脊液检查以明确诊断。具有下列标准，可作为急性化脓性脑膜炎的诊断：①脑脊液的革兰染色细菌涂片，细菌培养阳性或乳胶颗粒凝集试验检测抗原阳性；②脑脊液细胞数增高，达 $1 \times 10^9/L$ 以上，其中60%为多形核白细胞；蛋白质升高在1 200mg/L以上和糖浓度降低，脑脊液/血液的糖浓度小于0.3为异常。70% ~80%的细菌性脑膜炎患者脑脊液中可以查到细菌，细菌培养的阳性率在80% ~90%，但是慢性化脓性脑膜炎者常常培养阴性。近年来，根据血浆中原降钙素（procalcitonin）水平的升高可为细菌性与病毒性脑膜炎提供鉴别诊断。

（五）治疗

化脓性脑膜炎的治疗包括病因治疗和并发症的治疗两大方面。

1. 病因治疗　凡化脓性脑膜炎诊断一旦成立，均应积极地选择有效的抗生素进行病因治疗，治疗的积极性与准确性直接与患者的预后相关。因此，诊断一经确立，按病原菌选用抗生素。如病原菌未明确者，应选用广谱抗生素，并按一般发病规律选用药物。首先经静脉给药，使其血浓度短期内明显升高，脑脊液中相应达到较高的药物浓度。某些抗生素经静脉给药不能通过血 - 脑屏障，可做鞘内注射或脑室内给药，但应注意药物剂量、稀释浓度、注射速度及间隔时间。然而，临床实践中，常常不能立即明确病原菌，因此，治疗中必须分为病原菌明确前和明确后的两种治疗方案。

1）常规的抗生素选择原则：①新生儿：选用头孢塞肟钠（cefotaxime sodium）、氨苄西林（ampicillin）；②婴儿和儿童：选用第三代头孢菌素；③成人：原来健康和社区获得性感染者，选用第三代头孢菌素，加用氨苄西林；外伤后或颅脑手术后感染者，选用万古霉素（vancomycin）加用头孢类抗生素或美罗培南（meropenem）；④老年，免疫能力差者，选用氨苄西林加用头孢拉啶；脑膜炎并发短路引流者，选用万古霉素加头孢菌素或美罗培南。

2）已知病原菌者的药物治疗

（1）脑膜炎球菌性脑膜炎：鉴于我国所流行的A群菌株，大多对磺胺药敏感，仍为首选药物。磺胺嘧啶的脑脊液浓度为血浓度的40% ~80%。首次剂量50 ~100mg/kg，静脉缓慢注入；以后每日80 ~160mg/kg，分4次口服或静脉内注入，同时给予等量碳酸氢钠和足够水分。如治疗后48h症状无减轻，体温不下降，则需及时改药。国外由于大多为耐磺胺的B群及C群菌株流行，故以青霉素为首选药物。对暴发型流脑，宜用大剂量青霉素G（20万 ~30万 IU/kg，儿童10万 ~25万 IU/kg）和/或氯霉素联合应用。氯霉素易透过血 - 脑屏障，其脑脊液浓度为血浓度的30% ~50%；成人每日50mg/kg，分次静脉滴注，应密切注意对骨髓的抑制作用。亦可用氨苄西林，剂量为150mg/kg，分次静滴。

（2）肺炎双球菌脑膜炎：50%发生在急性大叶性肺炎恢复期。若青霉素敏感者首选青霉素G，用量为2 000万 IU/d，分次静脉滴注，2周为1个疗程。青霉素耐药（MIC为0.1 ~1.0μg/mL）者，选用头孢曲松（ceftriaxone），2.0 ~4.0g/d，分2次静滴；或头孢噻肟钠（cefotaxime）2.0g，每日2 ~3次；或头孢吡肟4.0g/d，分2次肌内注射。当青霉素MIC >1μg/mL时，选用头孢曲松或头孢噻肟或头孢吡肟加万古霉素或利福平。

（3）金黄色葡萄球菌脑膜炎：目前认为90%以上的金黄色葡萄球菌对青霉素G耐药。甲氧苯青霉素的蛋白质结合率低于其他半合成青霉素，所以较易透入脑脊液，可作为首先药物，剂量为12g/d，分次肌内注射或静脉滴注，4周为1个疗程。青霉素过敏者可用万古霉素，剂量为5g/d。杆菌肽对葡萄球菌有高度活性，使用时耐受性好，成人常用量为5 000IU，鞘内注射，每周2 ~3次。

（4）流感杆菌脑膜炎：以氨苄西林或氯霉素作为首选药物，剂量同前。近年来，国外建议首选头孢噻肟或头孢曲松，剂量如肺炎球菌。

（5）肠道革兰阴性杆菌脑膜炎：该组脑膜炎在成人中占22%，以大肠杆菌多见，其次为肺炎杆菌、铜绿假单胞菌。治疗方案见表7 - 2。

表7－2　革兰阴性杆菌脑膜炎抗生素的选择

菌种	常用方案
大肠杆菌	氨苄西林＋庆大霉素（或卡那霉素）或妥布霉素
肺炎杆菌	头孢噻啶＋庆大霉素（或卡那霉素、阿米卡星、妥布霉素）
铜绿假单胞菌	羧苄西林＋庆大霉素（或阿米卡星）、多黏菌素B
变形杆菌	氨苄（或羧苄）西林＋卡那（或庆大）霉素
产气杆菌	头孢噻啶＋庆大霉素
沙门菌属	氨苄西林或氯霉素
沙雷菌	氨苄西林（或氯霉素）＋庆大霉素（或卡那霉素）
粪产碱杆菌	氯霉素（或多黏菌素B、E）

2. 对症治疗　如下所述。

（1）肾上腺皮质激素：在应用大剂量抗生素的同时，静脉滴注5mg/d的地塞米松，对减少颅内粘连，减少脑积水和脑膜增厚等均有远期效果。

（2）20%甘露醇：400～600mL/d，分次静脉滴注，对急性颅内压增高者有改善症状之作用。

3. 脑室引流　脑膜炎后期，继发交通性脑积水或阻塞性脑积水者，均可选择脑室外引流或脑室体内引流。

（六）预后

化脓性脑膜炎的预后依赖于诊断的早期确定和及时、足量以及合理的抗生素应用。若能早期合理和足量地应用抗生素，多数患者预后良好；抗生素选择不当，疗程不足等易使病程转化为慢性化脓性脑膜炎，并继发脑神经麻痹、交通性脑积水、偏瘫、共济失调、癫痫等后遗症。急性病期未做积极治疗者亦可继发化脓性脑炎和脑脓肿等。

三、结核性脑膜炎

结核性脑膜炎（tuberculous meningitis）是由结核杆菌感染所引起的非化脓性细菌性脑膜炎。近年来，由于广谱抗生素的应用和公共环境及社会竞争激烈等综合因素，结核病包括结核性脑膜炎的发病似有增加趋势。结核性脑膜炎可伴或不伴全身结核如粟粒性肺结核、淋巴结核、骨关节结核等。据WHO的统计，全球约有1/3的人已经感染了结核菌，每年约有800万新结核患者发生，约有300万结核患者死亡，2000年，因结核病死亡至少350万人。在发达国家大部分感染人口是老年人，是以前形成的感染，而发展中国家的感染人口以青壮年为多，因此今后的发病将集中在生产能力最强的青壮年。总的来看，结核疫情以非洲最严重，其次是东南亚和西太平洋地区，再次为中南美洲国家和东地中海地区，而欧洲和其他发达国家为最低。

我国的结核疫情不容乐观，1990年抽样调查，肺结核患病率为523/10万，估算全国患者约600万人，痰液涂片阳性患病率134/10万，全国感染性患者约150万，结核死亡率21/10万，每年结核患者死亡约23万。其中结核性脑膜炎病死率为20%～30%。

（一）病因和发病机制

结核菌在分类上属于放线菌目、分枝杆菌科、分枝杆菌属。包括人型、牛型、非洲型和鼠型4类，过去的鸟形结核菌现划为非结核性菌第3组。实际上中枢神经系统的结核感染几乎都是由人型结核菌引起的，牛型结核菌很少见，其他分枝杆菌引起的感染也很少见。

结核菌细长而稍弯，约$0.4\mu m \times 0.4\mu m$，两端微钝，不能运动，无荚膜、鞭毛或芽孢，属需氧菌，天然寄生于人类。结核菌不易染色，但经品红加热染色后不能被酸性乙醇脱色，故称抗酸杆菌。电镜下结核菌细胞壁厚约20nm，其表层粗糙，伴有横式排列的绳索状皱褶物。胞壁上有不同的噬菌体受体，据此人型结核菌可分为4型。胞质外紧包一层质膜。胞质内分布大小不等的糖原和多磷酸盐等颗粒，大颗粒常位于两端。颗粒的大小及多少依菌株或培养条件而异。胞质中的间质呈膜样结构，由质膜内陷折叠而成，可能与细胞壁合成、核质分裂、细菌呼吸等功能有关，应用卡那霉素后可见撕裂，甚至缺损。细胞核发为高度盘旋的 DNA 纤维，无核膜和核仁。

结核菌的培养生长缓慢，人型结核菌的体外培养至少需 2 周才可见菌落。经抗结核药物作用后，细菌活力显著减弱，需 6~8 周，甚至 20 周才能出现菌落。结核菌培养生长缓慢的原因，长期认为是由结核菌胞壁的疏水性使营养物质不能渗入所致，近年研究认为，主要是由于 DNA 合成所依赖的 RNA 聚合酶在结构上的异常所致。此外，结核菌的生长速度还与氧供有关。

结核菌菌体的化学成分十分复杂。首先，它含有大量的类脂质，占菌体干重的 20%~40%，主要分布于结核菌的胞壁中，它具疏水性，对环境有较强的抵抗能力。类脂的成分有磷脂、脂肪酸和蜡质三种，它们都与蛋白或多糖相结合。磷脂能增强菌体的致敏作用，脂肪酸中的结核菌酸有促进结核结节形成，蜡质中分枝菌酸与抗酸性有关。第二，结核菌中含有多种蛋白，约占菌体干重的 50%，构成菌体和核质。结核蛋白是变态反应的反应原。结核菌素的主要成分为结核蛋白。第三，除类脂蛋白之外，结核菌中尚存在糖原或多糖体，它们多数与脂质一起缩存在于胞壁中，构成免疫反应的抗原物质。此外，结核菌中也含其他的矿物质和维生素。

自从用抗结核药物治疗结核菌感染以来，很快即发现有耐药结核菌的存在。目前耐药结核菌可分为三型：①原发性耐药，见于从未接受过抗结核药物的结核患者，结核菌株对一种或多种抗结核药物耐药，由耐药结核菌传播引起，耐药菌来自以往未经合适治疗的结核患者；②获得性耐药见于初始对抗结核药物敏感的结核病，在治疗过程中发展为耐药，多数是治疗不足所致；③继发性耐药指以往经过抗结核药物治疗后出现的耐药，包括既有原发又有获得性耐药的患者。多种利药结核菌指在体外至少耐异烟肼及利福平的结核分枝杆菌菌株。

在全世界范围内，结核杆菌的耐药性已越来越普遍。在美国，肺结核中结核杆菌的耐药性已从 20 世纪 60 年代的 2% 增长到 90 年代的 9%。我国各地差异较大，在 10.4%~53.8%，平均 31.9%，且呈上升趋势。

中枢神经系统的结核菌感染与全身其他部位的感染一样，均由呼吸道传入结核杆菌的微粒后，结核杆菌在 2~4 周内播散到全身各大器官，并激活细胞免疫反应，病原体可以被激活的巨噬细胞消灭，形成结核结节。结核结节由大量巨噬细胞、淋巴细胞聚集而成，中心形成干酪样坏死。结核结节的大小和炎症反应的程度与机体的免疫力和遗传因素有关。当机体免疫能力降低时，结节中心形成干酪样坏死，病原体迅速增殖，并导致结核结节破裂，释放结核杆菌及其毒素。当此过程发生于脑膜时，则产生结核性脑膜炎。多数情况下，颅内的结核感染均由血液播散所致；少数颅内结核是由邻近组织，如内耳、乳突或脊柱的感染所继发。中枢神经内结核感染后的症状，依赖于结核感染的部位，感染于脑膜、蛛网膜下隙者为脑膜炎；位于脑实质深部或脊髓膜则可形成结核球或结核性肉芽肿。

（二）病理

结核性脑膜炎病理改变包括脑膜、脑血管、脑实质。最初的病理变化是在蛛网膜下隙产生一层厚的结核性渗出物，有时渗出物靠近破裂的结核结节，在脑底部渗出往往最明显，但并不靠近破裂的结核结节。若渗出物围绕脚间窝，包裹视神经交叉并扩散到脑桥和小脑。渗出物经常进入侧裂，但却很少包绕大脑半球。在侧脑室中，类似的分泌物经常覆盖脉络丛。渗出物为凝胶状且常呈结节样，显微镜下，可见多形核成细胞、红细胞、巨噬细胞和纤维组织，随着病程的发展，淋巴细胞较为突出，病程后期出现成纤维细胞和组织连接成分。渗出物可以形成典型的结核结节或大片的干酪样坏死。渗出物中可找到分枝杆菌，数量不一。

闭塞性血管炎是由结核性脑膜炎的渗出物侵犯和累及血管后所引起，表现为血管内膜增厚，血管闭塞，以中等大小到小动脉最易受累。毛细血管和静脉亦可累及。显微镜下，可见血管外膜有大量的结核渗出物附着类上皮细胞、结核结节、干酪样坏死，有时可见结核杆菌群落。血管内层也可受到类似的影响，或发生纤维蛋白样透明变性，反应性内皮下细胞增生可以堵塞管腔。因此，缺血性脑梗死是结核性动脉炎的常见并发症。脑积水是结核性脑膜炎患者非常常见的病理特征，由炎性渗出物沉积于大脑导水管或孟氏孔，引起脑脊液循环的不通畅，继发脑室扩大和阻塞性脑积水。渗出物在颅底引起粘连，除引起脑脊液循环障碍外，还可引起多脑神经的粘连，特别是展神经、面神经以及后组脑神经的粘连而产生多脑神经麻痹。

渗出物、血管炎和脑积水都会影响脑实质。渗出物附近的组织反应包括脑组织软化、星形细胞、小胶质细胞和弥散的炎症反应。渗出物附近血管血栓形成，脑组织片状出血和梗死。渗出物所引起脑血管的病理改变也可以引起病灶远处的脱髓鞘性改变，或血管源性脑白质病变而致脑病。

（三）临床表现

各年龄段均可发病。往往起病隐匿，轻度到中度发热，主诉头痛、嗜睡或不同程度的意识障碍。继之出现颈强直、克尔尼格征（克氏征）阳性等脑膜刺激症状，此时可出现不同程度的脑神经麻痹和肢体运动功能异常。随着疾病进展，可出现抽搐、昏迷以及严重的神经功能障碍。儿童病者，常以恶心、呕吐和行为异常等症状起病。大样本资料分析结果提示：头痛为主诉起病者占 35%。3 岁以下的儿童则以便秘、食欲缺乏为主诉者多见。抽搐亦是儿童结核性脑膜炎的首发症状，整个病程中约有 50% 的儿童可有癫痫发作，但因癫痫而入院者仅为 10%～20%。儿童患者的既往结核病史常不明确，有一半以上的儿童找不到明确结核病接触史。有人认为结核性脑膜炎的起病与儿童麻疹、百日咳、预防接种、头颅外伤等因素有关，但尚无法证实。儿童患者结核性脑膜炎的发展迅速，一旦起病，病程发展迅速，常在 3 周内发展到严重的临床症状。

成年人结核性脑膜炎的临床表现很不典型，症状可在感染后数天、数周、数个月甚至数年后才发病，但多数在感染后数周开始出现临床症状。20% 的患者既往有结核病史。成人结核性脑膜炎的症状较儿童多而重。50%～70% 的患者主诉头痛，但轻重不一，一般不伴恶心、呕吐。常有情感淡漠、意识模糊和行为异常。第三期的结核性脑膜炎患者常可出现局灶性神经症状和体征，30% 以上的患者可出现单侧或双侧的脑神经麻痹，以第 Ⅵ 对脑神经（展神经）最多见，其次是第 Ⅲ、Ⅳ、Ⅶ 对脑神经，偶亦可累及第 Ⅱ、Ⅷ、Ⅸ、Ⅺ、Ⅻ 对脑神经。由于大脑血管病变的存在，可出现大脑中动脉主干或内侧豆纹动脉、丘脑穿支动脉的闭塞而出现肢体偏瘫、抽搐、偏侧投掷动作、舞动等症状，亦可出现肌阵挛和小脑共济失调等症状。这些症状和脑血管并发症，儿童结核性脑膜炎患者较成年人结核性脑膜炎病者更为多见。第三期脑膜炎患者常可出现颅内压升高，眼底检查可见明显眼底视神经盘水肿，脉络膜层黄色的结核结节，边缘不清，在粟粒性肺结核患者中多见，其他病例较少见，少于 10%。

（四）实验室检查

周围血液的常规检查显示，白细胞数正常或有轻度升高。血液生化检查亦无临床意义。若伴严重恶心、呕吐者可能出现低钠、低氯等电解质失衡改变。

1. 脑脊液检查　脑脊液检查是结核性脑膜炎的主要实验室指标。腰椎穿刺可见脑脊液压力升高，50% 以上的成年人或 70% 的儿童结核性脑膜炎病者均有不同程度的压力升高。脑脊液常规检查显示无色，清（晚期病者可黄变），细胞数增多，一般为（$1 \times 10^8 \sim 2 \times 10^8$）/L，最高可达（$3 \times 10^9 \sim 4 \times 10^9$）/L，在早期急性发作阶段，中性粒细胞数增高，随着病程 1～2 周的发展后，中性粒细胞数逐步减少，而淋巴细胞逐步成为主要细胞。

1）脑脊液的生化检查：生化检查可见糖的含量降低，平均在 2.0mmol/L 左右，严重病者可以降低至 0.5～1.0mmol/L。脑脊液中糖含量的高低与脑膜炎症的活动程度有关，脑脊液中结核杆菌培养阳性的糖含量远比培养阴性者为低。因此，脑脊液中糖含量的变化亦可用作疾病发展过程的重要指标之一。结核性脑膜炎患者脑脊液中的蛋白质含量增高，为 1.5～20.0g/L，早期增高可能不明显，随着疾病发展，特别是第三期结核性脑膜炎病者，蛋白可以进一步升高，甚至可达 10.0～20.0g/L，此时极易引起椎管阻塞和脑膜粘连。脑脊液中结核杆菌培养阳性与否与脑脊液中蛋白含量的高低没有关系。脑脊液的氯化物含量降低，但在诊断与鉴别诊断中的意义较低。脑脊液中氯化物的降低可见于严重水盐代谢紊乱和结核性脑膜炎的晚期，因此氯化物含量的过分降低亦可作为本病预后的重要指标之一。

2）免疫学检查：免疫学检查包括皮肤结核菌素试验和脑脊液抗结核免疫学检查。

（1）皮肤结核菌素试验：取结核菌素蛋白1：10 000或1：5 000的浓度，于前臂内侧皮内注射形成皮丘，观察48h，若皮丘周边发红形成大约1.0cm直径的红色皮丘为阳性。结核菌素皮内试验阳性者提示有结核感染，但不提示结核性脑膜炎的诊断。近年来，由于病者常常应用皮质激素，因此，结核菌素皮内试验常为阴性结果。

（2）免疫酶联（ELISA）法检测脑脊液中抗结核抗体：应用结核杆菌蛋白或结核菌素为抗原包被，以免疫酶联技术测定血清和脑脊液中的抗结核杆菌的抗体滴度，当脑脊液中的抗体光密度（OD）值大于血清中的光密度值时，具有诊断意义。

（3）免疫酶点（Elispot）：是指应用结核菌蛋白或结核菌包膜蛋白为抗原，包被硝酸纤维膜板，取患者脑脊液，分离脑脊液中的淋巴细胞，1 000个/mL以上，在培养基中加于硝酸纤维膜板上培养24h，洗去淋巴细胞后按免疫酶联方法操作步骤和显色。若见到棕红色的免疫斑点则为阳性。每个斑点提示一个抗结核的抗体分泌细胞，可为结核性脑膜炎提供特异的诊断依据。其特异性在90%以上。值得指出的是所有的免疫学检查均需脑脊液检查才有诊断意义。

3）聚合酶链反应（PCR）：检测脑脊液中分枝杆菌的DNA片段。该方法是灵敏度最高的检测方法。但是，由于灵敏度高、特异性差、污染率高等缺陷，缺乏特异性而没有诊断价值。国内已被叫停。

4）新检查法：结核病性脑膜炎的新诊断方法很多，包括：①溴化物通过血－脑屏障的时间，方法为应用口服或静脉给予溴化胺，1～2d后，血和脑脊液中浓度相近（γ分析法），以≤1.6作为结核性脑膜炎的诊断依据，敏感性和特异性约为90%。假阳性可见于单纯疱疹感染以及其他病毒性脑炎、李司忒菌脑膜脑炎和中枢神经系统淋巴瘤。另外，神经梅毒也可出现溴化物的血/脑脊液比率降低，因此，该试验不能够区别结脑和神经梅毒。②生物化学法，检测脑脊液中腺苷脱氨酶（ADA）评估结脑患者宿主反应的一种新的生物化学方法。这种酶与人的T淋巴细胞相关，在全身感染时，可以引起细胞介导的免疫反应，从而使血中ADA浓度升高，如果胸腔积液、腹腔积液或滑膜腔液被感染，其中的ADA浓度也可升高。

结核病性脑膜炎的实验室检查方法繁多，其中最肯定的方法仍以脑脊液的结核培养最具特征意义。但是由于该方法的阳性率太低，较好的实验中，阳性率亦仅25%左右，而且耗时长，一般需在3～4周后方有结果。如此缓慢的实验室检查缺少临床指导意义。结核性脑膜炎的诊所有诊断方法，包括最新的方法都应密切结合临床。

2. 影像学检查　常用的检查有胸部X片及头颅CT和头颅MRI检查。

（1）胸片：X胸片有无异常与患者的年龄有关。有25%～50%的成人患者可见近期或陈旧性结核病灶。胸片检查不能用于结核性脑膜炎的诊断。

（2）头颅CT和MRI：在病程早期，约75%的CT扫描有异常发现，可看到脑实质、脑血管和脑膜病变，随着病程的发展，这一比例逐步增高。在不增强状态下，CT平扫可以发现脑积水造成的脑室扩张和由于室管膜结核渗出物形成的脑室旁软化灶，低密度缺血性脑梗死。CT增强后可见脑膜炎增强，最常见于蛛网膜下隙基底池、大脑侧裂及脑干周围。钆增强的MRI发现结脑患者的异常要比CT扫描更敏感。在MRI成像中，可出现脑神经增粗，颅底结核渗出物增强，在渗出物覆盖下可出现大范围的脑实质损害。MRI检查可以发现血管狭窄和受累动脉的血管瘤形成。或动脉梗死所致的脑内软化灶。

（五）诊断与鉴别诊断

结核性脑膜炎的诊断主要依赖于：①典型的临床表现，如低热、头痛、呕吐、项强、凯尔尼格征阳性等脑膜刺激症状。②特殊的脑脊液检查结果，表现为中度白细胞增高，生化检查提示糖、氯化物降低，蛋白质增高。典型病例诊断不难，但治疗不完全的化脓性脑膜炎、真菌性脑膜炎、癌性脑膜炎等均需予以鉴别。脑脊液的改变常为鉴别诊断的主要依据。

（六）治疗

自从应用链霉素治疗结核性脑膜炎以来，结核性脑膜炎病者的死亡率已有明显降低，虽然最佳的治疗方案尚未统一，用药剂量、疗程和给药途径等仍有各家的独立经验，但在抗结核药物选择等方面，仍然大同小异。

1. 药物的选择 如下所述。

1) 一线药物

(1) 异烟肼 (isoniazide, INH)：自 1952 年，INH 被引入临床后，很快成为治疗各种结核感染的核心药物。它可抑制结核杆菌 DND 合成，破坏菌体内酶活性，干扰分枝菌酸合成，对细胞内外、静止期或生长期的结核菌均有杀菌作用。最低抑菌浓度 (MIC) $0.025 \sim 0.050 \mu g/mL$。儿童患者推荐的口服剂量是每日 $10mg/kg$，成人可以 $0.3 \sim 0.4g/d$ 顿服。口服经胃肠道迅速吸收，$1 \sim 2h$ 后，血药浓度可达 $3 \sim 5\mu g/mL$，广泛分布于组织和体液，易透过血-脑屏障，在结核性脑膜炎患者，脑脊液浓度可达血药浓度的 90%。INH 杀菌力与细菌活力成正比，对生长繁殖状态的细菌作用最强。INH 既可口服也可胃肠外给药，半减期限为 $0.5 \sim 1.0h$，大部分的乙酰异烟肼在 24h 内由尿排泄。单独应用易产生耐药性。不良反应以肝脏毒性最常见，可以表现为无症状性转氨酶升高到急性重型肝炎；在常用剂量下，偶有周围神经炎、精神症状、诱发癫痫甚至昏迷等不良反应。对易发生周围神经炎的患者，如糖尿病、尿毒症、慢性酒精中毒、营养不良等肺结核患者可并用维生素 B_6 $100 \sim 200mg/d$。对妊娠、癫痫患者也可并用维生素 B_6，剂量酌情选择。INH 与苯妥英钠之间存在互相增加药物血浓度的影响。当两药同服时，须监测苯妥英钠血浓度水平，必要时减少用量。

(2) 利福平 (rifampin, RFP)：它与菌体 RNA 聚合酶结合，干扰 DNA 和蛋白质的合成而灭菌。对细胞内外结核菌有同样的杀菌作用，特别对半休眠状态、偶有突发生长的细菌最为有效。利福平口服吸收较好，也可静脉给药，甚至对重症结核性脑膜炎患者可以通过 Ommaya 留置器给药。儿童剂量为 $10 \sim 20mg/(kg \cdot d)$，成人剂量为每日 $10mg/kg$，最大不超过每日 $600mg$，晨起饭前 1h 空腹顿服，$1.5 \sim 3.0h$ 后血药峰浓度可达 $7\mu g/mL$，但个体差异较大，有效浓度维持 $8 \sim 12h$。对中枢神经系统结核患者不需调整剂量。利福平可以广泛分布于组织和体液，部分透过炎症脑膜，脑脊液中的浓度可以超过 $0.1mg/mL$，但峰浓度很少超过 $1\mu g/mL$。随着炎症的消退，脑脊液中的浓度越来越低。半减期为 $2.5 \sim 3.0h$，代谢产物 60% 由粪便排出，18% $\sim$ 30% 有尿液排泄，泪液、汗液及其他体液中也可排出，尿可呈橘红色。单药治疗易在短期内产生耐药性。耐 RFP 菌致病力可有不同程度的下降。利福平的不良反应较少见，可有肝肾功能损害和血液系统毒性，间歇性用药的患者可出现流感综合征和超敏反应。消化道反应较常见，一般不影响继续用药。

(3) 吡嗪酰胺 (pyrazinamide, PZA)：破坏菌体内酶活性，干扰菌体需氧电子运输系统，在酸性环境下对细胞内结核菌具有杀灭作用，特别对半休眠状态的菌群更有效。口服 $1.0g$ PZA 后，血药浓度可达 $45\mu g/mL$。目前推荐剂量为每日 $25 \sim 35mg/kg$，分 3 次口服。口服在胃肠道内几乎全部被吸收。2h 后达高峰浓度，迅速分布到各组织与体液中，并可自由透过血-脑屏障。半减期 9h，主要自尿液排出。单药治疗极易产生耐药性。肝脏毒性较多见，偶尔引起高尿酸血症和关节疼痛。过敏反应较少见。

(4) 乙胺丁醇 (ethambutol, EMB)：乙胺丁醇是一种结核杆菌抑制剂，它可抑制细菌 RNA 合成，阻碍核酸合成，干扰脂类代谢，与其他抗结核药物合用能防止耐药菌产生。在药物敏感试验中，约有 70% 的结核分枝杆菌可被 $1\mu g/mL$ 的 EMB 抑制，其余的也可被 $5\mu g/mL$ 的 EMB 抑制。给药 $25mg/kg$，峰药血浓度可达 $1 \sim 8\mu g/mL$，平均为 $4\mu g/mL$；给药 $15mg/kg$，血药浓度为 $1.8 \sim 1.9\mu g/mL$。经胃肠道吸收良好，其口服剂量为每日 $15 \sim 25mg/kg$，成人 $750 \sim 1\ 000mg/d$ 顿服或分次服用，4h 达峰血浓度，半减期 4h。24 h 内大部分以原形由肾排泄。脑膜炎症时，脑脊液浓度可达同期血药浓度的 10% $\sim$ 50%，大多超过 $1\mu g/mL$；脑膜正常时，EMB 难以进入脑脊液。忌与利尿剂配伍，碱性药物能降低药效。单药治疗产生耐药速度缓慢。若剂量偏大，约有 5% 的患者出现球后视神经炎，表现为视物不清、辨色力差，或视野狭窄。常用剂量的球后视神经炎的发生率一般 <1%，在肾功能不全者发生率增高，停药后视神经损害可恢复。过敏反应极少见。

(5) 链霉素 (streptomycin, SM)：尽管链霉素在很大程度上已被更有效、毒性更低的药物取代，但它在结核性脑膜炎的治疗中仍占有一定的地位。它可干扰菌体蛋白质合成和需氧电子运输系统而杀灭或抑制结核菌生长，在碱性的条件下为细胞外杀菌药。链霉素经胃肠道不能吸收，必须胃肠外给药。儿童剂量为每日 20～40mg/kg，成人每日 1.0g，1.5h 达高峰血浓度。有效浓度维持 12h，主要分布在细胞外液，易渗入胸腹膜腔，也可透过胎盘进入胎儿循环，不易渗入干酪病灶和脑脊液。在脑膜炎患者，脑脊液浓度可达血药浓度的 25%。半减期 5h，大部分以原形经肾小球滤过排出。主要不良反应为第Ⅷ对脑神经的不可逆损害，前庭损害比听力下降更多见。总剂量大或血药浓度过高都可引起这些毒性，成人比儿童更常见。肾脏不良反应在肾功能不全时尤易发生。此外，尚有皮疹、发热、嗜酸细胞增多和关节痛等。在多数抗结核治疗方案中，一般均在治疗的前几周每日给链霉素，以后逐渐减至每周 2～3 次，鞘内应用链霉素亦曾是大多数抗结核治疗方案的一部分，但目前已不再主张。常用抗结核药物透过血 - 脑屏障比较如表 7－3。

表 7－3　抗结核药物对血 - 脑屏障的通透性

药物	每日剂量 [mg/（kg·d）]	峰浓度（µg/mL）		
		血清	CSF（正常脑膜）	CSF（炎性脑膜）
异烟肼	5～10	3.0～5.0	0.6～1.6	2.0～3.2
利福平	10～20	0.4～12.0	0	0.4～1.0
乙胺丁醇	15～25	1.0～7.7	0	0.5～2.5
吡嗪酰胺	25～30	35～50	30	30～50
链霉素	15～40	25～50	一过性	2～9

（2）二线药物：1991 年 WHO 制订抗结核的二线药物为环丝氨酸、乙硫异烟胺、卡那霉素、卷曲霉素、对氨基水杨酸、氨硫脲。二线药物为抑菌药，主要用以防止结核菌耐药性的产生。这些药物对血 - 脑屏障的通透性差异较大。对氨基水杨酸（PAS）曾被广泛用于结核性脑膜炎的治疗，但脑膜没有炎症时不能达到有效的脑脊液浓度；乙硫异烟胺在脑膜正常或有炎症时，其脑脊液浓度都可接近血药浓度；环丝氨酸也有较好的通透性，但由于其严重的神经系统毒性，限制了它在中枢神经系统感染中的应用；卡那霉素（KM）和阿米卡星都具有抗分枝杆菌作用，在脑膜正常时，脑脊液中药物浓度很低，当脑膜有炎症时，脑脊液药物浓度可轻度升高。另外，在喹诺酮类药物中，氧氟沙星最易透过血 - 脑屏障，其脑脊液浓度可达血药浓度的 70%，甚至更高。

2. 治疗方案　如下所述。

（1）国外经验：结核性脑膜炎的治疗方案是从其他形式结核的治疗方案演化而来。INH 和 RFP 是治疗方案中的主要药物。INH 和 RFP 联用 9 个月已可有效治疗非中枢神经系统结核病，但对中枢神经系统感染，大多数医师主张应加用其他抗结核药物。由于 PZA 的血 - 脑屏障通透性好，所以结核性脑膜炎治疗方案中多含 PZA。对儿童结脑患者，可先给予 INH、RFP 和 PZA 联用 2 个月，再继用 INH 和 RFP 4 个月，疗效较好。目前，WHO 推荐结核性脑膜炎治疗方案为：联合应用 INH、RFP、PZA 和 EMB 2 个月后，对成人患者继用 INH 和 RFP 4 个月，儿童患者则继用 INH 和 RFP 10 个月，在维持治疗的前 2 个月，可每 2～3 周加用 SM 或 EMB。

（2）国内方案：我国学者主张联合应用 INH、RFP、PZA 和 SM。①INH：以往应用 INH 0.6g/d，但疗效欠佳。由于中国人有 80% 属 INH 快代谢型，而快代谢型的血及脑脊液药物浓度仅为慢代谢型的 20%～50%，因此为提高脑脊液中的药物浓度需增加 INH 量至 1.2g/d［儿童为 20～25mg/（kg·d）］，在起始的 1～3 个月内静滴，病情稳定后改口服；3 个月后减为 0.9g/d，6 个月后 0.6g/d，1 年后 0.4g/d，直至治疗满 2 年后停药。由于用量较大，可分为每日 2 次给药，并密切随访肝功能。②RFP：0.45g/d 晨起饭前 1h 空腹顿服，应用 9～18 个月，密切随访肝脏功能。③PZA：1.5g/d，分 3 次口服，若有关节酸痛等症状时减量或暂停，疗程 3～4 个月。④SM：0.75g，肌内注射，1 个月后改为隔日肌内注射，疗程长短依个体差异而定，凡发现眩晕、头晕，快速转动后出现恶心、呕吐时应立即停药。若无以上明显的不良反应，应连续应用，总量达到 60～90g 为止。

（3）耐药性结核性脑膜炎的治疗：由于抗结核治疗的不规范和数十年结核杆菌的变异，结核性脑膜炎的耐药患者日趋常见。广大临床医师数十年来的经验已经有了一个比较一致的共识。目前，对耐药菌所致的结核性脑膜炎的治疗方案是：联合 4 种一线的抗结核杀菌药物，包括 INH、RFP、PZA 和 SM。当药物敏感度报告后，可加用 EMB。至少应用两种敏感药物持续治疗 18～24 个月。在治疗结核性脑膜炎的病程中，常常可发现在刚开始应用抗结核药物时，脑脊液中的生化指标反见恶化，而原来结核杆菌阴性的反而可见阳性，脑脊液蛋白质含量亦可见增高。反之，经积极抗结核治疗，而脑脊液的生化指标没有改变者，往往结核性脑膜炎的诊断值得怀疑。颅内结核瘤的治疗也可见类似的反应，在抗结核治疗过程中，在结核瘤消失之前可有暂时增大的现象。在抗结核治疗过程中，临床症状改善较慢，患者体重增加和一般状况改善常为病情恢复的早期表现，体温降低往往见于持续治疗一个月或更长的时间之后。INH 治疗的结核性脑膜炎患者，脑脊液中糖含量的升高、淋巴细胞数的降低常为最早的治疗反应，蛋白质的降低随其之后。整个治疗过程和恢复，大约需要 6 个月，甚至更长的时间。

3. 辅助治疗 如下所述。

（1）肾上腺皮质激素：尽管皮质激素的应用与抗结核治疗的基础理论不符，但长期以来仍然主张应用，但它在抗结核性脑膜炎治疗中的地位仍不清楚，结论亦有有效、无效和更坏的说法，但是多数学者仍主张结核性脑膜炎患者应用皮质激素。目前主张口服泼尼松 1mg/（kg·d），一个月内逐步减量并停药，不主张鞘内注射。推荐指征如下：①病期：结核性脑膜炎第 2、第 3 期，有或部分椎管阻塞的患者。②剂量：成人，泼尼松 1mg/（kg·d），或地塞米松 10～20mg/d 分次给予；儿童，地塞米松 0.3～0.6mg/（kg·d）。③用药时间：持续 3～6 周，此后在 2～4 周内逐步停用。

（2）脱水剂：由于颅内压的增高，常需降压治疗。常用的药物有：①20% 甘露醇 125～250mL 静脉滴注，每日 2～3 次，应注意肾功能改变。②10% 甘油果糖 250mL 静脉滴注，每日 2～3 次。③七叶皂苷钠静脉滴注。

（3）抗癫痫药物：结核性脑膜炎患者常可继发癫痫发作。由于抗结核药物的 INH 的大量应用，抽搐发作颇为多见。服用 INH 者应加用大剂量维生素 B_6，并可选用卡马西平 0.1g，每日 2～3 次；或丙戊酸钠 0.2g，每日 3～4 次。

4. 手术治疗 结核性脑膜炎第 3 期病者，常继发颅底粘连和阻塞性或交通性脑积水，此时应做手术治疗。常用的方法有：①脑室引流：适用于急性颅内压增高，而颅内结核病灶没有很好控制之时，可做脑室引流；②脑室－颈静脉或脑室－心房引流：适用于脑内病灶稳定，没有活动性病灶，以 Omaya 手术，做脑脊液分流。

5. 后遗症的治疗 结核性脑膜炎的后遗症主要有两大方面，即广泛性脑功能损害而致的精神、认知功能障碍和继发性神经功能损伤。儿童结核性脑膜炎，特别是 2 岁之前发生的结核性脑膜炎患者残留后遗症较重，常表现为认知障碍和精神症状。神经损伤主要表现有：①脑神经麻痹：第 VI 对脑神经损伤最为多见，治愈以后残留内斜视；②偏瘫：常由结核性脑膜炎累及脑血管后产生的脑梗死所致；③脊蛛网膜炎：由结核性脑膜炎累及脊蛛网膜炎，粘连而引起椎管阻塞，脊髓压迫而产生痉挛性截瘫和排尿功能障碍；④癫痫：50% 的结核性脑膜炎患者可以出现癫痫发作。所有结核性脑膜炎的后遗症状均应做相应的症状治疗。

四、真菌性脑膜炎

真菌性脑膜炎是由真菌侵犯脑膜所引起的炎症，常与脑实质感染同时存在，属于深部真菌病。随着抗生素、激素、免疫抑制剂，特别是器官移植后的大剂量和长期应用，艾滋病的发病增加以及家庭饲养动物的增多等因素的影响，中枢神经系统真菌感染的发病率有增加趋势。引起中枢神经系统真菌感染的有致病性真菌和条件致病菌。前者有新型隐球菌、环孢子菌、皮炎芽生菌、副球孢子菌、申克孢子丝菌、荚膜组织胞质菌等；后者有念珠菌、曲霉菌、接合菌、毛孢子菌属等。

（一）病因

真菌是本病的病原，不同的真菌类型，临床特征各有差异：①隐球菌（cryptococcus）：有 17 种和 7个变异种，其中仅新型隐球菌及其变异型具有致病性。该菌存在于土壤及鸽粪中，鸽子是最重要的传染源。鸽粪进入土壤，干燥后引起尘土飞扬，含有新型隐球菌的泥土颗粒及干燥的真菌颗粒（直径约为1mm 的隐球菌），随呼吸进入肺泡，并在体内迅速形成荚膜。有荚膜的新型隐球菌具有致病性和免疫原性，并与机体发生免疫反应，当存在机体抵抗力降低，免疫功能受抑制或头部外伤等条件时，将发生中枢神经系统感染。②念珠菌（candida）：属小圆酵母菌，以出芽繁殖。它广泛存在于自然界，特别是奶制品、水果、蔬菜中，属人类正常菌群之一。念珠菌中的白色念珠菌是中枢神经系统感染中最常见的菌种，约占念珠菌中枢神经系统感染的 90%。少见的念珠菌还有热带念珠菌、吉利蒙念珠菌和星状念珠菌。念珠菌感染仅发生于长期应用广谱抗生素、恶性肿瘤化疗、长期应用皮质激素、糖尿病、药物依赖或艾滋病等免疫抑制状态的患者，不发生于正常健康人群。③曲霉菌（aspergillus）：属曲霉属，它广泛分布于自然界、土壤、植物、空气，正常人的面颊、趾间和外耳道，属条件致病菌。曲霉菌有 200 多种，其中约有 9 种可引起中枢神经系统感染，它们是烟曲霉、白色曲霉、黄曲霉、米曲霉、灰绿曲霉、杂色曲霉、土曲霉、萨氏曲霉等。其中烟曲霉和黄曲霉是引起人类曲霉菌感染的主要病原体。④球孢子菌（coccidioidomyces immitis）：是具有高度传染的双相型真菌，它可以原发感染，亦可继发感染。原发感染以肺部感染为最多见，其次为皮肤。该病症状一般均较轻，病程短，而且自愈。少数病者由于抵抗力降低，或因吸入大量球孢子菌，则出现较重的肺部症状，而且可以播散到脑膜、皮肤及骨骼。脑膜感染约占球孢子菌病的 30%。⑤荚膜组织胞质菌（histoplasma capsulatum）：该菌种分布于全世界，但以北美洲较多，且为该地区的一种流行病。我国于 1955 年首先在广州发现。该菌存在于土壤中，人体由吸入含有该真菌的尘土而致病。因此，原发病变为肺部感染，仅 10% ~25% 的患者出现中枢神经系统感染。⑥皮炎芽生菌（blastomyces dermatitidis）：属双相型真菌，它存在于土壤或腐木之中，经呼吸道吸入肺部或皮肤而致病。主要流行于北美洲、非洲，我国亦有报道。⑦副球孢子菌（paracoccidioides brasiliensis）：属双相型真菌。存在于土壤和植物中。经呼吸道传播。主要流行于南美洲，以巴西和阿根廷为多见。上述所有真菌感染均以免疫功能低下状态下多见，但不同真菌的易感人群亦有所不同。

（二）发病机制

新型隐球菌脑膜炎，致病菌为新型隐球菌及其变异型，极易侵入中枢神经，传染途径为：①呼吸道吸入，导致肺部感染；②消化道途径，经食物摄入，但尚无证据证明；③皮肤感染，是由皮肤性隐球菌病后发生。然而，隐球菌进入人体不一定能发生中枢性隐球菌病。

隐球菌性中枢性感染机制为：干燥的隐球菌颗粒仅为 $1\mu m$ 大小，土壤及鸽粪中的隐球菌随尘被吸入呼吸道，能直接进入肺泡，在体内后很快形成荚膜，并具有致病性。隐球菌的荚膜（多糖物质）是主要的致病因子，它作为一种特异抗原，引起机体的一系列细胞免疫反应和体液免疫反应。当机体抵抗能力降低，特别是艾滋病或抗肿瘤化疗后的细胞免疫反应能力降低时，抗原的反应能力降低，荚膜性隐球菌即可在体内繁殖和增长，并通过血 - 脑屏障而进入中枢神经系统，发生脑膜炎、脑膜脑炎。

念珠菌为小圆酵母菌，依赖出芽繁殖。它广泛存在于自然界，但致病机制较为复杂。一般说，可归为三方面因素：①机体免疫功能降低，特别是中性粒细胞减少和 T 细胞（CD_4^+ 阳性）的降低，如 AIDS病或肿瘤化疗后的患者；②菌体的变化，念珠菌在体外是小圆酵母菌，不易致病，但在体内呈丝状生存，丝状菌体易被吞噬而增加致病性；③医源性条件，例如长期抗肿瘤化疗，大剂量长期抗菌或激素应用，长期置入性导管（静脉导管、脑室引流管等）。在上述三种条件下，念珠菌侵入中枢神经系统，侵犯血管，并累及脑组织，引起中枢神经血管炎、血栓形成和脑膜炎、脑膜脑炎等。

曲霉菌的孢子可由呼吸道吸入引起原发性肺部感染。中枢神经曲霉菌病常为血源感染，经血液循环进入中枢神经系统。在肺曲霉菌中 13% ~16% 并发脑曲霉菌病。散发性曲霉菌患者 40% ~60% 累及脑部。曲霉菌侵入中枢神经系统后可引起慢性炎症、实质性脑脓肿、肉芽肿和脑膜炎；侵犯脑血管而产生血管炎和继发性脑梗死。

其他真菌均属少见的真菌神经系统感染。①球孢子菌病具有高度传染性，多数为肺部感染，或由肺部感染基础上继发脑膜炎。在肺外球孢子菌中，1/3 的患者出现真菌性脑膜炎。②荚膜组织胞质菌病，经肺部感染后有10%～25%的机会出现中枢神经系统感染。③表皮炎症芽生菌一般为皮肤感染，机体抵抗力降低时也可侵入中枢神经系统，其发生率6%～33%。

（三）临床表现

真菌性中枢神经系统感染属于一种亚急性或慢性的中枢神经系统感染，临床表现以慢性中枢神经系统感染为多见，但亦随真菌感染类型而异。

1. 隐球菌性中枢感染　隐球菌性中枢感染的临床表现可分为脑膜炎、脑膜脑炎、脑脓肿或脑和脑膜肉芽肿等，以脑膜炎表现为最多见。脑膜炎患者起病隐匿，表现为阵发性头痛，此后逐步变为持续性，并日益加重。极少数患者起病不清，表现为突然发作，剧烈头痛，眩晕，呕吐，或抽搐发作。多数病者除头痛、呕吐外，伴有发热，热度不高，在38℃左右，偶可达40℃，但亦有少数病例不伴发热。体格检查可有颈项强直、凯尔尼格征阳性；眼底检查可见眼底乳头水肿、渗出和出血。晚期患者可因颅底粘连而出现脑神经麻痹（面瘫，眼球运动受限，双侧内斜视）和失明以及交通性脑积水。在脑膜炎基础上，隐球菌感染沿血管进入脑实质后可引起脑内小脓肿，弥漫性脑病而出现意识障碍或癫痫发作。当沿血管发展而出现血管闭塞时可发生脑血栓形成而出现偏瘫的抽搐发作。若隐球菌沿血管进入脑实质，而临床抗真菌治疗比较晚或不彻底则可形成隐球菌性肉芽肿，临床表现为颅内占位病变。其症状依病变所在的解剖部位而出现神经症状，如偏瘫、抽搐、精神症状或共济失调等。

隐球菌性脑膜炎、脑膜脑炎是所有真菌性神经系统感染中最常见的临床类型，若能及时诊断和积极治疗，多数患者可以成活。若不能及时诊断，多数患者可因继发颅底粘连和脑实质感染而致隐球菌性脑炎，导致长期意识障碍或继发脑疝而死亡。

2. 念珠菌性脑膜炎　较少见。见于儿童，免疫功能低下，或长期应用抗菌药物治疗，或长期应用免疫抑制剂而并发。临床表现为低热、头痛、畏光、颈项强直、嗜睡或意识不清。当形成脓肿时，表现为颅内占位病变的症状和体征。当累及血管引起血管炎和脑梗死时产生脑卒中的临床病态和体征。念珠菌的中枢感染者常有颅外多部位的念珠菌感染，如鹅口疮、念珠菌性尿路感染和支气管感染等。严重者可在中枢念珠菌病的同时并发念珠菌性败血症。念珠菌中枢感染者多数预后不良。

3. 中枢神经曲霉菌病　很少见。多数患者均为头面邻近器官曲霉菌病的延续，如耳、鼻、鼻旁窦等部位的曲霉菌感染后直接蔓延，亦可见于肺部曲霉菌感染后，经血行播散侵犯颅内。曲霉菌进入颅内后根据累及的部位出现相应临床症状和体征。脑膜炎、脑膜血管病、慢性颅内肉芽肿均有可能，但共同的特点往往是头痛、恶心、呕吐，但发热不明显。累及脑动脉后可能继发脑血管炎、脑梗死，出现神经系统定位的症状和体征。脑曲霉菌患者常并发颅外的曲霉菌感染，如肺曲霉菌病而出现咳嗽、哮喘、胸痛、咯血和呼吸困难等。脑曲霉菌患者90%以上均并发有颅外曲霉菌病的存在。

各种真菌侵入中枢神经系统所产生的临床症状有其共性，亦有其各自的特性。一般说，共同的症状有颈强直等脑膜刺激症状、弥漫性精神症状、癫痫或局灶性症状。

（四）实验室检查

1. 血液检查　中枢神经真菌感染者常规血液检查多数正常，白细胞数正常或有轻度升高。血清学检查特别是隐球菌性脑膜炎患者，血清乳胶试验，其敏感性和特异性均达90%以上。但是，类风湿病、红斑狼疮、肿瘤或其他慢性脑膜炎，血清乳胶试验亦可能出现阳性，应当注意。真菌抗原检测，特别是在机体抵抗力降低或肿瘤化疗或患艾滋病等患者，血液中亦可检测到真菌的存在。

2. 脑脊液检查　如下所述。

（1）生化常规：特别是隐球菌感染时，脑脊液压力明显增高，多数人在1.96kPa以上或达2.94kPa以上。脑脊液外观清，透明或微混，细胞数增多，以单核细胞为主，细胞数（1×10^8～1.5×10^8）/L。脑脊液蛋白含量轻度增高，为0.5～1.0g/L，晚期伴颅底粘连时可高达或超过1.0g/L。脑脊液的糖含量往往降低，其降低程度较结核性脑膜炎、化脓性脑膜炎、癌性脑膜炎为轻，多数人为2.0～2.5mmol/L，极少降低至1.0mmol/L以下。应当注意的是，在长期应用免疫抑制剂或长期应用激素治疗的患者继发隐球菌感染时，脑脊液的细胞数可能很低或正常。亦有少数隐球菌性脑病患者仅表现为慢性脑膜炎，出现中性粒细胞增多。

（2）脑脊液病原学检测：真菌感染的直接证据是在脑脊液中找到病原菌。常用的方法有：①脑脊液墨汁涂片直接找真菌。该方法简便。取脑脊液 3~5mL，离心（1 000rpm）后取沉渣 1 滴加于玻璃片上，即加等量印度墨汁涂色后镜检。此方法可在 70% 的隐球菌性脑膜炎患者中找到阳性结果，其中90% 的患者可在一次中得到阳性结果。但由于技术原因，人工镜检亦可出现误诊。②脑脊液培养，从脑脊液中直接培养出真菌是中枢神经真菌的金标准。取 2~3mL 脑脊液直接注入培养皿中进行培养，可以提高培养的阳性率。隐球菌性脑膜炎的阳性率为 75% 左右，若将脑脊液离心后再直接倒入培养基中培养其阳性率可以增加。一般的培养周期为 2~10d。③脑或脑膜组织活组织检查。除隐球菌外，念珠菌和曲霉菌等感染，常难在脑膜炎的脑脊液培养中找到病原，因此，脑组织活检和脑膜的活检，从病理切片中找到真菌，或取脑组织、脑膜等组织进行培养予以确诊。

3. 影像学检查　头颅 CT 或 MRI 常无明确病灶，仅表现脑实质水肿，脑室受压等。在脑实质中可见不均匀的低密度病灶，病灶分布于大脑皮质、基底节和丘脑。脑实质中亦可见到等密度或低密度的阴影，病灶在 0.5cm 左右，大则 1.0cm 左右，单发或多发。病灶一般为组织坏死或脓肿形成，若做增强 MRI 检查则可见病灶周围增强。头颅 MRI 检查还可显示局灶性改变：①颅内结节或脓肿形成，见颅内片状低密度区或小结节，环形强化病灶相互融合形成脓肿，形成占位病变压迫邻近组织。②脑室扩大，皮质受压变薄，继发交通性脑积水。慢性病程者还可以有脑膜增厚和蛛网膜囊肿，出现假性占位病变。③脑梗死样改变，见于继发性血管病变、血管炎性闭塞，引起相应血管供应区的低信号。④肉芽肿性改变，MRI 提示炎性占位病变，可有增强改变，但占位效应不明显。

（五）诊断与鉴别诊断

中枢神经系统真菌感染的诊断主要依赖于慢性起病的病史。临床有脑膜刺激症状和脑脊液中中等数量的细胞数增多，蛋白增高和糖降低的特征改变。它的确诊有赖于实验室的病原诊断，包括真菌涂片、培养以及特异性抗原的免疫学检测结果。真菌的神经系统感染，没有特征性，仅表现慢性或亚急性起病的头痛、发热、颈项强硬等一般性慢性脑膜炎的症状和体征，甚至病程长达数年以上。因此，临床上当遇到下列情况时均应特别注意真菌性感染的可能，并做详细的真菌检查：①临床拟诊为结核性脑膜炎，治疗不满意；②临床拟诊为颅内压增高，原因不明，影像学显示有交通性脑积水表现者；③临床或头颅影像学显示有颅内占位病变，并且伴有发热者；④慢性消耗性疾病，恶性肿瘤或长期使用免疫抑制剂、皮质激素而出现头痛、发热、颈项强直者。

脑脊液的检查和临床表现是中枢神经系统感染中最常见的诊断和鉴别诊断手段，因此必要和重复的腰椎穿刺检查对脑脊液中的细胞、糖、蛋白质和氯化物分析，肿瘤细胞寻找和真菌涂片、培养等均为十分必要。用于临床诊断的脑脊液分析比较可见表 7-4。

表 7-4　隐球菌脑膜炎、结核性脑膜炎、脑膜癌病的鉴别诊断

	隐球菌脑膜炎	结核性脑膜炎	脑膜癌病
病原菌	新型隐球菌	结核杆菌	无
起病	慢性或亚急性	亚急性	慢性
发热	早期不明显，以后多不规则	病程中较早出现发热	多无发热
脑神经受累	视神经受累或视盘水肿	视盘水肿少见，展神经受累多见	以展神经受累多见
脑脊液细胞数	轻、中度升高，$2 \times 10^8/L$ 以下多见	中度升高，$(2~5) \times 10^8/L$ 以下多见	正常或轻度升高
糖	明显减低	多数在（200~400）g/L	一般为正常（脑膜癌中亦可见显著降低）
蛋白	轻、中度升高	明显增高	一般正常
氯化物	减低	减低	正常

	隐球菌脑膜炎	结核性脑膜炎	脑膜癌病
涂片查菌	新型隐球菌	结核杆菌	无
隐球菌抗原检测	阳性	阴性	阴性
脑电图	弥漫型异常	弥漫型异常	多有定位性改变
头颅 CT 与 MRI	无特异性改变	无特异性改变	可有特殊改变

（六）治疗

中枢神经真菌感染的治疗包括病原治疗和对症治疗两方面。

1. 抗真菌治疗 抗真菌治疗是真菌性中枢神经病治疗能否有效与患者预后直接相关的治疗。目前用于临床的主要抗菌药物有下列数种。

（1）两性霉素 B（amphotericin B，AMB）：为深部真菌病首选药物，几乎对所有真菌均有活性，本品的作用机制为药物与敏感真菌细胞上的固醇结合，损伤细胞膜的通透性，导致细胞主要物质如钾离子、核苷酸和氨基酸等外漏，从而影响了细胞的正常代谢而抑制其生长。口服本品后肠道吸收少且不稳定。蛋白结合率为 91% ~ 95%。本品开始时每日静滴 1 ~ 5mg，逐渐增至每日 0.65mg/kg 时血药峰浓度为 2 ~ 4mg/L，半减期 24h。在体内经肾脏缓慢排出，每日有 2% ~ 5% 以药物原形排出，7d 内自尿中排出给药的 40%，停药后药物自尿中排出至少持续 7d，在碱性尿中药物排出增多。临床应用于新型隐球菌、球孢子菌、荚膜组织胞质菌、芽生菌、孢子丝菌、念珠菌、毛霉菌、曲菌等引起的内脏或全身感染。用法：首次 0.02 ~ 0.10mg/kg 静滴，以后每日或隔日增加 5mg，当增至每日总剂量为 0.6 ~ 0.7mg/kg 时，即可暂停增加剂量。每日最大剂量不超过 1mg/kg，为减轻不良反应，应加入 5% 或 10% 葡萄糖液 500mL 避光缓滴，并加用 1 ~ 5mg 地塞米松。总累计量 1.5 ~ 3.0g，疗程 1 ~ 3 个月。鞘内注射：应从小剂量开始，首次为 0.05 ~ 0.10mg，逐渐增至每次 0.5mg，总量 20mg 左右。鞘内给药时宜与地塞米松或琥珀酸氢化可的松同时应用，并需用脑脊液反复稀释药液，边稀释边缓慢注入以减少反应。

两性霉素 B 脂质体：是两性霉素 B 与脂质体的结合物。其突出优势在于不良反应低于两性霉素 B。两性霉素 B 脂质体较两性霉素 B 增加了对真菌细胞膜内麦角固醇的亲和力，降低了对哺乳动物细胞膜胆固醇的亲和力，从而提高了抗真菌活性，而且对宿主器官的损伤大为降低。与两性霉素 B 相比，该药半衰期长（26 ~ 38h），在肝脏、脾脏和肺腑中的药物浓度高，在血浆、肾脏、淋巴结、脑组织用心脏中的浓度低，主要经网状内皮细胞系统吸收，然后到达感染灶。两性霉素 B 脂质体通过抑制中性粒细胞、巨噬细胞炎症介质的释放，因而减少高热、寒战、血栓形成等的不良反应，并且因其肾内药物浓度较两性霉素 B 低 3 ~ 8 倍，肾毒性也大大下降。

两性霉素是一种毒性很大的抗真菌药物，临床应用中应特别注意其安全性。静脉滴注中恶心、呕吐、浑身颤抖常可发生，偶有心动过速、心室颤动等心脏不良反应。应当定期检查肝、肾功能和心电图，一旦发现有重要的器官功能受损时，应当及时停药。由于频繁呕吐，应注意电解质失衡；因长期静脉给药，亦应注意静脉炎和深静脉血栓形成。

（2）氟胞嘧啶（flucytosine，5 - FC）：本品对隐球菌属、念珠菌属和球拟酵母菌等具有较高抗菌活性，对着色真菌、少数曲菌属有一定抗菌活性，但对其他真菌抗菌作用均差。本品为抑菌剂，高浓度时具杀菌作用。其作用机制在于药物通过真菌细胞的渗透酶系统进入细胞内，转换为氟尿嘧啶替代尿嘧啶进入真菌的脱氧核糖核酸中，从而阻断核酸的合成。口服吸收迅速而完全，具有正常肾功能的成人，单剂口服 2g 后血药峰浓度为 30mg/L，隐球菌脑膜炎患者口服相同剂量后血药峰浓度可达 48.5mg/L，口服的生物利用度达 80% 以上。2g 单剂静脉滴注后，其血药峰浓度约为 50mg/L。药品的半减期为 3 ~ 6h，肾功能不全患者可明显延长，有 80% ~ 90% 的给药量以原形自尿中排出；约有 10% 的药物不吸收，随粪便排出。

临床主要用于念珠菌病、隐球菌病和其他敏感真菌所致的感染。由于本品单独应用时真菌易对其产生耐药性，故在治疗深部真菌感染或疗程较长时均宜与两性霉素 B 等抗真菌药联合应用。用法为每日

100~150mg/kg 静滴或口服，口服者分 3~4 次给药，静脉滴注者分 2~3 次给药（成人每次 2.5g 溶解于 250mL 生理盐水中）。

（3）吡咯类药物：目前此类药物较多，作用机制是通过与菌体胞膜结合，使胞质外渗，菌体溶解死亡。常用的药物有：①氟康唑，为新型广谱抗真菌药，在治疗隐球菌及念珠菌感染中取得可靠疗效，它在治疗真菌性中枢神经系统感染中的疗效确切而不良反应少。该药血-脑屏障的通透性良好，在中枢神经系统中的半衰期长，极少出现的不良反应，包括粒细胞减少、消化道症状以及严重皮损等。氟康唑单独应用易产生耐药性，宜与氟胞嘧啶或两性霉素 B 联用。②伊曲康唑，为亲脂性制剂，在脑脊液中浓度低，但在脑膜与脑组织中浓度高。有研究推测伊曲康唑能以免疫细胞为载体而直接到达感染灶。该药不良反应相对较少，常见有消化道症状、一过性肝损、低钾血症、皮疹等，患者多能耐受。③酮康唑与咪康唑，因不易渗入脑脊液，故不用于脑膜炎患者的治疗。

长期临床实践与临床研究后，目前针对隐球菌性中枢神经系统感染的治疗方案有了一些共识。抗真菌药物治疗主要有两性霉素 B 与氟胞嘧啶或其他抗真菌药物联合治疗。两性霉素的成人剂量开始为 1mg，加入 10% 葡萄糖液 250mL 内静脉缓慢滴注，滴注时间不少于 6h，第 2 与第 3d 各为 2mg 与 5mg，加入 500mL 葡萄糖液中静脉滴注，若无严重反应，第 4d 可将剂量增至 10mg，若仍无严重反应，则以后每日递增 5mg，一般每日达 25~40mg（最高剂量 50mg/d）即可，疗程一般需 3~4 个月，总剂量为 3~4g。对于严重隐球菌脑膜炎，经单用静脉滴注无效者或复发患者，可同时由鞘内或小脑延髓池内给药，首次剂量为 0.05~0.10mg，加地塞米松 2~5mg。注入时用脑脊液反复稀释，以免因药物刺激而导致下肢瘫痪等严重后果，以后逐次增加剂量至每次 1mg 为高限，鞘内给药一般可隔日 1 次或每周 2 次，总量以 20mg 为宜。

采用氟胞嘧啶与两性霉素 B 联合治疗隐球菌脑膜炎时具有协同作用，能增强疗效，降低复发率。氟胞嘧啶成人口服或静脉剂量为每日 5~10g，儿童每日 100~200mg/kg，分次给予。病程 3 个月以上者，疗程第 1 个月须每周检查血常规及肝肾功能，以后每月复查 1 次。联合用药时两性霉素 B 的剂量可减少至 20mg/d。

两性霉素 B 尚可与利福平联用，亦具协同作用。

在隐球菌脑膜炎治疗中曾对氟康唑单独用药的疗效与联合治疗（两性霉素 B 加氟胞嘧啶）做对照，发现前者在最初数周内的治疗失败率高于后者。氟康唑剂量初为 400mg/d，后可改为 200mg/d，分 2 次给药，初用静脉滴注，病情稳定后改为口服。目前，氟康唑多在急性期与两性霉素 B 及 5-氟胞嘧啶联合用药，病情稳定后撤药，或在患者不能耐受两性霉素 B 时采用氟康唑联用 5-氟胞嘧啶或氟康唑单独用药。

抗真菌的治疗，除选择合理方案外，还须对治疗效果进行审慎的评估。一般认为除临床症状、体征完全消失外，还须每周做 1 次脑脊液涂片及培养，连续 4 次阴性，脑脊液糖含量恢复正常，以及脑脊液中抗原转阴方可停药。尽管涂片阳性并非炎症活动的指标，但是如果持续阳性且糖含量偏低或颅内压仍高，宜相应延长疗程直到脑脊液上述指标转为阴性。

中枢神经系统真菌感染的合理药物选择和联合用药的方法学很有讲究，联合应用抗真菌药物可以增强疗效而同时降低每一成分的剂量，减少了不良反应。两性霉素 B 加 5-氟胞嘧啶在治疗隐球菌脑膜炎中取得了显著的疗效。该两种药物联用在治疗念珠菌性脑膜炎中亦能取得疗效。

球孢子菌脑膜炎主要治疗药物为两性霉素 B。用法与隐球菌脑膜炎相同，而总剂量为 1g，可采用鞘内注射。氟康唑每日 400mg 口服，绝大多数患者可获得症状改善，而脑脊液检测指标好转则稍滞后。绝大多数球孢子菌脑膜炎不能治愈，只是抑制感染。对该菌有抑制作用的口服药物氟康唑长期治疗是控制这种难治性感染的巨大进步。球孢子菌脑膜炎的疗程难以确定，一般建议至少保持脑脊液细胞数低于 1×10^7/L 及糖含量正常达 1 年。脑脊液内特异性抗体水平降低亦可用于疗效评估。由于该病的复发率高，常须不定期进行抑菌治疗。

芽生菌以及孢子丝菌脑膜炎的治疗目前尚无足够的经验。个别病例以两性霉素 B 治疗后获得痊愈。中枢神经系统曲霉菌感染极难愈。在机体免疫功能好转时采用大剂量两性霉素 B 治疗有时能够获得较理想的疗效。一般建议在感染获得稳定控制后继续长期服用伊曲康唑进行抑菌治疗。

总结各种联合用药的方案，一般推荐如下列用药方案（表7-5）。

表7-5 抗真菌药物治疗方案

病原体	用药方案
皮炎芽生菌	AMB
粗球孢子菌	FLU TT/AMB
荚膜组织胞质菌	AMB
副球孢子菌	AMB/TTZ
申克孢子丝菌	AMB
接合菌纲	AMB
毛球孢子菌	FLU/AMB
曲霉菌	AMB
念珠菌属	AMB/5FC
新型隐球菌	AMB/5FC FLU

注：AMB为两性霉素B；5FC为5-氟胞嘧啶；FLU为氟康唑；TTZ为酮康唑。

2. 症状治疗 如下所述。

（1）降低颅内压：隐球菌脑膜炎者常伴有急性颅内压增高，可在发病后2周内因颅内压增高，脑疝而死亡。因此急性颅内压增高的治疗十分重要。降低颅内压的药物治疗有：①20%甘露醇250mL，静滴，每日2~3次，必要时可加用地塞米松5~10mg/d；②七叶皂苷钠静脉注射，虽然比较安全，但脱水效果没有甘露醇明显；③10%人体清蛋白20~40mL/d静脉滴注，每日1~2次。如药物治疗仍不能改善颅内压增高而出现脑疝前综合征时应考虑脑外引流，但应严格进行头皮及引流装置、导管及手术的无菌操作，防止医院内的医源性继发感染的发生。

（2）支持疗法：由于真菌性中枢感染病者常伴严重的消耗性改变，患者消瘦、营养不良或因严重呕吐、不能进食而出现水和电解质的紊乱。因此，经常了解病者的水盐电解质平衡的维持兼顾而治，切忌强力脱水而不注意水盐平衡。

3. 特殊治疗 如下所述。

（1）手术切除和活组织检查：当真菌病不能证实时，可选择组织或脑膜的活组织检查。特殊类型的真菌感染，如曲霉菌病患者可选择肉芽肿或脓肿的手术切除。一般说，病灶或脓肿大于3cm者可做手术切除，但手术中必须完整，彻底切除之。手术前和手术后均应使用抗真菌药物。若为曲霉菌病者，一般均推荐大剂量曲康唑16mg/（kg·d），联合应用利福平0.6g/d或氟胞嘧啶0.10~0.15g/（kg·d），4次分服，连续3个月为1个疗程。每月随访肝肾功能。

（2）脑室外引流和内引流：脑室外引流适用于急性或慢性颅内压增高，有交通性脑积水，并有可能发生脑疝危险的患者。此法属救急不救病，仅适合急性期真菌病原学没有诊断时用，在手术后积极抗真菌药物治疗。外引流的时间以1周为宜，最长不应超过2周。真菌性脑膜炎晚期，在有效药物治疗的基础上，脑脊液中找不到真菌的前提下可以选择脑室内引流手术治疗。

（七）预后

隐球菌性脑膜炎者，若能早期诊断，积极应用抗真菌药物治疗，多数人预后良好，死亡率约在10%，但其他中枢神经系统真菌感染的预后总体较差。一般说，凡有下列表现的隐球菌性脑膜炎者往往预后不好：①急性起病；②长期意识障碍；③确诊前的病程长，起病一个半月后才确诊者；④有明显神经定位症状和严重癫痫发作者；⑤颅外病灶，特别是血培养隐球菌阳性者；⑥脑脊液中蛋白持续升高，糖和氯化物持续降低，隐球菌培养持续阳性；⑦伴有免疫功能低下，或接受化疗，长期激素治疗的免疫功能低下者。

五、其他脑膜炎病

（一）硬脑膜炎

硬脑膜炎（pachymeningitis）是一种罕见的硬脑膜炎性病变，主要特征为头痛和头颅 MRI 可见硬脑膜增厚。根据 Kupersmith 报道，其原因可列为：①特发性颅脊硬膜炎；②低颅压综合征：自发性和腰穿后引流性低颅压；③感染性：莱姆病、梅毒、结核、真菌、囊虫病、恶性外耳道性假瘤和 HIV 感染等；④全身性自身免疫性/血管炎性疾病，包括 Wegener 肉芽肿、风湿性关节炎、结节病、Behcet 病、干燥综合征、颞动脉炎等；⑤恶性病变：硬脑膜癌病、颅骨转移、淋巴瘤、脑膜瘤等；⑥外伤。

主要临床特征表现有头痛、脑神经麻痹、共济失调和癫痫发作等，一般没有定位体征。有低颅压综合征表现者，常表现为头痛与体位相关，补液后头痛改善。脑脊液检查可见细胞增多，以淋巴细胞为主，蛋白质增高，但糖和氯化物正常。头颅 MRI 可见均匀或不均匀的硬脑膜增厚。脑膜活检可见浆细胞和上皮细胞增多，但常难找到有关的病因证据。

激素治疗常能改善症状。硫唑嘌呤和甲氨蝶呤亦可应用。

（二）Mollaret 脑膜炎

Mollaret 脑膜炎（Mollaret's meningitis）亦称复发性内皮细胞性脑膜炎，或良性复发性脑膜炎综合征。主要临床特征为突然或发病迅速的剧烈头痛、颈部肌肉痛、发热及颈项强直等。患者可在短期内剧烈头痛、烦躁、焦虑不安，但极少伴有呕吐。头痛后迅速发烧，体温可达 39～40℃，持续 1 至数天。头痛和发热以 1～3d 最明显，多数患者在 3～7d 症状消失。体格检查可有颈项强直，50% 的患者伴发抽搐、复视、脑神经麻痹、锥体束征阳性、幻觉等，偶伴昏迷。脑脊液检查可见巨大的内皮细胞，在发病高热期的 24h 较易见到，此后则难以发现。脑脊液生化检查通常正常，偶有球蛋白含量增高。

Mollaret 脑膜炎为反复发作性，每次发作时间为 3～7d，发作后完全恢复，间歇期一切正常，不留后遗症。数月或数年后可反复发作。既无明确诱因，亦无先兆。

本病病因不清。曾被认为与头颅外伤有关，但无证据。近年来认为与病毒感染，包括 Epstein – Barr 病毒，Coxsakie 病毒 B_5、B_2，ECHO 病毒 9、7 及单孢病毒 Ⅰ、Ⅱ 感染有关，但可能仍不是本病的病因。

Mollaret 脑膜炎的诊断为排除性诊断，特别应除外无菌性脑膜炎、内皮囊肿性脑膜炎等可能。1962 年 Byrum 提出下列数条为 Mollaret 脑膜炎的诊断标准：①反复发作的头痛，发热和脑膜炎症状；②脑脊液检查细胞数增多（包括内皮细胞、中性粒细胞和淋巴细胞）；③病程自动缓解；④数周、数月或数年后可复发，发作间歇期完全正常；⑤病因不清。

Mollaret 脑膜炎为自限性疾病，无须特殊治疗可以缓解。近年来认为与病毒感染有关，由此建议使用阿昔洛韦、更昔洛韦等抗病毒治疗。

（三）癌性脑膜病

癌性脑膜病是由恶性细胞在软脑膜多灶种植所引起的，其发生率占所有癌肿患者的 3%～5%，其中实体瘤性脑膜病占 4%～15%，白血病和淋巴瘤占 5%～15%，原发性脑肿瘤占 1%～2%。按组织类型区分，以腺瘤为最常见，如乳房癌、肺癌等。

癌细胞进入脑膜的途径大致归纳为：①血源性，经 Batson 静脉丛或经动脉而血行播散；②肿瘤直接扩展；③系统性肿瘤向中枢移行，沿血管周围或神经周围腔播散。癌细胞一旦进入蛛网膜下隙，即可经脑脊液转运和播散，引起软脑膜上的播散性和多灶性种植。肿瘤的浸润最主要见于颅底，特别是基底池和脊髓下段（圆锥）。由于肿瘤细胞在软脑膜上的种植、沉积而形成结节，特别是第四脑室和基底池，阻塞脑脊液的正常循环，极易继发交通性脑积水。

1. 临床表现　癌性脑膜病的临床表现可归纳为：大脑半球功能障碍、脑神经损害、脊髓和脊神经根损害三大方面。

（1）大脑半球损害的症状：头痛（32%～75%），意识改变，包括昏睡、意识紊乱、记忆丧失（33%～63%），步行困难（27%～36%），昏迷（4%～9%），构音困难（4%），头昏（4%）。主要体征：智能状态改变（45%～65%），癫性发作（11%～14%），感觉障碍（11%～25%），视盘水肿（11%～21%），糖尿病（4%），偏瘫（2%～3%）。

（2）脑神经损害：39%～41%的患者出现脑神经受累的症状，而其中49%～55%有体征可见。症状以复视最多见，其次是听力丧失、面部麻木、耳鸣、眩晕、构音障碍等。主要体征有运动障碍、面瘫、听神经病、视神经病、三叉神经病、舌下神经麻痹和失明等。

（3）脊髓及脊神经根损伤：主要表现为肢体无力（73%），感觉异常（42%），背及颈部疼痛，神经根痛，膀胱直肠功能障碍等症状，同时出现对称性上下运动神经元瘫痪，感觉缺失，项强及大小便困难等。

除上述大脑半球、脑神经和脊髓损害外，常有一个共同症状和体征，即剧烈头痛、项强和颅内压增高，或圆锥损伤等特殊表现。

2. 实验室检查　脑脊液检查是诊断癌性脑膜病的重要手段。脑脊液检查常见有颅内压升高，蛋白质增高，糖降低，氯化物正常。糖的降低程度随脑脊液细胞数增多而降低。脑脊液中细胞学的检查是癌性脑膜病诊断的必要条件，但首次检查可有45%的为阴性结果，反复多次检查后，其阳性结果为77%～100%。脑脊液细胞学的检查不仅为癌性脑膜病的诊断提供依据，亦是抗肿瘤治疗效果随访的重要参数。

神经影像学检查是评估癌性脑膜病的重要手段。头颅CT检查除证明有无脑室扩大和脑积水之外，对本病的诊断没有什么意义。头颅MRI，特别是应用镉增强MRI，常可见到脑膜增强或软脑膜上结节性增强。近年来，应用放射核素以及PET的应用，为癌性脑膜病的早期诊断提供了极大方便，但总体阳性率仍在70%左右。

3. 诊断　癌性脑膜病的诊断主要依赖于有肿瘤病史，脑脊液检查时蛋白质升高，糖含量降低和氯化物的基本正常，特别是脑脊液中找到癌细胞为诊断依据。在没有肿瘤病史的慢性脑膜病变者中，凡伴剧烈头痛、颈项强直者，在排除蛛网膜下隙出血、后颅凹占位和真菌性脑膜炎后，均应排除癌性脑膜病之可能，并多次寻找脑脊液中的肿瘤细胞，直到证实为止。

4. 治疗　如下所述。

（1）确诊癌性脑膜病者首先化疗，可以首选氨甲蝶呤（methotrexate）、阿糖胞苷（cytarabine）局部注射，或全身大剂量化疗治疗。可选用的药物随肿瘤性质而异。

（2）可根据病变范围进行局部或颅、脊髓放疗。

（3）神经外科引流或脑脊液分流手术，适用于脑脊液循环受阻者。

（蒋尚融）

第三节　脑脓肿

一、概述

脑脓肿（cerebral abscess）主要指各种化脓性细菌，通过身体其他部位的感染灶转移或侵入脑内形成的脓肿，破坏脑组织和产生占位效应。近年来，由于神经影像技术如CT和MRI的应用，有效抗生素的使用，脑脓肿的诊断和治疗水平显著提高。脑脓肿可发生于任何年龄，男性多于女性。

二、病因及发病机制

1. 邻近感染病灶扩散所致的脑脓肿　根据原发化脓性病灶可分为耳源性脑脓肿和鼻源性脑脓肿。其中以慢性化脓性中耳炎或乳突炎导致的耳源性脑脓肿为最多，占全部脑脓肿的一半以上。这种脑脓肿多发生于同侧颞叶或小脑半球，多为单发脓肿，以链球菌或变形杆菌为主的混合感染多见。鼻源性脑脓肿为继发于鼻旁窦炎的化脓性感染，较少见。

2. 血源性脑脓肿　血源性脑脓肿约占脑脓肿的25%。血源性脑脓肿由身体远隔部位化脓性感染造成的菌血症或脓毒血症经血行播散到脑内而形成。根据原发感染部位的不同分为胸源性脑脓肿（即继发于脓胸、肺脓肿、慢性支气管炎伴支气管扩张等）和心源性脑脓肿（即继发于细菌性心内膜炎、先天性心脏病等）。此外，面部三角区的感染、牙周脓肿、化脓性扁桃体炎、化脓性骨髓炎、腹腔盆腔感染都可以导致血源性脑脓肿。血源性脑脓肿通常多发，常位于大脑中动脉供血的脑白质或白质与皮质交界处，故好发于额叶、颞叶、顶叶。致病菌以溶血性金黄色葡萄球菌多见。

3. 创伤性脑脓肿　创伤性脑脓肿开放性颅脑损伤时，化脓性细菌直接由外界侵入脑内所致。清创不彻底、不及时，异物或骨折片进入脑组织是创伤性脑脓肿产生的主要原因。此外，颅脑外伤后颅内积气、脑脊液漏、颅骨骨髓炎也可能引起脑脓肿。此类脓肿多位于外伤部位或异物所在处。病原菌多为金黄色葡萄球菌或混合菌。

4. 医源性脑脓肿　医源性脑脓肿由颅脑手术后感染所引起的脑脓肿。多与无菌操作不严格、经气窦的手术、术后发生脑脊液漏而没有及时处理、患者抵抗力低下、并发糖尿病或使用免疫抑制剂有关。致病菌多为金黄色葡萄球菌。

5. 隐源性脑脓肿　隐源性脑脓肿占脑脓肿的 10% ~ 15%。指病因不明，无法确定其感染源的脓肿。可能因原发感染病灶轻微，已于短期内自愈或经抗生素药物治愈，但细菌已经血行潜伏于脑内，在机体抵抗力下降时形成脑脓肿。

细菌进入脑实质后，其病理变化是一个连续的过程，大致可分为 3 个阶段。

（1）急性脑炎期：病灶中心有坏死，局部出现炎性细胞浸润伴病灶周围血管外膜四周炎症反应。病灶周围脑水肿明显。临床上有全身感染症状（如发热、寒战、头痛等），也可有脑膜刺激症状，并可出现脑脊液的炎性改变等。

（2）化脓期：脑实质内化脓性炎症病灶进一步坏死、液化、融合，同时与脑软化、坏死区汇合逐渐扩大形成脓腔，周围炎症反应带有炎症细胞和吞噬细胞。此期脓肿壁尚未完全形成。因为炎症开始局限，所以全身感染症状趋于好转。

（3）包膜形成期：脓肿周边逐渐形成包膜，炎症进一步局限。显微镜下见包膜内层主要为脓细胞或变性的白细胞，中层为大量纤维结缔组织，外层为增生的神经胶质、水肿的脑组织和浸润的白细胞。脓肿包膜的形成决定于病原菌、感染途径及机体抵抗力的强弱。需氧菌如金黄色葡萄球菌和链球菌性脑脓肿易形成包膜而且包膜较厚，厌氧菌如肠道杆菌引起的脑脓肿包膜形成缓慢，而且常不完善。直接蔓延所致的脑脓肿包膜较血源性者完善。

三、临床表现

（一）症状

（1）全身中毒症状：患者多有近期原发病灶感染史，随后出现脑部症状及全身表现。有发热、畏寒、头痛、全身乏力、肌肉酸痛、精神不振、嗜睡等表现。体检有颈阻阳性，克氏征、布氏征阳性。外周血白细胞增多，中性粒细胞比例升高，血沉加快等。隐源性脑脓肿的中毒症状不明显或缺如。中毒症状可持续 1~2 周，经抗生素治疗，症状可很快消失。部分患者可痊愈，部分脓肿趋于局限化，即进入潜伏期，时间长短不一，持续时间可从数天到数年。

（2）颅内压增高症状：颅内压增高症状在脑脓肿急性脑炎期即可出现，随着脓肿的形成和逐渐增大，症状更加明显。头痛多为持续性，并有阵发性加重。头痛部位与脓肿位置有关，一般患侧较明显。头痛剧烈时常伴喷射性呕吐。半数有视神经盘水肿，严重时可有视网膜出血及渗出。患者常常伴有脉搏缓慢、血压升高、呼吸缓慢等表现，严重者甚至出现表情淡漠、反应迟钝、嗜睡、烦躁不安等表现。

（3）局灶性症状：脑脓肿局灶性症状与脑脓肿所在的部位有关。额叶脓肿常有表情淡漠、记忆力减退、个性改变等精神症状，可伴有对侧肢体局灶性癫痫或全身大发作、偏瘫或运动性失语（优势半球）等。颞叶脓肿可出现欣快、感觉性或命名性失语（优势半球）等。

应警惕颞叶或小脑脓肿随着脓肿的不断扩大容易发生脑疝。一旦出现，必须紧急处理。此外，脑脓肿溃破引起化脓性脑炎、脑室炎，患者表现为突然高热、寒战、意识障碍、脑膜刺激征、癫痫等。腰穿脑脊液白细胞明显增多，可呈脓性。应迅速救治，多预后不良。

（二）类型

（1）急性暴发型：起病突然，发展迅速。呈急性化脓性脑炎症状。患者头痛剧烈，全身中毒症状明显。早期即出现昏迷，并可迅速导致死亡。

（2）脑膜炎型：以化脓性脑膜炎表现为主。脑膜刺激症状明显，脑脊液中白细胞和蛋白含量显著增高。

（3）隐匿型：无明显的颅内压增高或神经系统体征。仅有轻度头痛、精神和行为改变、记忆力下降、嗜睡等症状。诊断较困难，脑脓肿常被忽略，多数是开颅手术或尸检时才得以证实。

（4）脑瘤型：脓肿包膜完整，周围水肿消退，病情发展缓慢，临床表现与脑瘤相似，手术证实为慢性脑脓肿。

（5）混合型：临床表现多样，不能简单归于以上任何一类。脓肿形成过程中的各种症状均可出现，较为复杂。

四、诊断及鉴别诊断

（一）诊断

通常脑脓肿的诊断依据有：①患者有原发化脓性感染病灶，如慢性胆脂瘤性中耳炎、鼻窦炎等，并有近期的急性或亚急性发作的病史。②颅内占位性病变表现，患者有高颅压症状或局灶症状和体征。③病程中曾有全身感染症状。

具有以上3项者须首先考虑脑脓肿的诊断，如再结合CT或MRI扫描可对典型病例做出诊断。

（二）鉴别诊断

（1）化脓性脑膜炎：化脓性脑膜炎起病急，脑膜刺激征和中毒症状较明显。神经系统定位体征不明显，CT或MRI扫描无占位性病灶。

（2）硬膜外和硬膜下脓肿：单纯的硬膜外脓肿颅内压增高和神经系统体征少见。硬膜下脓肿脑膜刺激征严重。两者可与脑脓肿并发存在。通过CT或MRI扫描可明确诊断。

（3）脑肿瘤：某些脑脓肿患者临床上全身感染症状不明显。CT扫描显示的"环形强化"征象也不典型，故与脑肿瘤（如胶质瘤）、脑转移性肿瘤不易鉴别，有时甚至需通过手术才能确诊。因此，应仔细分析病史，结合各种辅助检查加以鉴别。

五、辅助检查

1. 实验室检查　如下所述。

（1）外周血常规：急性期白细胞增高，中性粒细胞显著增高。脓肿形成后，外周血常规多正常或轻度增高。大多数脑脓肿患者血沉加快。

（2）脑脊液检查：脑脓肿患者颅内压多增高，因此腰椎穿刺如操作不当可能诱发脑疝。腰穿脑脊液多不能确定病原菌（除非脓肿破入脑室）。脑膜脑炎期脑脊液中白细胞可达数千以上，蛋白含量增高，糖降低。脓肿形成后白细胞可正常或轻度增高，一般在 $(5 \times 10^7 \sim 1 \times 10^8)$ /L，蛋白常升高，糖和氯化物变化不大或稍低。

2. 影像学检查　如下所述。

（1）X线平片：可见原发感染部位骨质变化。耳源性及鼻源性脑脓肿可见颞骨岩部、乳突、鼻旁窦骨质有炎性破坏。外伤性脑脓肿可见颅骨骨折碎片、金属异物等。

（2）CT扫描：是目前诊断脑脓肿的首选方法，敏感性为100%。脓肿壁形成前，CT平扫病灶表现为边缘模糊的低密度区，有占位效应。增强扫描低密度区不发生强化。脓肿形成后CT平扫见低密度边缘密度增高，少数可显示脓肿壁，增强扫描可见完整、厚度均一的环状强化，伴周围不规则脑水肿和占位效应。这种"环状强化影"是脑脓肿的典型征象。

（3）MRI：脑脓肿MRI的表现随脓肿形成的时期不同表现也不同。急性脑炎期表现为边界不清的

不规则长 T_1、长 T_2 信号影。包膜形成后病灶中央区在 T_1 加权像表现为明显低信号，周边水肿区为略低信号，两者之间的环状包膜为等或略高信号。T_2 加权像病灶中央脓液为等或略高信号，包膜则为低信号环，周围水肿区信号明显提高。Gd – DTPA 增强后 T_1 加权像包膜信号呈均匀、显著增强。病灶中央脓液及包膜周围水肿区信号不变。

六、治疗

原则上，急性脑炎及化脓阶段以内科治疗为主。一旦脓肿形成，则应以外科手术治疗为主。

1. 治疗原发病灶　临床上常常因为脑脓肿病情较为危急，因此应先处理脑脓肿。术后情况许可，再处理原发病灶。如耳源性脑脓肿可先做脑部手术，术后病情许可时再行耳科根治手术。

2. 内科治疗　主要是抗感染、降颅内压和对症治疗。少数患者经内科治疗可以治愈，多数患者病情可迅速缓解，病灶迅速局限，为进一步手术治疗创造好条件。

内科治疗时抗生素应用原则：①及时、足量使用抗生素。一般静脉给药，必要时可鞘内或脑室内给药。②选用对细菌敏感和容易通过血 – 脑屏障的抗生素。细菌培养和药敏试验结果出来前，可按病情选用易于通过血 – 脑屏障的广谱抗生素，待结果出来之后，及时调整。③用药时间要长。必须在体温正常，脑脊液及血常规检查正常后方可停药。脑脓肿静脉使用抗生素的时间为 6~8 周。

3. 外科治疗　脑脓肿包膜形成后，应在抗感染、脱水、支持治疗的同时，尽早采用外科治疗。

（姜　霞）

第八章

运动障碍性疾病

第一节 震颤

一、概述

震颤（tremor）是指肢体某部位（局部或全身）以保持平衡位置为中心而呈现的有节律、不随意、不自主的震动，是在受损部位的机械作用、周围反射、长潜伏期反射和中枢摆动机制之间相互作用下产生的，是主动肌和拮抗肌交替或同步放电，导致沿中轴产生的不自主、机械性、在波幅和频率上可以规则也可以不规则的摆动。简言之，震颤是指至少一个肢体功能区的节律的、机械的摆动。震颤是最常见的运动失调。

二、机制

震颤的病理生理机制颇为复杂，可为中枢性，也可为周围性；包括机械性振动（mechanical oscillations）、反射性振动（oscillations based on reflexes）、中枢神经元性振动（oscillations due to central neuronal pacemakers）、反馈环路异常的振动（oscillations because of disturbed feedforward or feedback loops）等。其可能的机制见图8-1。

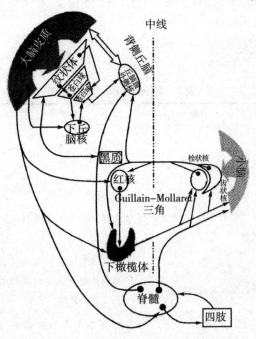

图8-1 震颤发生可能的机制图

特发性震颤（essential tremor, ET）属于一种病因不明的震颤，在病理学上也未找到病变部位。目前对震颤的病理生理研究最多的是中枢神经系统的摆动学说。多认为橄榄、小脑相互协调节律紊乱是ET的病因，震颤起源于下橄榄核，其节律通过纤维到达小脑蒲肯野纤维和小脑核，并通过前庭神经外侧核和网状核输出，再沿小脑丘脑皮质路径激活脊髓运动神经元。引起ET的神经化学异常也未明确，可能与GABA能系统紊乱有关。

三、分类

（一）根据病因分类（表8-1）

表8-1 震颤分类

生理性震颤和强化的生理性震颤（7~12Hz）

特发性震颤

   经典的特发性震颤（4~12Hz）

   原发的直立性震颤（primary orthostatic tremor）（13~18Hz）

   任务执行或位置性特异性震颤（task and position specific tremor）（4~12Hz）

   不能分类的震颤

肌张力障碍性震颤（dystonic tremor）（4~12Hz）

帕金森病（PD）性震颤（3~10Hz）

小脑性震颤

Holmes震颤（holmes tremor，以前称为红核型或中脑震颤）（2~5Hz）

腭肌震颤（palatal tremor）

周围神经病性震颤（tremor in peripheral neuropathies）（2~12Hz）

中毒性和药物诱发性震颤（2~12Hz）

心因性震颤（psychogenic tremor）（3~10Hz）

静止性震颤被认为是在基底核环路产生，而姿势性和意向性震颤可能是在橄榄-小脑，丘脑-皮质环路或Guillain-Mollaret三角产生［GPe为外侧苍白球，GPi为内侧苍白球，VLa为腹外侧核的前部，VLp为腹外侧核的后部（腹外侧核），STN为下丘脑核，SNc为黑质致密部，RN为红核，GE为小脑栓状核，D为小脑齿状核，IO为下橄榄体］。

（二）根据震颤频率分类

震颤频率分类见表8-2。

表8-2 根据震颤频率分类

震颤类型	频率	幅度	发生部位	常见疾病
生理性震颤	8~10Hz	固定频率，幅度可变	身体某一部位	毒物、毒素和生理或情感状态，如恐惧或焦虑、极度疲劳、运动后、饥饿、低血糖、甲状腺功能亢进、乙醇戒断、代谢紊乱、中毒、发热等可加强
静止性震颤	低到中（3~6Hz）	大，在随意运动中减轻或消失	支撑重力的肢体肌肉并没有激活	PD，药物诱导性PD综合征（神经安定剂、甲氧氯普胺等）
动作性震颤	—	—	任何随意肌肉收缩	
姿势性震颤	中到高（4~12Hz）	小，随意运动时明显	当肢体处于某一对抗地心引力的姿势时	生理性震颤、特发性震颤、代谢紊乱、药物或乙醇戒断
等轴性震颤	中	多变	对抗静止性物体的肌肉收缩	在一只手握持重物时
运动性震颤				

震颤类型	频率	幅度	发生部位	常见疾病
单纯性震颤	变化大（3~10Hz）	当肢体接近某一物体时，其幅度并无明显变化	肢体简单运动，发生于任何运动时	—
意向性震颤	低（<5Hz）	肢体接近某一物体时幅度增加	接近某一物体的肢体	小脑性病变（脑卒中、MS、肿瘤），药物诱导（锂盐、乙醇）
任务执行和位置性特异性震颤	多变（4~10Hz）	多变	发生在特定的动作	书写震颤、音乐家震颤

四、临床特点

震颤可以发生在身体的任何部位。它的出现可以是生理性的，也可以是病理性的。生理性震颤常累及全身，病理性的震颤最常累及双手，也可累及头部、腿部等，与其病因密切相关。

震颤可分为静止性和动作性震颤。前者发生时受累肢体完全能对抗重力，而后者是在受累肢体肌肉随意收缩时发生，其又分为［姿势性震颤、运动性震颤（包括单纯性震颤、意向性震颤）、任务执行和位置性特异性震颤、等轴性震颤］。

震颤主要包括六种综合征：生理性震颤、特发性震颤、PD 震颤、毒物或药物诱导的震颤、小脑性震颤、心因性震颤，见表 8 - 3。

表 8 - 3 震颤综合征的临床和诊断特点

震颤综合征	临床特点	诊断实验
生理性震颤	姿势性震颤：无神经系统阳性体征	血糖、肝功能检查，甲状腺功能检查，询问药物史
特发性震颤	姿势性震颤：影响手臂和头，当压力、疲劳、受刺激时增加，饮酒后可减少，β 受体阻滞剂、扑痫酮治疗有效	没有特异性实验，需行常规血液检查和甲状腺功能检查排除生理性震颤
PD 震颤	静止性震颤：紧张时增加，肢体随意运动时减轻或消失，对多巴胺能药物治疗有反应，伴有其他症状如运动缓慢、强直等	无特异性实验，MRI 为非特异性表现，必要时可行 PET、SPECT
小脑性震颤	意向性震颤（病变侧肢体）、跟－膝－胫实验、快复轮替运动异常、姿势异常、构音障碍、眼球震颤	CT 或 MRI 扫描，怀疑 MS 时需行 CSF 检查了解 IgG 寡克隆带；乙醇滥用检查（怀疑时）；若怀疑锂盐中毒，需行血锂水平检测
心因性震颤	多变（静止性、姿势性或意向性震颤），在注视时增加，注意力分散时减轻	电生理检查
肝豆状核变性（Wilson 病）	扑翼样震颤：腹腔积液、黄疸、肝疾病的体征，角膜 K－F 环，强直，肌肉阵挛，精神症状	肝功能检查、血浆铜蓝蛋白、尿铜、裂隙灯检查

特发性震颤可累及头、面、下颌、舌、臂及腿部，震颤为唯一的常见运动障碍。在人群中的发病率为 0.31% ~5.55% 本病可见于婴儿到老年的任何年龄，大多在青春期发病，无性别或种族差异。约半数有家族史，男女均可患病，属外显率不全的常染色体显性遗传，故又称为家族性震颤。本病常表现为单一的姿势性震颤，通常从一侧手部向前平举或取特定的姿势时出现低频率（3~14Hz）的细震颤。一般两上肢，特别是双手呈对称性受累。早期震颤呈间歇性，多在精神紧张或疲劳时出现，情绪稳定及休息时消失或减轻，逐渐转为持续性。一般早晨较重，饮茶及咖啡、吸烟、公众场合或高温环境、性交时可加重；独处、心理弛缓状态等常能暂时减轻。饮酒可使震颤减轻或完全缓解，据 Growden 报道饮酒至血乙醇浓度大于 10mg/dl 时，震颤基本消失。本病患者不少伴有血压波动、多汗、皮肤划痕强阳性等自主神经功能紊乱症状。但大多数没有肌张力改变或运动变慢等帕金森综合征、小脑征或其他神经系统体征。

五、特发性震颤的诊断标准

（一）核心标准

（1）双侧肉眼可见且呈持续性的手或前臂的姿势性震颤或动作性震颤（而不是静止性震颤）。

（2）缺乏其他的神经系统体征，没有齿轮样肌张力增高。

（3）可能有孤立的头震颤而没有异常的姿势。

（二）次要标准

（1）长时程（＞3 年）。

（2）家族史。

（3）对乙醇治疗有效。

（三）排除标准

（1）其他异常的神经系统体征（特别是肌张力障碍）。

（2）病因明确的强化的生理性震颤。

（3）有心因性震颤的病史和临床证据。

（4）有确切的证据证实：震颤突然发生或阶梯式恶化。

（5）原发性直立性震颤。

（6）孤立的声音震颤。

（7）孤立的位置性特异性或任务执行特异性震颤。

（8）孤立的舌震颤和下颌震颤。

（9）孤立的腿震颤。

（10）单侧的震颤、局灶震颤、姿势异常、强直、运动迟缓、静止性震颤。

（11）当前的治疗药物可能造成或加重震颤。

（12）孤立的头震颤并伴有异常的姿势（头摆动或旋转）。

六、症状性震颤的实验室检查

（1）TRH（促甲状腺素释放激素）。

（2）Na^+、K^+、Ca^{2+}、Cl^-。

（3）ALT、AST、GGT，胆碱酯酶。

（4）肌酐，尿酸，血糖。

（5）24h 铜排泄 + 血浆铜蓝蛋白。

（6）毒理学试验。

七、治疗

　　震颤综合征主要针对疾病本身治疗，随着疾病本身的好转，震颤也随之好转，本节着重讲述特发性震颤的治疗。

　　1. 药物治疗　特发性震颤的药物治疗效果还不完全令人满意。最常用的两种药物是 β 受体阻滞剂和扑痫酮，而扑痫酮在逐步增量期有多种不良反应。最新研究表明，托吡酯作为单药或辅助治疗特发性震颤较安慰剂对照是安全而且有效的（400mg/d 或最大耐受剂量），托吡酯 400mg/d 可以明显减轻震颤评分。最常见的不良反应是食欲减退或体重减轻，感觉异常。加巴喷丁（gabapentin）对震颤的治疗也有益处，国外研究表明，加巴喷丁可以明显减轻 MS 所致的震颤，并能明显减轻姿势性震颤，但目前的样本量还较少，可以作为其他药物治疗失败的辅助治疗。

非典型的神经镇静药物也被用于治疗特发性震颤。奥氮平单药治疗对缓解特发性震颤有效。详见表8－4。

表8－4 特发性震颤药物治疗

药物名	剂量	药物不良反应
β受体阻滞剂（首选药物）：		
普萘洛尔	最初剂量20mg，bid，可以增加到120～320mg/d	血压降低、脉搏减弱、心动过速、心动过缓、阳痿、嗜睡、运动性呼吸困难、神志模糊、头痛、头昏，有心肺疾病及糖尿病等慎用
普萘洛尔控释片	最初剂量120mg，qd，可以增加到240mg/d，qd	同上，相对较轻，可出现皮疹、短暂头昏等
美托洛尔	最初剂量50mg，qd，可以增加到200mg/d，分次服用	心动过缓、头昏、头痛、恶心等，低血压、显著心动过缓（心率＜45次/min）、心源性休克、重度或急性心力衰竭、末梢循环灌注不良、二度或三度房室传导阻滞、病态窦房结综合征、严重的周围血管疾病
美托洛尔缓释剂	最初剂量50mg，qd，可以增加到200mg/d，qd	同上，相对较轻
阿替洛尔	50～150mg/d	头晕、恶心、咳嗽、口干、思睡
纳多洛尔	120～240mg/d	无
索他洛尔（甲磺胺心定）	75～200mg/d	警觉性降低
苯二氮䓬类（benzodiazepines）：		
氯硝西泮	最初剂量0.25mg，qd，可以增加到6mg/d	嗜睡、镇静、依赖、成瘾等，肝功能损害慎用
地西泮	最初剂量1mg，qd，可以增加到10mg/d	镇静、疲乏、成瘾、依赖等
劳拉西泮	最初剂量1mg，qd，可以增加到10mg/d	镇静、疲乏、成瘾、依赖等
阿普唑仑	0.75～2.75mg/d	镇静、疲乏、药物依赖
抗惊厥药物：		
扑痫酮	最初剂量12.5mg，睡前服，可以增加到250mg/d，尤其优先用于60岁以上的老人	镇静、嗜睡、疲乏、恶心、眼花、呕吐、共济失调、心神不定、眩晕、急性中毒反应等
加巴喷丁	最初剂量300mg，tid，可以增加到1 800mg/d；1 200～1 800mg/d	昏睡、疲乏、性欲下降、头昏、烦躁、呼吸急促
托吡酯	400mg/d以上	食欲下降、体重减轻、感觉异常、畏食、注意力下降
唑尼沙胺	100～200mg/d	共济失调、头昏、焦虑、神志恍惚、畏食
其他：		
BTXA（手震颤）	多肌内注射，50～100IU；每3～4个月重复注射	手/指无力、握力下降、注射部位疼痛、僵硬、血肿、感觉异常
BTXA（头震颤）	多肌内注射，40～400IU；每3～4个月重复注射	颈部无力、注射后疼痛
BTXA（声音震颤）	多肌内注射，0.6～15.0IU；每3～4个月重复注射	声音低微、吞咽困难
正辛醇	64mg/kg以上	味觉异常
尼莫地平	120mg/d	头痛、胃灼热、直立性低血压

2. **手术治疗** 药物依赖的特发性震颤可以采用丘脑毁损术或者丘脑腹中间核深部电刺激治疗（deep brain stimulation，DBS）。头和声音震颤（vocal tremor）是特发性震颤中最常见的，采用手术治疗风险大，且效果欠佳，可能并发严重并发症，且很多患者不能耐受，尤其是双侧丘脑毁损术会导致难以忍受的不良反应，而最近的20年研究发现丘脑腹中间核深部电刺激对ET及PD震颤效果良好，但具体机制尚不十分清楚。有报道对一些单纯的头部特发性震颤患者采用这种方法治疗相对安全有效，可以维持9个月以上，也有报道其对声音震颤有效。

有散在病例报道，经皮电刺激双侧丘脑对特发性震颤有较好的临床治疗作用。

3. 其他震颤的治疗　PD 静止性震颤药物治疗效果相对较差。一些患者对左旋多巴替代治疗反应较好。经随机双盲多中心的临床药物研究表明抗帕金森病药物多巴胺受体激动剂普拉克索能明显改善 PD 震颤（作为辅助治疗，7 周内逐渐加量，最大量维持 4 周），而且普拉克索对 PD 及药物依赖性震颤都有效。

治疗 PD 药物罗匹尼洛（ropinirole）也能改善静止性震颤、姿势性/动作性震颤，尤其是能明显改善 PD 静止性震颤，这一结果表明罗匹尼洛能有效改善 PD 早期的静止性震颤。

比较不同的多巴胺受体激动剂（普拉克索、培高利特）以及安慰剂对 PD 震颤的剂量效应。0.5mg 的普拉克索或培高利特能减少 PD 静止性震颤评分，疗效相当，但后者的恶心、呕吐不良反应较前者更明显。不过，通常情况下治疗 PD 时多巴胺受体激动剂最初剂量不会给予这么大。

药物源性震颤（如抗抑郁药及抗癫痫药物丙戊酸等）和中毒性震颤的治疗：停止造成震颤的药物或毒物；对于迟发性震颤可以试用安坦或氯氮平。

（姜　霞）

第二节　痉挛

一、临床特征

痉挛（spasticity）是上运动神经元（UMN）综合征的一部分。中枢神经系统损害（如脑卒中、脑外伤、脑性瘫痪、肿瘤术后、脊髓炎及脊髓损伤等疾病）后，患者常出现上运动神经元综合征，包括以肌肉活动过度活跃为特征的阳性体征，即巴宾斯基征、阵挛、张力障碍、反射亢进、手足徐动症和痉挛，以及以功能丧失为特点的阴性体征，即动作灵巧性、力量、协调性和运动控制能力丧失。痉挛指牵张反射兴奋性增高所致的肌张力增高，并伴下列条件：①对外部给予的运动有阻力，且阻力随牵张速度的增加和关节运动方向的改变而增加。②对外部给予的运动产生的阻力超过了一定的速度阈值或关节角度。

上运动神经元综合征是大脑皮质、脑干和脊髓水平的运动通路受损所致。在损伤急性期，痉挛尚未出现，肌张力低下，呈软瘫；此后，受损部位逐渐在数天至数月内出现痉挛。牵张反射兴奋性在痉挛的第一个月逐渐增加，之后保持稳定，一年后下降。痉挛肌肉受到快速牵张后，除正常腱反射外，不出现反射性快速收缩，而是缓慢收缩。除肌张力改变外，痉挛的征象还包括折刀现象、反射亢进、巴宾斯基征阳性及屈肌痉挛。痉挛可影响患者活动，造成不适及护理不便，进一步的肌肉僵硬可使肌肉逐渐挛缩、疼痛，加重患者的功能障碍，有时可成为功能障碍的主要问题。

二、病理生理机制

痉挛性肌张力增高的病理生理机制尚不完全清楚，可能是由于缺乏完整的皮质脊髓系统和脊髓内神经元间环路，以及上下行神经通路之间的平衡受到破坏。在正常情况下，肢体休息位或在其活动范围内被动运动，对该运动产生的任何阻力，都可单独归因于生物力学因素。只要阻力存在，肌肉收缩就不是阻力中的一部分，肌电活动也就不能引出。1924 年 Sher-rington 发现牵张反射产生肌肉收缩，这是产生姿势的基础，Nathan 认为痉挛只是在正常情况下隐伏的牵张反射变得明显的一种状态。Magoun 和 Rhines 则认为痉挛起源于脊神经，是由脊髓的兴奋和抑制作用失衡所致。

目前，关于痉挛的一些机制主要包括肌梭运动活动过度、运动神经元兴奋过度，脊神经节段的异常兴奋，失去脊髓影响（抑制和兴奋）节段中间神经元的异常兴奋及肌肉本身的改变等。

痉挛是一个与神经系统对感觉冲动输入产生运动整体反应有关的感觉运动现象。尽管一般情况下认为痉挛是一个运动问题，但它随感觉刺激的反应而增加，这一特点起始于脊髓水平简单的反射，延伸到涉及脑干和大脑更复杂的反应。感觉信号经由后根进入脊髓，一些分支进入脊髓灰质，而其他的则上行进入脑干和大脑。尽管长期以来认为感觉纤维从后根、运动纤维从前根进入脊髓，但有证据表明，至少在脑瘫痉挛患者中，感觉刺激也会在前根产生电生理信号。这一发现的临床和功能意义尚不清楚，但对UMN综合征的肌张力过高的临床表现有一定影响。

前角运动细胞传递给2型运动神经元，α和γ运动神经元支配三至几百条肌纤维，运动单位是指由单一神经纤维和其所支配的骨骼肌纤维的集合。α运动神经元支配大的骨骼肌，相对较小的γ运动神经元也位于脊髓前角，它们通过A型γ纤维（小的、特别的骨骼肌纤维）传递冲动到肌梭内肌纤维。肌梭传递关于肌肉长度和变化速率的信息，肌梭位于每条肌肉的肌腹内，每一肌梭包绕3~12条小的梭内肌纤维附着于肌梭外骨骼肌纤维上，肌梭内肌纤维和高尔基腱器官传递肌肉牵张、张力和改变速率的信息。高尔基腱器官和肌梭一起促进肌肉控制和收缩，因此维持肌肉的张力。当肌梭的长度突然增加时，一级神经末梢受到刺激，引起运动反应，对快速的长度变化速率产生反应。缓慢牵张时，一级和二级神经末梢传递信号。在正常情况下，γ运动神经元释放一定数量的感觉冲动，牵张肌梭增加释放冲动的速率，肌肉缩短或松弛则减少肌梭释放冲动的速率。高尔基腱器官是防止张力过高的感觉受体。曾经认为高尔基腱器官是痉挛的主要因素，但这未经进一步的研究求得证实。高尔基腱器官对传入有静态或动态反应，正常情况下，高尔基腱器官用来维持肌肉松弛和紧张及主动肌和拮抗肌之间的平衡，来自高尔基腱器官和肌梭的信息通过脊髓运动通路传递到更高级的大脑中枢。

与痉挛有关的抑制系统的另一部分是中间神经元，中间神经元存在于脊髓灰质，与前角运动神经元数量之比为30∶1，它们兴奋性极高，可以自发地释放冲动。许多中间神经元支配前角运动神经元，许多感觉冲动通过中间神经元进入中枢神经系统，并与来自其他地方包括皮质脊髓通路的冲动整合。闰绍细胞是抑制系统的其中一部分，刺激某一运动神经元会抑制到闰绍细胞的有侧支循环的周围运动神经元，这一连接称为折返抑制，这一功能如有障碍会导致越过关节的分离运动发生困难。主要抑制通路是背侧的网状脊髓通路，对脊髓的许多其他抑制影响来自脑干。当考虑到手的运动时，屈肌和伸肌有同等量的冲动传入。然而，中枢神经系统损害后见到的临床变化常反映了这些肌群不平衡。另外，丘脑核调节来自基底神经核和小脑的传入冲动。生理上，由于兴奋性升高、突触输入和抑制性突触冲动减少，运动神经元的兴奋性增加，单纯的网状脊髓通路的损害不产生痉挛。中枢神经系统弥漫性损害，会使下行抑制指令和异常冲动减少，肌肉活动变得活跃，这表现在牵张－反射通路的几个区域。下行抑制冲动的减少导致了α神经元和γ运动神经元兴奋性增加。其他脊髓通路如前庭脊髓和红核脊髓通路变得更活跃。实质上，痉挛可因皮质、基底神经核、丘脑、脑干、小脑、中央白质或脊髓的损伤而引起。

痉挛性肌张力过高，其反射弧是完整的，因此反射仍然存在。肌肉过度活动是由于来自脊髓以上的抑制受损或歪曲。这时可表现为阵挛、巴宾斯基征阳性，或反射亢进。痉挛性肌张力过高表现各异，在同一患者中，取决于其他的刺激或活动。

脊髓反射，尽管不是痉挛纯定义中的一部分，但与UMN综合征的临床表现有关，传入到脊髓的冲动由于改变或重组而歪曲。在正常情况下，脊髓反射可能由于感受伤害的本体感受反应而产生。深部腱反射更精确的说是肌伸张反射，性质被认为是本体感受。肌牵张反射如髌腱反射是最常见的肌伸张反射。单突触牵张反射对牵张产生快速的反应，是肌梭突然牵张而引发的，相反，收回的屈肌反射是多突触反射，是阳性支持性反射。屈肌痉挛代表脱抑制屈肌收回反射。张力牵张反射的另一表现是折刀现象，是由于屈肌反射传入神经限制的结果。必须记住的是痉挛不仅具有速度依赖性，而且与肌肉的长度有关。与痉挛有关的另一个反射是丛集反射，脊髓对感受伤害刺激的反应突然活跃，脊髓因而大范围兴奋。临床上，这可能与排便、排尿、出汗和血压升高有关。联合反应可能由于运动活动的异常扩散而引发突然反应，联合反应被认为与痉挛性张力障碍有联系，脑卒中患者移动时典型的姿势，常有马蹄内翻足、膝反射亢进、骨盆控制无力和躯干缩短。上肢表现为屈肘、握拳、肩内旋。用力时患者协同作用模式增加，这些运动模式是伴随不需要的其他动作而发生的运动。协同作用和联合反应是因为随意运动时来自大脑皮质或脊髓的刺激或兴奋过度所引起。联合反应与痉挛综合征有关。

1906年，Sherrington描述了交互神经支配的过程，即一组肌肉（主动肌）必须放松以允许另一组肌肉（拮抗肌）收缩。在正常情况下，主动肌和拮抗肌必须协同收缩以便在活动过程中稳定关节。在这些情况下，协同收缩是适当的。在UMN综合征中，协同收缩变成病理的，干扰了肌肉的运动和功能，皮质和脊髓发生交互抑制允许适当的协同收缩，UMN 综合征交互抑制受损，事实上，需要的运动可能被不想要的运动完全掩盖，如踝背屈时足通常情况下出现跖屈位。痉挛肌肉的牵张位加重了偏瘫患者的协同收缩。不适当的协同收缩除肌肉痉挛外还产生其他的作用。

三、痉挛的评定

临床上通过徒手被动运动肢体较容易发现痉挛的存在，并可粗略评定痉挛的程度。目前常用 Ashworth 量表（Ashworth scale for spasticity，ASS）、改良的 Ashworth 量表（modified Ashworth scales，MAS）、Tardieu 分级、综合痉挛量表/临床痉挛指数（composite spasticity scale，CSS/clinic spasiticity index，CSI）对痉挛进行评估。主要是根据被检测肌群的肌张力有无增高来判断是否存在痉挛，并根据肌张力增高的程度将痉挛分为不同程度。

Ashworth 量表分级包括 Ashworth 分级和改良的 Ashworth 分级，Ashworth 分级通过从最大屈曲位到伸展快速运动患肢来评定痉挛的程度。根据肌肉对快速牵张的反应，将痉挛分为 0~4 级。Ashworth 分级被认为是肌肉痉挛的顺序分级，由于经常分组较低的分数，所以对最初的 Ashworth 分级做了改良，包括了 1⁺ 级，表示张力轻微的增加。改良的 Ashworth 分级被认为是肌肉痉挛令人满意的分级。如 Ashworth 分级一样，它也不能区分是中枢性还是外周性原因引起的牵张阻力。Ashworth 分级提供了有关肌肉痉挛的临床信息，为内科医生、康复治疗师和护士所熟知。

Tardieu 分级则包括运动速度和运动质量，Tardieu 分级评定是在 3 个不同速度下进行的，根据肌肉对牵张的反应进行客观的观察，是否突然出现中止和阵挛而进行分级。Tardieu 分级也被认为是肌肉痉挛的顺序分级，除评定速度外，Tardieu 分级还提供 Ashworth 分级的肌张力变异的其他信息和敏感性。Tardieu 分级评定应在每日相同的时间进行，患者在相同的特异体位进行，这对张力过高的患者来讲难以采取。不管采取何种评定分级法，应记录有价值的临床信息连同其他有关功能和症状信息，以达到最佳治疗方法，产生最好的治疗效果。定量评定痉挛和运动可进行肌电生理研究，但尚未被大多数临床医生所采用。

CSS/CSI 的评定内容包括 3 个方面：腱反射、肌张力及阵挛。根据其程度进行评分，分别是腱反射 0~4 分；肌张力 0~8 分；阵挛 1~4 分。三者分数相加，结果判断：0~9 分为轻度痉挛，10~12 分为中度痉挛，13~16 分为重度痉挛。痉挛是一种复杂的神经生理变化，不仅表现为肌张力的增高，腱反射的亢进和肌阵挛的产生也是肌痉挛的重要临床表现。ASS 和 MAS 量表都只是对患肢肌张力进行评定而忽略腱反射和肌阵挛。相比而言，CSS/CSI 除了对患者肌张力进行评定外，还加入了跟腱反射和踝阵挛的评定，对肌痉挛的评定更全面、更完整。

在神经电生理检查中，可以通过用肌电图检查 F 波、H 反射、T 反射等电生理指标来反映脊髓阶段内 α 运动神经元、γ 运动神经元、闰绍细胞及其他中间神经元的活动。此外还可以应用等速装置，通过生物力学方法对痉挛进行更为量化的评定以指导临床治疗。在治疗过程中，也可通过动态评定痉挛程度以评价疗效。

四、治疗

痉挛并非必须治疗，首先应对痉挛的严重程度做出评价，从而考虑治疗指征和预期效果。轻微的肌张力增高有利于患者维持一定的肢体功能，不需要进行治疗。只有当痉挛影响到患者的功能，妨碍将来潜在的功能恢复及造成疼痛时才应进行必要的治疗。抗痉挛治疗必须权衡潜在的治疗益处和药物不良反应，并根据不同患者恢复的具体目标不同（如日常生活自理、改善步态或减轻疼痛等），慎重选择。

抗痉挛治疗应逐步进行，并以改善患者的功能为目的。选择治疗方法时，应从较为简便的、不良反应少的、可逆的疗法开始，逐步到较为复杂的、不良反应较多的、不可逆甚至是毁损性的治疗，并遵循个体化治疗原则，根据不同的治疗目标选择适当的治疗方法。

（一）基本治疗

1. 被动运动　坚持每日牵伸痉挛肢体是非常重要的，应根据患者情况制订规律的、个体化的运动计划。牵伸应力求达到全关节活动范围，有效的被动牵伸可通过脊髓环路上突触的改变使受累肌肉放松数小时。通过有规律地牵伸肢体，部分患者可有效预防肌肉短缩和关节囊挛缩，大部分患者可减轻痉挛程度，维持肢体和关节的活动范围。

2. 避免刺激　外来的刺激可以增加牵张反射传入神经的输入，因此应避免任何可能引起痉挛的刺激，如避免刺激手掌部位的抓握反射引发区等。特别应注意避免某些不易引起注意的刺激，如膀胱和直肠过胀（便秘）、尿路感染、患肢指（趾）甲向内生长、压疮、裤腿口过紧、支撑用具或轮椅不合适等均可能加重痉挛。

（二）物理治疗

1. 抗痉挛姿势和体位　特别适用于早期痉挛尚不明显的患者。可用约束带将患肢固定；还可用支具协助患者站立和活动，避免某些可能加重痉挛的姿势；或者对痉挛肌伸展位负重支持，例如，一侧小腿后旋肌痉挛时，取站立位，保持伸膝、踝关节功能位（90°）负重。功能训练前采用充气压力夹板压迫肢体可缓解痉挛，休息时用石膏或塑型夹板取功能位固定肢体。

也可利用矫形器，通过牵拉肌肉、固定骨骼及关节位置、约束或限制关节异常活动，能在一定程度上缓解肌痉挛及疼痛病情，并可预防和矫正肌痉挛引起的畸形。上肢有肘及腕手矫形器，下肢有膝及踝足矫形器等。

2. 冷疗和热疗　局部的浅部冷疗和热疗可抑制脊髓 α 运动神经元和 γ 运动神经元，降低牵张反射的兴奋性，但整体热疗如热水浴会加重痉挛。

3. 水疗　水疗有全身电动浴缸、Hubbard 浴槽、步行浴、水中运动池和水中步行训练等，利用温度的作用和被动关节活动也有缓解痉挛的作用，能提高患者残存肌力、运动功能和日常生活能力，短时缓解肌肉紧张度和肌痉挛，消减胀痛等症状。

4. 神经肌肉再训练　中枢神经损伤后肌肉的过度兴奋不是均匀分布于躯体的所有肌肉，在痉挛患者成对的主动肌 – 拮抗肌中，两者都减弱，但其中一个相对于另一个兴奋过度，采用主动肌 – 拮抗肌交互电刺激进行神经肌肉再训练，可使痉挛缓解 8% ~10%，同时可以改善肌肉无力，主要用于偏瘫患者的治疗。

5. 按摩　按摩也是缓解疼痛和痉挛的一种物理治疗，分为深部按摩和表面触摸。与轻柔软组织按摩相比，深部按摩能产生中枢抑制。皮肤刺激还有一些特殊效应，如降低某些肌肉肌紧张和提高交感神经兴奋性的作用。

6. 肌电生物反馈疗法　可减少静态时肌痉挛的活动及相关反应，也可抑制被动牵张时痉挛肌的不自主运动。

7. 电刺激　对皮肤、肌肉、神经及脊髓的电刺激均有一定的缓解痉挛的作用。①功能性电刺激（FES）：其原理是通过电流直接刺激痉挛肌肉，使之强烈收缩，引起肌腱上高尔基腱器官兴奋，经 Ih 纤维传入脊髓内，产生反射性抑制主动肌痉挛的作用，或通过刺激拮抗肌收缩来交互抑制主动肌痉挛。②直肠电刺激（RPES）：Halstead 等于 1991 年首先报道 RPES 可以有效缓解 SCI 患者的痉挛，其作用原理可能是抵消了肌梭变化时产生和传递的电脉冲，从而使痉挛缓解，适用于服用抗痉挛药物无效或不能长期坚持服药的患者。每次直肠电刺激后，平均可缓解痉挛 8.5h，所以患者早晨起床后做 1 次电刺激，可以保证白天日常生活和康复训练的顺利完成；而且直肠电刺激对截瘫患者的神经痛和尿频也有一定治疗作用因此，RPES 不良反应小而效果明显，可能成为治疗严重痉挛的有效方法。③经皮神经电刺激（TENS）：在反射活动增强的运动训练或睡眠之前可用 TENS 作为辅助治疗，从长远效果来看，亦可作为痉挛的辅助治疗手段。

物理治疗多作用于痉挛比较局限、程度较轻（改良 Ashworth 量表 1 ~3 级）的患者，并且受累肢体有残余随意运动功能。由于物理治疗一般缓解痉挛的维持时间较短，此类治疗应在运动功能训练前进行。

（三）药物治疗

目前的抗痉挛药物多数是通过调节作用于皮质 – 脊髓水平的各种神经递质（包括 GABA、谷氨酸、去甲肾上腺素及 5 - HT 等）发挥作用的。药物治疗有四种途径：口服、经皮注射、鞘内注射及局部组织注射。

1. 口服和经皮注射药物　如下所述。

（1）苯二氮䓬类药物：治疗痉挛的第一代药物，最常用的是地西泮，其他还有氯硝西泮和二甲氯氮䓬（tranxene）。苯二氮䓬类药物具有中枢神经活性，主要作用于脑干网状结构和脊髓水平，增加 GABA 和 GABAA 受体复合体亲和性，增加突触前后抑制，减少单突触和多突触反射，改善痉挛状况。

地西泮口服吸收良好，服药后 1h 达峰值血药浓度，半衰期 20 ~ 80h。起始剂量为每次 2.5mg，每日 2 次，或 5mg 睡前服用，以后每次增加 5mg，治疗剂量为每日 20 ~ 40mg，最大剂量为每日 60mg。目前已知的不良反应有抑郁、协调性降低、记忆力和注意力减退、无力、共济失调、可能的药物成瘾及药物性意志减退，最严重的不良反应是呼吸抑制和意识障碍。并且，在用药过程中突然停药可导致坐立不安、焦虑、激动、易怒、震颤、恶心、噩梦、高热及精神症状，严重时造成死亡。地西泮可使被动运动范围（range of motion，ROM）、痛性痉挛及腱反射改善，但肢体功能无显著变化。

（2）巴氯芬：巴氯芬作用于脊髓突触前、后膜 GABAB 受本。在突触前膜，它与 GABA 神经元结合，是细胞膜超极化，阻滞钙内流和介质释放；在突触后膜，它结合到 Ia 传入纤维，使细胞膜去极化，抑制天冬氨酸、谷氨酸释放，最后的效应是抑制单突触和多突触脊髓反射。

巴氯芬口服吸收良好，服药后 2h 达峰值血药浓度，半衰期约 3.5h，主要经肾排泄，肾功能不全患者应减量。起始剂量为 5mg，每日 2 ~ 3 次，每周增加 5 ~ 10mg/d，服药后 5 ~ 10d 达到最佳临床效果。常用最大剂量为 80mg/d，但 300mg/d 仍认为是安全有效的。巴氯芬比地西泮更易耐受，但不同患者耐受性差异较大，应注意个体化用药。常见不良反应包括嗜睡、疲劳、无力、头晕、恶心、口干、肝功能异常、感觉异常、幻觉及疾病发作阈值降低。剂量增加速度减慢可减少不良反应，停药后 1 ~ 2d 不良反应可消失。突然停药可能出现幻觉或痉挛的反弹增加。

（3）丹曲林（dantrolene）：丹曲林是唯一直接作用于骨骼肌的口服抗痉挛药，其作用机制是在肌肉收缩时抑制钙从肌质网的释放，抑制肌肉兴奋 - 收缩耦联。它有两种作用方式：①直接作用于肌肉本身。②作用于肌梭 γ 运动神经元，降低肌梭的敏感性。丹曲林的活性主要针对快反应纤维，效应包括 ROM 增加和肌张力易控制，对于脑瘫和脑外伤引起的痉挛尤其有效。起始剂量为每日 25mg，分两次服用，每周缓慢增加 25 ~ 50mg/d，最大剂量为 400mg/d。药物半衰期为 15h。丹曲林最严重的不良反应为肝脏毒性，0.3% 患者可发生严重的肝功能衰竭，因此有肝病史者禁用。服用雌激素患者慎用。不宜与其他具有肝脏毒性的药物联用。治疗前及治疗过程中必须监测肝功能。其他不良反应有头晕、无力、感觉异常、恶心及腹泻等。

（4）可乐定：可乐定是 α2 去甲肾上腺素、能激动剂。它的作用方式有：①通过 α2 活性对蓝斑区起作用，降低肌张力增高的诱发因素。②加强 α2 介导的突触前抑制作用，减少兴奋性氨基酸释放。口服吸收率为 95%，服后 3 ~ 5h 达峰值血药浓度，半衰期为 5 ~ 19h，约 50% 在肝脏代谢。62% 经尿液排出。口服剂量为 0.1mg，每日 2 次。不良反应主要为心动过缓和低血压，在治疗中需监测血压和脉搏。其他不良反应有口干、足踝肿胀和抑郁。可乐定也可经皮使用，皮下注射剂量为每日 0.1mg 或 0.2mg，皮丘可将药效维持 7d。经皮使用的常见不良反应是过敏，若皮肤红斑持续存在表示可能发生过敏反应。

（5）替扎尼定（tizanidine）：替扎尼定是咪唑类衍生物，与可乐定类似，也是中枢 α2 去甲肾上腺素能激动剂，作用于脊髓及脊髓上水平，抑制多突触反射。在脊髓上水平，替扎尼定抑制脊髓反射去甲肾上腺素能下行激活通路，普遍抑制 II 型传入纤维或专门抑制 γ 运动神经元，从而抑制 α 运动神经元活动；在脊髓水平，通过加强突触前抑制减少兴奋性氨基酸释放，并兴奋抑制性中间神经元，释放抑制性神经递质甘氨酸，降低脊髓中运动神经元的紧张性。替扎尼定口服吸收良好，服药后 1h 达峰值血药浓度，半衰期 2.5h；起始剂量 1 ~ 4mg，睡前服用，以后每 2 ~ 4d 增加 1 ~ 4mg，最大剂量为 36mg/d。服用替扎尼定患者耐受性较好。与其他抗痉挛药物比较，替扎尼定最大的优势是不引起肌无力，也不引起血压和脉搏的持久改变，但与降压药联合应用时可能诱发症状性低血压。最常见的不良反应是嗜睡和头晕，其次为镇静、无力、恶心、呕吐及口干。少数患者可出现肝损害，应在开始用药时及用药后 1、3、

6个月时行肝影像学检查。

（6）右美托咪唑（dexmedetomidine，DXM）：DXM是一种较新、较高选择性的抗痉挛药，为α_2-去甲肾上腺素受体激动剂，作用比可乐定强8倍以上，能减少麻醉剂、止痛剂、镇静剂及催眠药的需求。其作用有：①剂量相关的抗伤害效应；②降低3%~10%的心排血量；③降低体温。DXM可静脉用药，半衰期为（1.90±0.62）h，常用于辅助外科麻醉。

（7）盐酸赛庚啶（cyproheptadine）：有报道显示可减轻脊髓损伤和多发性硬化患者的痉挛性肌张力增高，从而改善步态，增加行走速度。盐酸赛庚啶可引起显著的镇静作用，因此宜睡前首次服用4mg，逐渐增加至16mg/d，分4次服用，最大剂量为36mg/d。

（8）加巴喷丁：加巴喷丁是一种抗癫痫药，结构类似于GABA，但不影响GABA代谢且不作用于GABA受体。它可能影响新皮质和海马，结合到GABA神经元相应受体。口服后吸收50%~60%，服药后2~3h达峰值血药浓度，半衰期为5~8h，原型经尿液排泄。口服剂量为每次400mg，每日3次。常见不良反应为嗜睡、头晕、头痛、疲劳及共济失调。

2. 鞘内及局部注射用药　如下所述。

1）鞘内注射：鞘内注射药物治疗痉挛是较新的治疗方法，目前多用于治疗脊髓损伤和脑性瘫痪后的痉挛。鞘内注射巴氯芬（intrathecal baclofen，ITB）对获得性脑损伤引起的严重痉挛有效。ITB在20世纪80年代开始应用，1996年美国FDA批准应用于脑源性痉挛状态，我国也在2008年出台了《鞘内注射巴氯芬治疗卒中后痉挛性肌张力增高的专家共识指南》以指导ITB在脑卒中后痉挛的临床应用。临床试验证实ITB治疗相比口服巴氯芬治疗有效且比较安全，后者存在脂溶性差、不能有效通过血-脑屏障的缺陷。对于严重痉挛、对其他创伤性治疗反映差、对ITB巨丸剂反应呈阳性的患者，且患者体格适于安装药泵者，可考虑ITB治疗。同时，脑外伤患者病程需达1年以上；如患者无须上肢有任何恢复，延迟治疗可能引起下肢挛缩或其他痉挛并发症时，病程不到1年也可以考虑。

患者筛选试验：腰穿或脊髓导管注射50μg/次，0.5~1.0h起效，4h达高峰，效果维持8h或更长时间。应注意准备呼吸暂停监测仪或脉冲血氧机及复苏装置，以便在药物过量或严重不良反应时及时抢救。Ashworth量表或改良Ashworth量表降低1分或更多者，适于应用ITB治疗。

治疗时首次采用大剂量给药，然后置入泵。全身麻醉或局部麻醉下导管经髓腔置于胸髓，远端由皮下引致泵处，泵置于前腹部。24h剂量一般为筛选时维持8h以上的剂量，脑源性痉挛剂量增加应为5%~15%。24h只能调整剂量1次，若剂量增加疗效仍不好，要注意重新评价泵与导管的功能；脊髓损伤时，维持量一般为22~1 400μg/d；每4~12周，药泵需再次加药。

ITB的治疗优势在于可以留置巴氯芬，降低药物总剂量及全身反应。伴随的问题是需要外科操作、费用高、存在感染风险、诱发疾病发作、巴氯芬过量、泵失调、脱瘾性症状、插管扭结及断裂等。

本药经肾排泄，有肾病者要特别慎用：确实需要下肢痉挛以维持站立体位与转移平衡和活动者，以及妊娠、哺乳、有自主反射异常及精神不正常者禁用。

2）局部组织注射：包括神经阻滞和化学性去神经术（chemodenervation）。神经阻滞是用化学方法暂时或永久阻滞神经功能，而化学性去神经术是破坏神经。目前常用的药物为乙醇、石炭酸和肉毒杆菌毒素。

（1）乙醇：乙醇是第一批有报道用于局部注射治疗痉挛的药物，能有效治疗脑性瘫痪、脊髓损伤和脑卒中所致的局灶性痉挛。使用方法有神经肌肉阻滞、神经鞘内注射和神经周围注射。药物浓度为45%~100%。效应与使用浓度有关，但浓度过高会导致明显炎症反应。

（2）石炭酸：石炭酸是苄基乙醇，是苯的氧化代谢产物。1%~7%的石炭酸可损害传入和传出神经纤维，临床上用于治疗痉挛的浓度大于30%。1次注射剂量为1g，即5%的石炭酸最大注射剂量为20ml。肌内注射和远端运动分支，特别是运动点部位的注射均可，神经周围注射比肌内注射更安全，作用时间更持久。注射后立刻可观察到去神经效应。石炭酸的作用时间平均为6个月，作用影响因素有药物浓度、应用方式、研究人群及注射方法等。石炭酸的主要不良反应有注射时烧灼样或针刺样疼痛，可用冰敷或服用非甾体类抗炎药。更严重的并发症是注射部位不当或石炭酸扩散到相邻组织，尤其是直接渗入动脉或静脉内导致深静脉血栓形成，引起梗死、缺血和组织坏死。石炭酸过量会引起震颤、癫痫发作、中枢神经系统抑制和心血管功能衰退。

（3）肉毒素（botulinum toxin，BTX）：BTX 是由肉毒杆菌合成的蛋白质，有 7 种抗原性免疫血清（A～G）。近年来应用 BTX 行化学性去神经术治疗局灶性痉挛已成为重要的治疗方法。对多发性硬化、脊髓损伤、成人及儿童脑瘫、脑卒中后的痉挛均有明显改善。且不像口服抗痉挛剂那样出现镇静、认知障碍等不良反应，主要注射于肌肉，技术上比石炭酸注射到运动神经容易，特别适用于儿童。其中 A 型肉毒素（BTXA）已在临床上广泛应用。BTXA 能作用机体周围运动神经末梢神经—肌肉接头处，通过阻滞突触前膜释放乙酰胆碱而导致肌肉麻痹，缓解肌肉痉挛，且对中枢神经系统和脑干无阻遏作用。2010 年 3 月美国 FDA 正式批准 Allergan 公司生产的保妥适（Botox，一种 BTXA）用于治疗成人肘、腕部和手指屈肌群的痉挛，注射 BTXA 后配合运动疗法、矫形器等康复训练效果更佳。目前应用 BTXA 后症状改善持续最长时间 4 个月，结合理疗、手法牵张及支具等辅助治疗，只能辅助改善痉挛程度，不能延长作用时间。作用维持还需依靠反复注射，且价格昂贵，故只有在物理治疗和其他常规疗法无效时才用。

BTXB 也已上市，商品名为 Myobloco BTX 作用于神经肌肉接头，抑制乙酰胆碱的释放。注射 BTXA 后通常在 2～10d（平均 3d）后出现临床效应，最大效应出现在注射后第 4 周，作用时间为 6 周到 6 个月，增加剂量可能延长效应持续的时间，反复注射可使大多数患者肌张力降低。

早期对 BTX 效果的研究，包括了多种诊断或以单个肌群为目标，剂量小而固定，张力的测定主观欠准确。近年来，常结合注射协同肌，剂量较大，采用特定的稀释和定位技术，治疗结果的描述更为精确。靶肌内注射有助于提高疗效和减少不良反应。确定注射点的应用最广泛的 3 种技术是表面解剖定位触摸、针极肌电图和电刺激。大多数情况下，采用肌电图，将针电极插入活动过多的肌肉，定位后再注射 BTX。躯干肌、上肢远端、肢体深部肌和肥胖患者注射时也用肌电图引导。对上肢远端痉挛肌群，尤其是有先前对 BTX 注射效果不太理想的情况下，针电刺激是一个基本定位技术。

注射剂量受功能目标、肌肉大小、痉挛程度、协同模式、神经恢复阶段、预期反应的量和时间的影响，剂量和注射方法应个体化。仅在初期临床检查的基础上为大多数受累肌群决定理想剂量是困难的。临床经验允许为特殊肌群提供一个简单的剂量范围。推荐使用的最大剂量为 400IU，儿童为 8～11 IU/kg。可结合其他治疗如支具、物理疗法、步态及体位训练。BTXA 注射的不良反应发生率低，全身不良反应非常少见，多数是注射部位疼痛，注射肌肉无力或轻微青紫，可随总剂量增加而发生，若发生亦可恢复。

禁忌证：运动神经元病、脊髓灰质炎后综合征、重症肌无力、Lambert－Eaton 综合征；不要与氨基糖苷类抗生素同时使用；孕妇禁用。

3%～10% 的患者会对 BTXA 产生耐受性，可能是其血清中存在相应抗体，换用其他血清型如 BTXB 可能有效。

3. 治疗药物的选择　如下所述。

（1）脊髓损伤和多发性硬化：首先要注意可能引起肌张力增高的一些并发症，如感染、压疮、深静脉血栓形成或异位骨化。若肌张力亢进是局部性的，宜用化学性去神经术；若为广泛性的，宜用口服抗痉挛药，以替扎尼定和巴氯芬效果最理想，可两者合用。苯二氮䓬类药物可能有效，丹曲林和可乐定属二线药物。如口服药无效，可考虑 ITB 系统。多发性硬化患者对口服抗痉挛药的不良反应常敏感，可用 ITB 治疗或局部注射 BTXA。

（2）获得性脑损伤：一般口服药物效果差。不良反应大，对早期恢复不利。有文献报道可用替扎尼定，但可能引起肝损害和乏力；可用 ITB 系统。治疗方法取决于损伤原因和并发症的发生，若是由于缺氧，可在 3～4 月后用泵，若是血管和外伤原因，则宁可 4～6 个月后用泵。

（3）脑性瘫痪：因为手足徐动症和肌张力障碍对口服药物效果不好，常考虑 ITB，但应先试用口服药。由于丹曲林的肝毒性作用及苯二氮䓬类药物的镇静作用，口服药多选择替扎尼定；在口服药无效后再用 ITB 系统。对单纯痉挛者考虑神经根切除，而对伴显著手足徐动和肌张力障碍者，由于后根切除可带来难以接受的乏力，则唯一选择为 ITB。

（4）BTX 治疗：BTX 治疗的对象主要有两类，即脑性瘫痪儿和成年脑卒中患者。肌张力增加限制了纵肌的伸长而形成挛缩导致脑瘫患儿需要反复行矫形手术、动物实验证明，BTXA 注射能逆转纵肌伸长的限制，从而可能改善功能位置和步态，避免手术。不同剂量 BTXA 可减轻脑卒中后上肢痉挛，尤其是远端的上肢痉挛在注射后有显著改善，疗效高峰出现在第 4 周。对脑外伤所致局灶性痉挛，注射 BTX 也有效。

（四）中医康复治疗

有文献报道以针刺阳陵泉为主治疗外伤性痉挛状态，其痉挛程度较治疗前有显著降低；督脉电针疗法对脊髓损伤后下肢痉挛确有一定疗效，可以减轻一部分患者痉挛状态，但缺乏大规模的临床数据证实。

（五）机器人辅助训练疗法

机器人辅助训练是近年逐渐新起的一项新兴的康复治疗技术。其治疗机制主要与重复性牵伸和反复运动有关。而且在很大程度上减轻康复治疗师的劳动强度并提高康复训练效率，是非常有前景的康复治疗手段，如德国的 MOTO med 智能运动训练系统等。随着科技的高速发展以及临床研究的不断深入，机器人辅助训练在康复领域必将发挥更加广泛的作用。

（六）手术治疗

当肌痉挛通过药物、理疗、神经阻滞等方法都不能得到控制时，可以通过手术方法使过高的肌张力得到下降而不损害残余的感觉和运动功能，特别是脊髓损伤后的肌痉挛。常见选择性胫神经切断术、选择性闭孔神经切断术、选择性脊神经后根切断术、脊髓切开术、针刀松解术及其他矫形手术。由于远期效果不理想，又不利于患者功能恢复，目前开展较少。

五、结语

痉挛对中枢神经系统损害患者的预后、功能恢复、生活质量有重要影响。目前物理治疗及抗痉挛药物治疗一直是临床治疗痉挛的主要手段，但其具有疗程长、起效慢及药物不良反应多等不足。神经阻滞疗法其抗痉挛短期疗效较佳，必须配合康复训练方能取得较好疗效。同时应结合传统医学、手术治疗及现代的机器人辅助治疗，一起进行综合治疗，以期获得更理想的治疗效果。

（桑秋凌）

第三节　肌阵挛

肌阵挛（myoclonus）是起源于神经系统的突然、短暂、闪电样肌肉收缩或收缩抑制所致的不自主运动：正性肌阵挛起源于某一块或一组肌肉的快速主动性的收缩；当主动肌的肌张力出现短暂的丧失（收缩抑制）而拮抗肌群随之出现代偿性的抽动时，就产生了负性肌阵挛。负性肌阵挛较正性肌阵挛更为少见。肌阵挛的病理生理与脑内的一些神经递质功能异常有关，主要表现在 5-羟色胺（5-HT）能、γ-氨基丁酸（GABA）能神经递质的代谢异常，与甘氨酸及谷氨酸能系统也有一定关系。肌阵挛的治疗也多通过影响这些神经递质来发挥作用。

一、肌阵挛的分类及临床特点

（一）根据病因分类

1. 生理性肌阵挛　生理性肌阵挛发生于健康个体，最常见的例子是在睡眠和睡眠转换期的生理性肌阵挛。可见于任何年龄，如新生儿良性睡眠肌阵挛（benign neonatal sleep myoclonus）、婴儿良性睡眠肌阵挛（benign sleep myoclonus in infancy）及成人睡眠肌阵挛。这种肌阵挛本质是一种良性的肌阵挛，其特征有：①在思睡或入睡后出现节律性肌阵挛样抽动，唤醒后发作立即停止；②可为局灶性、多灶性或全身性，发作无规律，间隔时间和动作幅度大小不等，重者全身抖动，甚至惊醒；③体格检查和影像学无异常；④本质属一种睡眠生理现象而无须治疗。该生理现象易被误诊为癫痫性肌阵挛，但该种良性睡眠肌阵挛主要在入睡初期发生，随睡眠加深或唤醒发作消失。新生儿及婴儿睡眠期良性肌阵挛随年龄增长多在1岁内消失。此外，因膈肌肌阵挛而出现的呃逆也是生理性肌阵挛常见的例子，很少需要治疗。

2. 特发性肌阵挛　包括散发性特发性肌阵挛和遗传性特发性肌阵挛。散发性肌阵挛包括各种病因不清和家族史阴性的肌阵挛。遗传性特发性肌阵挛是一种少见的女性遗传印记的常染色体显性遗传病，与7号染色体上 epsilon - sarcoglycan 基因的突变相关，多在20岁以前发病，呈良性病程，患者的生活及寿命无明显影响，一般无共济失调、痴呆、痉挛性肌张力增高及癫痫发作，2/3患者有肌张力失调（肌阵挛 - 肌张力障碍综合征）。肌阵挛以上肢明显，多数对乙醇敏感，摄入乙醇后出现戏剧性好转，电生理检查提示为皮质下肌阵挛。

3. 癫痫性肌阵挛　肌阵挛可以发生在潜在的癫痫背景之上，如可出现于青少年肌阵挛癫痫或患有如 Lennox - Gastaut 综合征等严重癫痫综合征的患者中，不在本章讨论内容范围。

4. 症状性肌阵挛（继发性肌阵挛）　继发于神经系统或非神经系统疾病，常见病因包括缺氧缺血性脑病（心脏骤停后）、代谢性脑病、药物或酒精中毒、神经变性疾病（Huntington 病、Alzheimer 病、帕金森病、路易体痴呆、皮质 - 基底神经节变性、多系统萎缩等）、感染性疾病、克雅病等对大脑造成损害的疾病，常伴有精神症状、共济失调及其他运动障碍表现。

（二）根据肌阵挛的起源分类

依据神经电生理技术，如脑电图和肌电图，尤其是借助与肌阵挛发作有锁时关系的脑电平均技术（jerk - locked back averaging，JLA），按其发作起源的解剖部位分类，是人们认识肌阵挛的一个重要突破。确定肌阵挛是起源于皮质、皮质下、脑干、脊髓还是周围神经是在选择抗肌阵挛治疗中最重要的指导信息。JLA 技术并不能作为常规检查来应用，并且在重症患者中也难以完成测试，临床医生可以通过临床检查，根据经验判断肌阵挛的起源（表8-5）。

表8-5　Caviness 和 Brown 根据起源对肌阵挛的分类

分类	脑电图	肌电图	JLA	SEP
皮质性肌阵挛	图形多样，可出现癫痫样放电波或慢波	肌阵挛肌电爆发持续时间 <75ms	肌阵挛肌电发放前10~40ms 存在有锁时关系尖波	常伴有巨大皮质反应电位
皮质 - 皮质下性肌阵挛	全面性棘性发放	肌阵挛相关肌电活动 <100ms	肌电爆发与脑电图有锁时关系	可能有巨大皮质反应电位
皮质下 - 脊髓上性肌阵挛	无恒定异常	肌电爆发时程不定	无锁时关系	正常
脊髓性肌阵挛	正常	相关肌电爆发时程 >100ms	无锁时关系	正常
周围性肌阵挛	正常	相关肌电爆发时程不定	无锁时关系	正常

二、肌阵挛的电生理检查

神经电生理检查是研究肌阵挛最具重要意义的实验室检查，对肌阵挛的临床诊断、分类、病理机制以及治疗均有重要参考价值。

1. 肌电图　借助肌电图记录肌阵挛闪电样肌肉抽动信息，特别有助于与其他不自主运动如震颤、舞蹈病和张力障碍的鉴别，同时还有助于对不同起源肌阵挛部位的分析与确认。

2. 脑电图和肌电图同步检测　肌阵挛往往与特定脑区的一组神经元被过度激活相关，因此脑电图与肌阵挛发作的相关性对研究肌阵挛具重要意义。临床研究中，特别强调同步记录脑电图和肌电图。皮质和皮质下起源的肌阵挛脑电图常显示多灶性或全面性棘慢波或多棘慢发放，可伴有或不伴有同步肌阵挛发作。皮质起源的负性肌阵挛，脑电图也可出现棘波或棘慢复合波。在克雅病中，周期性肌阵挛常与脑电图中周期性同步性放电相关，这两种现象与躯体皮质定位有不同程度联系。在亚急性硬化性全脑炎中，不自主运动常伴随周期性、高幅、形态恒定的脑电图放电。在其他类型肌阵挛中，其脑电图一般无异常改变。

3. 脑电平均技术（JLA）　JLA技术是脑电图－肌电图多导记录的延伸与扩展，其原理是利用肌阵挛发生时的肌电图做触发信号，返回性提取相关脑电图进行计算机叠加分析。这项技术可揭示用传统多导记录不能发现的肌阵挛相关脑电图放电，准确测量脑电图放电与各种肌阵挛发作的不同间期。

4. 体感诱发电位（SEP）　在所有肌阵挛患者中，仅有皮质肌阵挛和皮质反射性肌阵挛才能引出巨大SEP反应电位，因而可用于这两种肌阵挛的临床诊断。从各个SEP成分在头部的解剖分布表明，巨大SEP是来源于正常SEP生理成分的过度增加，而不是有异常组分的参与。值得注意的是，皮质性肌阵挛也常不伴有巨大SEP，特别是当病理损害导致感觉皮质或邻近组织大量神经元缺失，就不会出现巨大SFP，甚至表现为SEP波幅降低。

5. 其他　近年来，电生理技术如脑磁图、经颅磁刺激也开始用于皮质兴奋性变化的研究，但它们对皮质性肌阵挛的诊断价值有待进一步探索。

三、治疗

特发性肌阵挛无特异性治疗，药物治疗主要以抗癫痫药和抗精神病药物对症治疗为主。与抗癫痫治疗原则不同，肌阵挛治疗药物通常需联合应用，很少能仅靠一种药物获得肌阵挛的完全控制。一般需根据病因诊断、肌阵挛可能的起源以及抗肌阵挛药物的不良反应等来选择治疗药物。如不能确定肌阵挛的起源，则按照皮质性肌阵挛治疗。对于引起继发性肌阵挛的原发疾病或诱因的控制对治疗更为重要。

（一）肌阵挛常用治疗药物

大部分抗肌阵挛的药物，都通过增加抑制性神经递质GABA发挥作用。

1. 左乙拉西坦（levetiracetam）　左乙拉西坦是一种新型抗癫痫药物，通过阻断GABA受体的下调达到抗肌阵挛作用，对正性和负性肌阵挛均有效。左乙拉西坦在2000年初进入美国，现有250mg、500mg、750mg三种剂量的片剂。慢性肌阵挛患者起始剂量为250~500mg/d，然后以每周500mg的速度逐渐加量，一般认为达2 000~4 000mg/d时治疗肌阵挛有效，推荐最大剂量为3 000mg/d。儿童用量为20~40mg/（kg·d）。左乙拉西坦对治疗皮质性肌阵挛特别是缺氧缺血性脑病后肌阵挛患者有效。与传统抗癫痫药物比较，由于左乙拉西坦的蛋白结合率较低，并经过肾排泄，对其他伴随用药的血药浓度无影响，不存在药物间相互作用，使用较安全。同时，左乙拉西坦有良好的耐受性，最常见的不良反应有抑郁、复视、头晕、嗜睡及无力等，偶见精神症状及共济失调。由于主要经肾排泄，老年患者及肾功能减退患者需慎用。

2. 丙戊酸（valproic acid）　丙戊酸能抑制GABA降解，增加GABA合成，并减少其转运，从而增加GABA的抑制作用。现有每粒125mg、250mg和500mg三种片剂，也有每粒125mg的胶囊。丙戊酸通常以125mg，每日两次开始给药，再加量直至临床治疗有效。多数患者需要达到1 200~2 000mg/d的剂量。丙戊酸常见的不良反应有消化不良、体重增加、疲乏、眩晕、头痛、恶心及镇静作用，动作性震颤、脱发及可逆性帕金森病并不常见。丙戊酸最严重的不良反应为肝功损害和凝血时间延长，不应用于有肝病或严重肝功能异常的患者，也禁用于尿素循环障碍的患者。服用丙戊酸的患者通常在治疗的前6个月中，可ILH现致死性的肝功能衰竭，这种情况可出现在既往没有肝受损病史的患者中，因此对服用丙戊酸的患者，应经常监测肝功能。丙戊酸在成人和儿童中也可能引发导致有潜在生命危险的胰腺炎。与剂量相关的血小板减少症也有可能发生。丙戊酸可引起神经管发育缺陷、颅面部发育缺陷及心血管畸形，应避免妊娠期间使用。提高肝酶诱导剂水平的药物可降低丙戊酸的血药水平，苯妥英、卡马西平及苯巴比妥可降低丙戊酸的血药水平，丙戊酸可提高华法林、拉莫三嗪、苯巴比妥及苯妥英的血药水平，与其他抗癫痫药物联用时应注意调整剂量。丙戊酸是第一个被明确地用来治疗肌阵挛的药物，已显示它对治疗皮质性和皮质下肌阵挛有效，但部分观点认为，由于丙戊酸存在广泛不良反应以及潜在的危及生命的不良反应，该药应作为二线药物使用。

3. 氯硝西泮　苯二氮䓬类和巴比妥盐类药物能促进 GABA 的传递。氯硝西泮可用于皮质、皮质下及脊髓性肌阵挛，并可作为脊髓性肌阵挛的首选药物，但常需要较大剂量。现有每片 0.5mg、1mg 和 2mg 三种片剂型，通常需每天三次给药。较谨慎的做法是以小剂量开始，通常为 0.5mg，再逐渐加量直至症状得到控制或出现了不良反应，最大可达 15mg/d。大多数患者需要至少 2mg/d 的剂量。氯硝西泮最常见的不良反应是嗜睡，部分患者可能出现共济失调或人格改变，缓慢加量能够减少不良反应出现。氯硝西泮对肝功能异常或窄角型青光眼患者应禁用。氯硝西泮与其他药物间的相互作用并不明显，但可增强其他药物的镇静效果。在长期应用后，当需要停止用药时，应逐渐减量以避免出现戒断症状。

4. 吡拉西坦　吡拉西坦是一种促智药物。已显示吡拉西坦对治疗皮质性肌阵挛患者有效。吡拉西坦与左乙拉西坦是 S-异构体，具有相似的化学结构。在临床前研究中，吡拉西坦能有效改善学习和记忆，左乙拉西坦对认知的改善效果不如吡拉西坦，但能有效预防癫痫发作。吡拉西坦片剂每片 400mg 或 800mg，一般每日分三次给药，治疗剂量范围为 2.4g~21.6g/d，更高剂量（30g~40g/d）可能获得更好的治疗效果，但患者不易坚持，采用小剂量吡拉西坦与小剂量左乙拉西坦联合治疗患者依从性可能更理想。吡拉西坦禁用于肾功能不全或肝功能异常的患者。由于吡拉西坦以原形排出，与蛋白不结合，与其他药物无明显的药物间相互作用，亦无明显的严重不良反应，因此总的耐受性较好，但有发生可逆性血小板减少症及白细胞减少症的个案报道。应避免突然地停用吡拉西坦以免发生戒断症状。

5. γ-羟基丁酸　GABA 在某些欧洲国家用来治疗乙醇戒断症以及维持戒酒状态。因为有被滥用作为约会强暴药物的危险，在被美国批准用来治疗发作性睡病患者的猝倒发作之前，GABA 曾一度被列为 I 类麻醉药物。GABA 应被严格地管理，在美国仅能作为用于上述适应证的处方药物。在一篇报道中，6.125g/d 的 GABA 成功地治疗了乙醇敏感性的肌阵挛-肌张力障碍。对继发于结节性硬化的婴儿痉挛，GABA 也有一定作用。但也有报道显示 GABA 可能加重肌阵挛。GABA 在怀孕期为 C 类药物，孕妇不建议使用。应特别注意的是 GABA 与其他中枢神经系统镇静剂同时应用时，可引起呼吸抑制。

6. 扑痫酮　扑痫酮有时用于皮质或皮质下肌阵挛患者，但很少作为一线抗肌阵挛药物。

现有 50mg、125mg 和 250mg 三种片剂。与癫痫患者不同，肌阵挛患者难以耐受扑痫酮的快速加量。较谨慎的做法是以 25mg/d 开始治疗，再以每周 25~50mg 的速度逐渐加量。该药通常需加量至目标为 500~750mg/d 的耐受量。由于扑痫酮有可能导致镇静、抑郁及思维迟缓的风险，老年患者慎用。最常见的不良反应是嗜睡，虽然对该不良反应通常可以耐受，少数患者仍可以引起严重神经行为及轻度认知方面的不良反应，它可能加重已有的行为障碍并可能引发为易激惹，也可能损害记忆，并对需要长时间注意力的作业任务的完成有影响。扑痫酮禁用于卟啉症患者。扑痫酮经代谢为苯巴比妥和苯乙基丙二酰胺，苯巴比妥可诱导肝酶进而导致那些在肝脏代谢药物的血药水平下降。扑痫酮可降低华法林和类固醇的血药水平，可降低或提高苯妥英的血药水平，丙戊酸可降低苯巴比妥的代谢，与其他抗癫痫药联合用药时应注意调整剂量。

7. 其他　5-羟色胺（5-HT）在动物模型及少数个案研究中报道对缺氧后肌阵挛有效，但由于可能出现嗜酸性粒细胞增多，且治疗效果不肯定，很少用于肌阵挛治疗。苯妥英和卡马西平对少数肌阵挛患者有效，但有报道认为苯妥英在某些情况下会加重肌阵挛。唑尼沙胺一般不用于治疗肌阵挛，偶有报道认为对部分患者有效。

（二）不同类型肌阵挛的治疗

1. 皮质性肌阵挛　以往认为治疗皮质性肌阵挛最有效的药物是丙戊酸和氯硝西泮，但由于左乙拉西坦不良反应更少，一般无镇静作用，现在已逐渐取代丙戊酸和氯硝西泮成为皮质性肌阵挛的首选药物，但尚无研究证明哪种药物效果最理想。吡拉西坦、GABA 及扑痫酮也可用于皮质性肌阵挛。

2. 缺氧后肌阵挛　最初于 1963 年由 James Lance 和 Raymond Adams 进行了描述，缺氧事件的幸存者可能出现一种综合征，表现为严重的动作性和意向性肌阵挛，而认知功能及神经功能状态得以保留。缺氧后肌阵挛根据起源可分为皮质源性和皮质下源性。皮质源性肌阵挛多典型累及上肢、下肢和面部，可由动作和意念触发，并经常表现为非节律性、刺激敏感性和动作诱发性。皮质下源性是起源于皮质下结构、脑干、脊髓的肌阵挛，经常表现为节律性，对刺激非敏感性。有时两者区分比较困难，尤其是缺氧后肌阵挛，就同一患者而言，可能是皮质源性，也可能是皮质下源性，或者两者兼有。缺氧后肌阵挛药物治疗主要分为两类：一类是与5-羟色胺相关的药物如5-羟色胺，另一类是与氨基酸类递质相关的药物如左乙拉西坦、拉莫三嗪、利鲁唑及四氢烟酸、氯硝西泮。根据病例报告及系列研究的报道，缺氧后肌阵挛患者经1 000~1 500mg/d剂量的左乙拉西坦治疗后获得了较好甚至戏剧性的效果。5-羟色胺已经在临床上用于治疗Lance-Adams综合征，动物模型研究也发现拉莫三嗪可有效减轻肌阵挛的发作，是一种很有潜力的抗缺氧后肌阵挛药物。其他非药物治疗包括物理治疗手段（电刺激）生物反馈及自我放松疗法等。

3. 特发性肌阵挛　尽管乙醇可抑制特发性肌阵挛患者的肌阵挛，但由于有被滥用和产生依赖的风险应避免使用。根据经验，对特发性肌阵挛患者试用反复经颅磁刺激治疗是有效的。一例遗传性特发性肌阵挛在对脑深部的丘脑腹中间核行高频刺激后得到了改善。氯硝西泮、苯扎托品、抗胆碱能药物、丙戊酸及吡拉西坦等均有报道对某些选择性的患者有效。Gassers等曾报道对MDS患者施行立体定向丘脑切开术后，可消除肌阵挛。但一例患者出现构音障碍，另一例患者出现轻偏瘫。近年来有报道显示深部电刺激对少数特发性肌阵挛患者治疗有效，但目前缺乏足够的数据支持。

4. 顽固性呃逆　呃逆只有在经过常规处理无效后才需要治疗。巴氯芬、阿米替林及丙戊酸仍是最常用的药物。由于可能出现迟发性运动障碍，抗精神病药物应避免使用。在过去2年中无新的治疗呃逆的方法发表。

5. 腭肌阵挛　腭肌阵挛可引起腭部节律性运动，可能是特发性的或继发性的（因Guillain-Mollaret三角处的病变引起）。无症状的腭肌阵挛不需要治疗。目前认为肉毒毒素注射到腭帆提肌和腭帆张肌是有疗效的，甚至可以作为一线治疗。有个案报道显示，拉莫三嗪可改善因腭肌阵挛引起的耳部咔嗒声。部分患者应用卡马西平、5-羟色胺、苯妥英、巴比妥、地西泮及安坦等药物有效。腭肌肌腱断裂术可用于终止腭肌阵挛引起的耳部咔嗒声。

6. 斜视性阵挛-肌阵挛　这种副肿瘤性或副感染性疾病可自发缓解，特别是当它继发于病毒感染时。对持续性、致人衰弱的斜视性阵挛-肌阵挛患者，已应用过各种不同的免疫调节方面的治疗。有报道，静脉用大剂量免疫球蛋白治疗有效（Ⅲb级证据）；大剂量的甲基泼尼松也有效（Ⅲb级证据）。一项随机临床试验显示应用吡拉西坦治疗儿童斜视性阵挛，肌阵挛无效。血浆交换也发现有效（Ⅲb级证据）。有关于应用硫胺素和氯硝西泮治疗有效的数个独立的个案报道。

7. 脊髓性肌阵挛　Keshwani曾描述了3例在应用左乙拉西坦后症状得到改善的脊髓性肌阵挛患者。近来一项报道提到，脊髓性肌阵挛对阿扑吗啡的反应较好。注射肉毒毒素也被应用于治疗刺激敏感性的节段性脊髓肌阵挛。氯硝西泮、卡马西平、巴氯芬、丁苯那嗪、安坦、丙戊酸、苯妥英、拉莫三嗪、舒马普坦、吡拉西坦、5-羟色胺等都可用于治疗脊髓性肌阵挛。

8. 不宁腿综合征/睡眠中周期性肢体运动　不宁腿综合征和睡眠中周期性肢体运动均已显示对多巴胺能药物，包括培高利特、氯硝西泮及普拉克索有反应。正如在双盲、安慰剂对照的交叉试验中所证实的那样，加巴喷丁也可用于治疗不宁腿综合征。

肌阵挛可出现在很多情况下，并且常具致残性。根据病史及检查获得的线索以及通过借鉴抗癫痫治疗方法，通常可以选择一个有效的治疗肌阵挛的策略。

（李瑞红）

参考文献

[1] 黄永锋. 神经内科危重症及监护监测 [M]. 南京：东南大学出版社，2014.

[2] 王刚. 痴呆及认知障碍神经心理测评量表手册 [M]. 北京：科学出版社，2014.

[3] 德斯兰. 神经病学 [M]. 北京：北京大学医学出版社，2014.

[4] 王陇德. 脑卒中健康管理 [M]. 北京：人民卫生出版社，2016.

[5] 蒲传强，崔丽英，霍勇. 脑卒中内科治疗 [M]. 北京：人民卫生出版社，2016.

[6] 胡学强. 神经免疫性疾病新进展 [M]. 广州：中山大学出版社，2016.

[7] 柯开富，崔世维. 神经重症监护管理与实践 [M]. 北京：科学出版社，2016.

[8] 孙永海. 神经病理性疼痛分册 [M]. 北京：人民卫生出版社，2016.

[9] 吴江，贾建平. 神经病学 [M]. 北京：人民卫生出版社，2016.

[10] 王伟，卜碧涛，朱遂强. 神经内科疾病诊疗指南 [M]. 北京：科学出版社，2015.

[11] 董为伟. 神经系统与全身性疾病 [M]. 北京：科学出版社，2015.

[12] 周继如. 实用临床神经病学 [M]. 北京：科学出版社，2015.

[13] 李建章. 脑小血管病诊断与治疗 [M]. 北京：人民卫生出版社，2016.

[14] 高颖. 脑血管疾病安全用药手册 [M]. 北京：科学出版社，2015.

[15] 田新英. 脑血管疾病 [M]. 北京：军事医学科学出版社，2015.

[16] 贾亭街. 缺血性心脑血管病的防治 [M]. 兰州：兰州大学出版社，2014.

[17] 刘新峰. 脑血管病的防与治 [M]. 北京：人民卫生出版社，2014.

[18] 孙斌. 脑血管病基础与临床 [M]. 北京：金盾出版社，2014.

[19] 王增武，等. 脑血管病临床检查与治疗 [M]. 北京：世界图书出版公司，2014.

[20] 张晓曼. 脑血管病诊疗与进展 [M]. 郑州：河南科学技术出版社，2014.

[21] 焦建雄. 脑血管病预防与康复 [M]. 石家庄：河北科学技术出版社，2013.

[22] 王咏红. 常见心脑血管危重疾病的防治 [M]. 南京：江苏科学技术出版社，2013.

[23] 饶明俐，林世和. 脑血管疾病 [M]. 北京：人民卫生出版社，2012.

[24] 史淑杰. 神经系统疾病护理指南 [M]. 北京：人民卫生出版社，2013.